U0383594

久坐危机

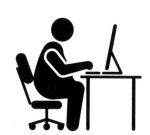

The Miracle Pill

如何让你
更愿意动起来

Why A Sedentary World Is Getting It All Wrong

[英] **彼得·沃克** —— 著 ｜ **张丰琪** —— 译

Peter Walker

海峡出版发行集团｜海峡书局
THE STRAITS PUBLISHING & DISTRIBUTING GROUP

献给拉尔夫

目录

引言　被改变的世界

回想一下，过去几周你在日常生活中真正活动身体的次数。我指的并非正式锻炼——既不是无精打采的公园慢跑，也不是从工作和家庭生活中挤出时间去参加的动感单车课程，不是这种因为想到每月的健身费用而感到内疚才进行的锻炼。我的意思是，至少让你的身体做一些稍稍费力的运动，或许这对于一个生活在爱德华七世时代的人来说比较容易理解。比如步行穿过小镇去办事，或者给花园松松土；再比如骑上山坡只是为了去商店买样东西，而不是因为后悔吃了太多的蛋糕。是不是很难回忆起自己做过上述类似的事情？然而，你绝对不是个例。

确切地说，现代人正在经历一场关于日常身体活动的危机。在英国，超过30%（2000多万）的成年人平时缺乏活动。长此以往，这些人的身体健康可能会受到影响。[1]令人感到震惊的是，80%的英国儿童可能会因为缺乏活动而在成长过程中出现骨骼与心血管系统发育不良的状况，并且随着年龄的增长，他们更容易患上慢性疾病。[2]发达国家的情况大同小异，与此同时，许多欠发达国家的类似趋势也越来越明显。一项也许是全球最为详尽的研究在分析了来自122个国家的统计数据后发现，有近1/3的成年人和80%的青少年缺乏日常活动。[3]

怎么会这样？简单来说就是日常的身体活动或多或少地从世界上消失了。自从智人狩猎和觅食起，一种规律、随意、无计划的体力消

1

耗便成为人类生活中不可缺少的一部分，但是这类活动正在以惊人的速度消失。这一过程是从 19 世纪开始的，其时开始大规模工业化和城市化发展，在最近的几十年里，这一速度加快了，其原因来自生活的方方面面。比如：人们更愿意在办公室里工作，因而体力工作不断减少；很多家庭都购买了省力的家用电器，即便像是步行去电影院或餐馆这种基本不费什么力气的活动，也因为流媒体电影的出现和外卖软件的兴起而渐渐消失。外部出行环境也发生了改变，以往的步行和骑行被汽车所取代。即便是一段很短的路，很多人往往也会选择乘车出行。

这种转变发生得如此之快，以至于人们对过去仍记忆犹新。即使是在 20 世纪 50 年代中后期经济繁荣的英国，也仅有不到 1/2 的家庭拥有吸尘器，[4] 1/4 的家庭拥有洗衣机，甚至许多拥有洗衣机的家庭仍然使用轧衣机来弄干衣服。[5] 因此，英国数百万的老年人仍然记得诸如捶打地毯和手洗衣服这种从 19 世纪以来就几乎没有改变过的、依靠人力做家务的方式。在战后的英国，有大约 70% 的工作涉及体力劳动，而目前这一比例已经降至不到 1/3。[6] 1950 年，人们骑车出行的比例仍约为 25%，[7] 如今，这一比例已经降至 1%，[8] 并且由于现在骑车出行的人数太少，相关数据很难再进一步精确。在所有不到 2 英里（约 3.2千米）的出行中，有大约 1/4 是人们驾车完成的[9]——这种距离的路程，人们本可以优哉游哉地骑行 10~15 分钟。

一些与人们缺乏活动相关的统计结果可能真的会令人瞠目结舌。在最近的一项研究中，旨在改善国民健康的政府机构英格兰公共卫生局*，对人们平均每月快走的总时长进行了统计。不是慢跑，也不是小

---

* 英格兰公共卫生局（Public Health England，简称 PHE）目前已被新的国家卫生机构所取代。——编者注。

跑,只是稍微加快些步伐。44%的受访者给出的答案是"少于10分钟",这意味着他们几乎没有步行的时间。[10] 另一个结果来自年度旅行调查,是英国交通部对过去12个月内人们的出行方式进行的一项统计。最近一版来自2018年的年度调查询问了15 000多名受访者在过去的一年里连续步行时长在20分钟以上的次数。此处对步行的速度不限,不一定是快走。有18%的受访者勾选了"一年不到一次"的选项。调查结果再一次表明,步行几乎从人们的日常生活中消失了。[11]

还有一个因素不容忽视,那就是健身这个概念填补了日常活动消失所造成的空白。然而,健身脱离了人们的日常生活,变得越来越商业化,甚至被盲目推崇,所以并没有得到普及。近几十年来健身行业在世界各地蓬勃发展,但是它对于提高人们整体的活动水平并没有起到什么作用,只是促使了各国政府开始考虑通过开展体育运动来弥补日常活动的缺失。

这并不是谴责去健身房锻炼的行为或任何正式的运动。它们可以给很多人带来快乐和满足感,更不用说巨大的健康益处了。其实,运动的方式并不重要,关键问题在于参与的人数不够多:在英国,有超过一半的成年人从未参加过任何体育运动。[12] 由于人们更多关注的是体育锻炼而不是日常活动,所以公众将缺乏运动简单地归咎于个人,仿佛只是因为懒惰的大规模暴发罢了。

这不仅没有抓住重点,反而为政客们不认真对待人们缺乏日常活动的现状找到了借口。毫无疑问的是,久坐不动是近代人最重要的变化之一。如果你想知道有多少人长期不爱活动,那么可以参考一下每年与之相关的全球死亡总人数——这几乎是最为彻底的学术尝试。如今,这个数字已经达到530万,大约相当于挪威的人口总数,然而这些人本可以活得更久一些。[13] 此外，这个数字要高于战争中的死亡人数，[14] 甚至在许多国家要高于死于吸烟的人数。[15] 英国卫生机构的一项调查结果显示，英国每年大约有 10 万人的死因与缺乏活动有关。[16] 这个数字相当于一座小型城市的人口总数，比如伍斯特。每天有 270 多人死于此因，这比死于吸烟的人数还要多出 60 多个。

缺乏活动的后果远不止因其造成的死亡人数及其牵连的人类悲剧。数百万人因为不健康的生活方式而越来越早地患病（如 2 型糖尿病），并且会变得越来越虚弱，余生都将被这些慢性疾病困扰。大多数专家认为，如果不加以控制，那么缺乏活动最终会让医疗系统不堪重负。这一危害在很大程度上是一个何时会发生的问题，而不是一个是否会发生的问题。

早在 60 多年前，一位英国研究先驱就已证明了慢性疾病与人们久坐不动有关，此后，人们对其可能带来的糟糕后果越发了解。后续大量的研究结果已经清楚地表明，人们如果长期不活动，那么除了更容易患上 2 型糖尿病和其他代谢方面的疾病外，罹患心脏病、高血压、中风、癌症、肺功能低下的概率，以及出现抑郁和焦虑、认知功能下降、睡眠质量下降的可能性也会增加，在晚年还可能会患上阿尔茨海默病或其他类型的痴呆症。甚至还有更加严重的后果：增加早逝的风险。或者，即使真的活到了退休的年纪，能够健康、独立生活的概率也会降低。

超重与肥胖是全球性的健康难题，缺乏活动与此不同但也相关，是导致它们发生的一个关键因素。久坐不动会引起类似疾病，进而也与 2 型糖尿病和心血管疾病有着很大关系。

英国学者阿德里安·戴维斯（Adrian Davies）博士花了 30 多年的时间研究能够让人们动起来的方法。他很清楚我们现在所处的阶段："科学和公共卫生的严谨性使现阶段的我们能够清楚地知道，作为狩猎－采集者的智人注定要经常活动，在草原上猎捕羚羊或是其他动物。虽然我们无法改变自己的生物学命运，但我们改变了建成环境*。所以，我们没有去猎捕羚羊，而是开车去了塞恩斯伯里超市。"[17]

本书讲述了日常活动是如何消失的，以及随之产生的诸多后果。不过，本书并非希望时光倒流——没有人想要回到那个需要付出大量重复性体力劳动的过去。除了少数穿着粗布麻衣的生存主义者，很少有人愿意每天从棚子里搬出成堆的木头来取暖、做饭。此外，我们也看到，洗衣机和吸尘器等家用电器将数百万人——基本上是女性——从每天数小时的苦差事中解放出来。实际上，本书所希望的，是找到新的方式，将身体活动与现代生活相结合。

本书既不是旨在提高人们健康水平的手册，也不是详细的政策宣言，诸如此类的资料已经有很多，你可以把本书看作一份指南，它讲述了一个经常被忽视的现象及其诸多后果，而几乎每个国家都对该现象及其后果视而不见。我希望你通过阅读，至少能够找到一些可以帮助自己提高日常活动水平的方法，体验到日常活动带来的神奇效果。因此，本书每一章的结尾讲述的都是如何将更多的运动融入生活，但它们既不是指导说明，也不是某种计划或者养生法，而是能引发大家思考的建议。

本书也讲述了乐观的一面。尽管当前的环境并不利于人们进行身体活动，但是做出改变可能比你想象中的要容易。我们仍然可以把身体活动当作日常生活的一部分，而不是一件乏味无趣的事，一件不得

---

* 建成环境（built environment）：为人类活动而提供的人造环境（包括大型城市环境）。

不做的事。再次强调，这不是在贬低体育锻炼——日常身体活动与体育运动并不是一回事。当你已经不需要刻意挤出时间去做某件事的时候，当这件事已经成为你日常生活的一部分，或者你不会因为没有做而感到内疚的时候，那么这件事就已经深植于你的内心，永远地成了你的一部分。此时，你会感觉自己找到了保持活跃的秘诀。

之后，这将会给你的身体健康带来巨大的好处。在对缺乏活动所带来的危害研究了数十年后，人们对相关方面也越发了解。一旦你重新开始动起来，提高健康水平的概率就会增加，且效果几乎立竿见影。科学家通过电子手段监测一般活动和费力运动的差异后发现，即使是相当温和的日常活动也能产生显著的效果。活动量越大，剂量－反应曲线似乎越陡峭。显然，动一动总比一动不动好。

我用一个案例来说明，这个案例主要关注的是人们最为日常的身体活动：骑车出行。丹麦的研究人员花费了超过15年的时间，随机调查了大约3万名不同年龄段的受访者。研究结果表明，在排除人口结构、社会及生活方式（包括休闲活动）等影响因素后，骑车上下班的人——单程的平均通勤时间只有15分钟，在研究期间出于各种原因死亡的概率要比不骑车的人低40％。[18]

40％这个数字会让你明白，为什么有些专家在谈论身体活动时会激动得热泪盈眶。这也是为什么他们中有很多人将日常活动比作"神奇药丸"（*The Miracle Pill*，即本书的英文书名）。

在公共卫生领域，人们普遍认为运动是灵丹妙药，虽然这种看法已经被当成了陈词滥调，但我仍然觉得这种观点最能体现两者的相似之处。试想一下，如果你是一名医学研究人员，你发现的药物可以像骑车通勤那样将人们的死亡率降低40％，那么不论是诺贝尔奖还是爵士、圣母之类的称号，几乎都是你的囊中之物了。事实上，名气大得可能会让你在有生之年看到自己的头像印在钞票上。而且，这个奇迹已经出现了。

远离久坐不动

在讲述这个话题之前，还要说明一点：为什么是由我来讲述？我既不是科学家，也不是研究人类健康状况的流行病专家，而是一名在英国国会大厦报道政治新闻的记者。

我对这个话题几近痴迷的原因主要有两个。其一在于我的工作需要我同政客、公务员及其他政府官员打交道，并且我需要了解这些人做出某些决定的原因。坦白来讲，当谈到公共卫生领域的话题时，一些奇怪的事情发生了：几乎每个人都认为缺乏活动是一个重要问题，应该在此方面投入更多的精力，然而基本没人采取什么行动。尽管近几十年来，这个问题导致的后果已经尽人皆知——我们称其为常态化的灾难，政府却几乎不会通过颁布法律或者召开紧急新闻发布会来承诺采取行动，而是将重点放在那些通常没什么作用的宣传活动上。

也许上述的状况现在可以告一段落。本书正巧写于英国和其他许多国家因为新型冠状病毒肆虐而封国的时候。此时，正如人们所看到的，政府能够对紧急的卫生状况做出迅速、有效的反应。为了挽救生命，政府毫不犹豫地停止了国家的生产经营，严格限制人们出行。在撰写本书期间，公众在大多数情况下也都支持这些做法，并且政府干预医疗的措施也屡见不鲜。如果选民们能够接受政府为了挽救生命而强制自己待在家里两个月的举措，那么出于同样的原因，政府采取的那些旨在提高人们日常活动水平的干预措施或许就不会遭到反对，不会再被戏谑为"保姆式国家"。

如今，事情发生了实质性变化。随着封锁政策的放松，各国政府敦促人们在重返工作岗位时采取步行或骑行的方式，避免因为乘坐公共交通而聚集，或因为乘车出行而造成交通堵塞。紧急自行车道在世界各地如雨后春笋般涌现。人们将会发现，要想确保运动成为人们日常生活的一部分，那么"主动出行"会是最好的方式之一。

这是不是意味着我们已经进入了一个由政府直接或间接干预人们活动水平的新时代？现在下结论还为时过早，许多根深蒂固的观念尚需改变。目前，在人们缺乏运动方面，官方的许多观点是错误的。比如，其中一种观点认为，人们不活动的一个原因在于其缺少活动的动机，而不是大环境的变化趋势造成的。还有一种观点认为，人们因不活动导致的后果，只与其本人相关。事实上，这不仅会给很多人的健康带来危害，还有可能摧毁整个国家的医疗系统，更不用说老年人的医疗保健系统了。有些后果过于严重，不能只是简单地归咎于个人。

与此同时，值得注意的是，受新型冠状病毒肺炎疫情的影响，许多人已经开始有意识地思考自身健康与身体活动的关系，这可能是多年来的第一次。即使在英国执行封锁政策最为严格的那段时间，政府也会允许人们每天进行 1 小时的户外活动。正如一位公共卫生专家告诉我的那样，这可能是自"二战"以来，政府首次要求全国人民锻炼身体。公园开始变得像是一个理想中的维多利亚疗养院，随处可见慢跑、快走、跳绳和举哑铃的人。

健身教练乔·威克斯（Joe Wicks）在美国开始新的职业生涯，成为真正的体育教师。数十万个家庭通过屏幕中乔·威克斯的指导，在家中开始进行诸如开合跳、仰卧起坐和俯卧撑等一系列运动。奇怪的是，虽然一些英国人每天被要求待在家里 23 个小时，但实际上他们比平时更加活跃。

即使是在正常的情况下，人与活动的关系也并不简单，因为它在很大程度上会受到一个人的背景及其生活方式的影响。这就是我会对这个话题感到痴迷的另一个原因：你可以说这是我个人经历的写照。作为一个经常运动的成年人，我受益匪浅。虽然我开始运动纯属偶然，但之后，运动成了我永远感激的一件事。毫不夸张地说，每天的运动改变了我的生活。

可能会有公共卫生专家辩称，我之所以会长期坚持运动并从中受益，是因为我出生在中产阶级家庭，拥有相对的特权。这话确实不无道理。但我的情况有点特殊，因为在青年时期，我有一段时间几乎不做任何运动。

我在两岁时差点因为肺炎丧命，并且很快被诊断出患有严重的哮喘。我在很小的时候就开始受到哮喘的困扰。遗传因素或环境因素会导致哮喘，而我同时受到这两种因素的影响。我父亲和一位舅舅在他们还小的时候就患有严重的哮喘，并且由于我母亲在怀孕期间以及我的婴儿时期吸烟成瘾，我的新生肺受到了损害。

尽管我不想把自己描述成一个好比在维多利亚时代患肺结核的顽童，但是除了断断续续的喘息声外，我非常活泼好动。虽然很瘦弱，并且明显缺乏踢球的天赋，但是我依然对踢足球有着浓厚的兴趣。不过那时我的哮喘病已经非常严重，以至于定期去医院就诊时需要试用一系列的新兴药物。在十几岁的时候，病情得到了改善。同其他哮喘病人一样，我的哮喘状况虽然在日常生活中有所改善，但是仍然会不时发作，甚至好几次紧急入院。目前，英国每年约有1400人死于哮喘，[19]稍有差池，我就会成为其中一员。

依旧同其他哮喘病人一样，我的哮喘状况在成年后有了很大的改善，但在此之前，我几乎已经放弃了除步行之外的所有活动。这在一定程度上是因为我的年龄——有大量的统计数据表明，运动量从青春期开始逐渐减少——但更重要的是，我对自己的身体失去了信心。在读大学期间，我很清楚自己的身体是多么不讨人喜欢——皮肤苍白得吓人，没有什么肌肉，以至于一想到穿短裤甚至是短袖T恤就忐忑不安。我非常清楚地知道，我如果去做一些与运动相关的事情会感到非常吃力。我实在不知道应该做些什么。毕业后，我对自己想要从事什么样的职业丝毫没有头绪，于是选择了一份枯燥而又非常稳定的工作，成了整天坐在办公桌前的高校管理员。那时，我的生活似乎可以一眼望到头。

但我做出了改变，选择了一个必须每天活动的工作：体力工作。更具体地说，我成了骑车送快递的人，或者说邮差，整天骑行在伦敦各地派送紧急文件。回顾这段经历，其实我也不清楚为什么自己会做出这个看起来相当草率的跳槽行为，特别是考虑到我从大概12岁的时候就不经常骑自行车了。况且，这份工作没有固定工资，薪水的多少完全取决于送了多少次快递。此外，我竟然会在秋天的时候选择在户外骑车送快递！

回想起来，我之所以会做出这个让办公室同事感到匪夷所思的决定，除了出于无聊，还有一部分其他原因。我没有花费太多的精力就提前两个月完成了高校一年的工作任务，这意味着我将会在接下来的一段时间里无所事事。那时的我还隐隐约约有着想要变得健康的想法，因此做出改变是让这个想法成为现实的一条途径。最简单的一点是，我可能只是觉得骑车送快递看上去很酷。与许多年轻人相比，这是我非常缺乏而又看重的一点。

不管怎样，我已经做出了改变。突然间，我开始非常依赖自己这两条瘦弱的腿，希望能够骑出足够的距离，来满足像是购买食物或者支付房租这种基本的需求。最初的几周相当糟糕，我还记得当我看到自己的第一份工资是如此微薄时，差点哭了出来。但是当我熟悉了这份工作以后，薪水就开始变得可观起来。

后来，我习惯了这份工作的劳累程度。与日常活动的强度相比，我的工作强度要大得多。我从一份几乎久坐不动的工作，突然换成了一份每周需要工作五天，每天需要骑行八九十千米的工作。但那时我只有 22 岁，在这个年龄，即便我的身体不曾经历过运动的考验，却有着极强的适应能力。我的骑行速度逐渐变快，随后我的耐力也增加了。过了一段时间，令我和其他人感到惊讶的是，我的腿部出现了肌肉。

最后，也许是有生以来的第一次，我的身上出现了那种只有在年轻人和健康的身体上才能见到的神采。我会谎称不喜欢自己的新形象，尤其是当一些长时间没见过我的人指出我的变化时，其实变化更大的是我的内心。我花了差不多 6 个月的时间才意识到，自己已经在不知不觉中摆脱了身体虚弱的旧形象。突然间，我觉得自己可以做到任何事。这种感觉，以及由此产生的那种挥之不去的惊喜，从此一直伴随着我。

毫无疑问，我是一个稍微极端的例子。正如下一章所言，大多数的官方指南建议人们每天至少进行半小时的适量活动。不过专家们会告诉你，即使只花费 10 分钟也可以做很多有益于身体健康的事情。如果说活动是帮助人们获得健康和幸福的神奇药丸，那么每周我都会大剂量服用，也就是每周骑行四百多千米。

从那次突然的职业转变（最终持续了大概 3 年的时间）开始，我一直或多或少地活动身体。现在我已人到中年，拥有家庭和基本上离不开办公桌的工作。虽然现在是英国近来最混乱、最疯狂的政治时期，但我仍然在上下班的时候或在禁闭的时间之外骑行——这往往是我一天中耗费体力最多的活动。出于做研究和撰写这本书的需要，我开始重新审视自己生活中关于活动的这一部分。我骑车通勤的习惯因为受到新型冠状病毒肺炎疫情的影响而告一段落。尤其让我感到好奇的是，我现在与之前截然不同的运动量是否还会使我像预想中的那样拥有一个坚不可摧的体魄。

因此，我把自己当成研究用的小白鼠，在身上挂满电子设备。这些电子设备可以记录我静止与运动的时间、心率及热量的消耗情况。此外，我还接受了一系列有关身体状况和身体健康的测试，相关内容可以在后面的章节中了解。另外，相关数据和测试结果比我预期的要更加复杂——希望没有破坏悬念。是的，我的健康状况仍然明显高于平均水平。但是考虑到某些因素，尤其是每天不活动的时间及这种情况随后会给我的身体带来的影响，我似乎有些盲目乐观了。所以不要误会：这只是我的个人情况。

日常活动的长期减少

鉴于这是一个关于我们的生活如何随着日常身体活动的消失而发生巨大变化的故事，我们最好还是从头说起。而这一时间可能比你预想的更早一些，实际上，大约始于 12 000 年前。

　　当时，一些居住在如今中东地区的新石器时代先民放弃了他们原本的狩猎－采集的生活方式，在历经数代人之后，转而开始种植作物、驯养动物，并形成了永久的居住地。纵观人类历史的长河，这个时间并不算格外久远——智人最早可能在 30 万年前就出现了——不过，第一次农业革命让人们开始了定居的生活，人口变得更加稠密，新工具得以开发，劳动力也出现专业化分工。换句话说，这些都是现代文明的基础。

　　假如任何一位生活在 21 世纪的人突然去到那些早期的村庄，都会发现那里的生活极为艰苦，令人筋疲力尽。但是，相比狩猎－采集的方式，这样的生活则更加安稳，人们不需要再为觅食和狩猎而不断奔波。正因如此，在过去的数个世纪里，这些有固定住所的早期人类出现了一些变化：他们的身体发生了改变。

　　众所周知，现代人的骨密度要比同等大小的灵长类动物的骨密度小很多，这往往与我们独特的直立行走姿势有关。但是，美国学者与英国学者在 2014 年开展的一项非常有意思的研究发现，生活在大约7000 年前（农业革命并不是在所有地方同时发生）的北美洲狩猎－采集者社区的人类骨骼与如今的猩猩的骨骼一样结实、强壮。相比之下，生活在700年前的农民的骨骼重量则减轻了20%。研究人员总结，较为现代的骨骼的这种"纤弱"（gracility）——一个相当好的专业术语，意思是"苗条"——并不是由饮食的变化或人类在进化过程中身体大小的不同造成的，而仅仅是因为体力消耗的减少。[1]

这种变化对现代人造成了影响。一个人的身体活跃度对自身的骨密度影响很大，特别是在儿童时期和青春期，跑步和跳跃等负重运动对骨密度的发育起着至关重要的作用。一个人的骨密度通常在成年初期达到峰值，然后随着年龄的增长而下降，这在女性身上表现得尤为明显。另外，长期久坐不动还会加速骨密度的下降，而骨密度的降低则会增加骨折或罹患骨质疏松症的风险。骨质疏松症是一个能引起共鸣的专业术语，字面意思是"多孔骨"（porous bones）。这种疾病对人们的健康危害极大。研究表明，在因患有骨质疏松症而导致髋关节损伤的老年人中，受伤后第一年的死亡率高达20%，还有2/3的老年人将永远无法恢复到原有的行动能力。[2]

说到这里，需要补充一些重要的背景知识：从活动量的角度来看，这些农民与狩猎－采集者身上的共同点显然要多于现代人。因此，任何身体上的变化都是相对的。另有一项针对中欧早期农业社区里的女性骨骼的研究，结果表明，虽然她们的腿骨总体上与现代女性的腿骨相似，但两者手臂上的骨骼截然不同。这些女性的肱骨（又称上臂骨）所展现出的结实程度和力量可以与现代优秀的女子赛艇运动员相媲美，甚至可以说有过之而无不及。由此可见，这些女性每天或多或少都会搬运或抬举重物，她们的骨密度可以证明这一点。[3]

要想更加深入地了解我们祖先的生活并非易事，因为我们没有时光机，无法回到史前时期，给那时的农民腿部装上活动追踪器。有人提出了一个非常有创意的方案，建议人们去研究那些至少在生活方式上与过去的人类有一些共同之处的群体。在一个有趣的研究项目中，学者们研究了加拿大安大略省的阿米什人的活动模式。阿米什人属于新教团体，该团体最早出现在瑞士，于18世纪来到北美。他们除了遵循非暴力的信条外，还推崇传统的价值观，并拒绝现代技术，这意味着他们就像影视作品中描绘的那样，从耕种到出行，只使用手工工具和马匹，而不是什么高科技工具。

对于研究人员而言，幸运的一点是，阿米什人的规定只是禁止他们拥有这些现代发明，而并没有完全禁止使用这些发明。这意味着参与研究的98名阿米什男女可以将电子计步器系在自己的裤腰或者围裙上一周的时间。不过比较麻烦的一点在于，阿米什人不准系腰带。

研究的结果令人震惊。其他调查结果显示，加拿大成年人平均每天步行仅超过4800步，相比之下，阿米什人的平均步数接近18 500步。即使是大部分时间都花在家务和育儿活动而不是农活上的妇女也走了超过14 000步。

一名阿米什男子创下了单日最高步行纪录——51 514步，距离超过了32千米。那天，他跟在五匹比利时马的后面犁地。一位农民的妻子则创下了女性单日最高步行纪录——41 176步。她凌晨3点半就起床帮助家人做农活，然后开始做家务。在这样的环境里，"锻炼"的概念似乎是多余的。在所有的研究对象中，只有两位男性在调查问卷所列出的休闲活动里提到了钓鱼。[4]

像英国这样的国家，诸如阿米什人式的劳作方式已经消失了很久。其中一个原因是机械化的普及，另一个原因是农村生活到城市生活的转变。英国很早便经历了农村人口外流，人们进入城镇的工厂工作，城镇化率从 1840 年的不到 50% 飙升至 19 世纪末的近 80%。[5] 不过即使再过几十年，直到战后的 20 世纪 50 年代，许多重复性的体力劳动已经被久坐不动的工厂劳动所取代，但人们在生活的其他方面仍然要比现在活跃得多。

为何我们会如此地清楚这一点呢？在一个创新的实验中，志愿者们佩戴着可以记录能量消耗的传感器，用两种不同的方式进行同一系列的家务和出行活动。比如，在水槽里手洗一些盘子，然后用洗碗机清洗同样数量的盘子；先手洗脏衣服，随后弄脏衣服用洗衣机重洗；在跑步机上行走 0.8 英里（约 1.3 千米）来模拟步行通勤，然后再驾车行驶同样的路程；先走楼梯，随后乘坐电梯上下楼。

正如你预想的那样，手洗盘子和衣服的工作强度要比机洗的工作强度分别高出 40% 和 55%。更大的差异则体现在整个身体都在运动的时候。模拟的步行通勤和爬楼梯的强度是借助机器的 3 倍多。考虑到人们做这些事情的频率，研究人员计算出，这些现代化的便利意味着人们现在平均每天会少消耗 111 千卡。[6]

这个数字看起来似乎并不多，因为男性每天的推荐摄入量是 2500 千卡，女性是 2000 千卡。[7] 但正如研究报告指出的那样，如果不同时减少食物的摄入量，那么每天减少 111 千卡的能量消耗则会使你的体重平均每年增加 4 千克以上。因此相对而言，这会让你迅速变胖。

史蒂文·布莱尔（Steven Blair）是南卡罗来纳大学阿诺德公共卫生学院的名誉教授。在研究日常活动是如何从世界上消失的以及随之产生的后果方面，他是世界领先的专家。1996 年，美国卫生局局长曾经针对人们的活动水平做了一份具有里程碑意义的报告，该报告首次提出了现代政府在这个问题上的指导方针，而布莱尔正是这份报告的主编。[8] 同时，他也是提出"比起缺乏活动的纤瘦，经常活动的超重更有益于人们的健康"这一观点的先驱之一。相关内容将在后面讲到。

现已 80 岁高龄的布莱尔亲历了家中的许多改变。"你想不想知道出现这些问题的真正原因？"电话那头传来了他的声音——充满活力而又不失诙谐，"原因就是詹姆斯·瓦特发明了蒸汽机。但是说真的，人们的体力消耗一直在减少。我在堪萨斯州的一个农场里长大，我不需要做任何运动，但需要拼命劳作。早上 5 点半的时候，父亲会让我出去把牛牵进来。挤奶，喂饲料，然后工作一整天。谢天谢地，我总算上学了。因为在学校的时候，我可以有几个小时不用干活。"

"我还记得祖母刚买吸尘器的时候。应该是 1944 年。而当我的父母所在的农场停电时，我不需要把所有的木头都搬进来让母亲生火做饭。渐渐地，人们的体力消耗越来越少。并不是说我们不应该拥有这些美好的现代工具。我的意思是，我们必须找到能够让人们重新动起来的方法。"[9]

一动不动的世界

从布莱尔家拥有第一台吸尘器开始算起，时间已经过去了 70 多年。那么作为人类，我们缺乏活动已经到了什么程度？答案言简意赅：非常严重，甚至可能比官方统计数据显示的还要严重。

长期以来，学者们一直采用问卷调查的方法来评估活动水平。但布莱尔及其他相近时期的研究人员则无奈地表示，我们不能总是相信他人。我最喜欢的论断出自亚利桑那州立大学一位已经退休的运动科学教授詹姆斯·斯金纳（James Skinner）。他曾写下这样一句睿智的话：

"通常来讲，人们高估了自己所做的事，而低估了自己吃的东西。"斯金纳列举了美国的一项研究，该研究要求人们选出他们参加过哪些运动。即使考虑到其中一些人参加了不止一项运动，但选了问卷中前十项的人数也已经超过了美国的总人口数。[10]

电子活动追踪器的出现使如今直接监测个人运动变得更加容易。在手机上浏览过步数统计的人对这一点应该很熟悉。许多研究都使用了可以通过蓝牙连接的微型设备，这些设备能够24小时不间断地为研究人员提供每一次运动和休息的数据流——无论动作的幅度有多么轻微。我设法借到了这样一个达到研究级别的设备来记录自己的活动水平，得出的数据令人瞠目结舌，我们将在本书后面的章节中看到相关数据。尽管如此，当研究规模上升到全民范围时，特别是在不同国家之间进行比较时，大部分的研究仍然倾向于采用民意调查和问卷的形式。因此，如果统计出来的全球平均活动水平已经很低了，那么现实生活中的情况可能会更糟糕。

当研究人员进行调研时，衡量是否因不活动而危害长期健康的标准在于：人们是否每周进行了至少150分钟的中等强度运动，或者75分钟的剧烈运动。理想的情况是分摊在5天左右的时间里，每次至少运动10分钟。"中等强度"和"剧烈"的定义有点复杂，我将在下一章里详细说明。不过，数不清的建议清单为人们提供了一个大致参考。例如，中等强度的运动包括快走，以及一些耗费体力的家务活，如使用吸尘器或者做园艺。要想达到高强度的运动水平，你需要跑步，或者快速骑行，抑或是做一些像挖掘沟渠这样的建筑工作。

150分钟的运动标准几乎变得普遍起来，就连世界卫生组织、英格兰公共卫生局和美国卫生部等机构也在使用这个标准。但需要注意的是，这只是保持健康的最低标准，并且无数人根本无法达到这个标准。英格兰的一项最新数据显示，对于成年人来说，只有66%的男性和58%的女性能够达标。[11] 然而，这只是故事的一部分。最近，英格兰公共卫生局、世界卫生组织和其他机构提出的一条适用于全球的建议是，如果人们想要保持骨骼的强度，避免肌肉随年龄的增长而萎缩，那么成年人应该每周做两次以力量为基础的活动——不论是举重还是背着沉重的购物袋。如果把有氧运动和肌肉锻炼都列入标准的话，那么男性达到最低要求的比例将会下降至31%，女性将会下降至23%。[12]

当说到儿童的运动水平时，情况明显变得更糟了。他们的目标应该是每天进行1小时中等到剧烈的活动，5岁以下的儿童每天至少应当活动3小时。事实上，英国建议5岁以下的儿童除了睡觉外，不应该长时间保持不动。但是在英国5～15岁的人群中，只有22%达到了最低标准，而这一占比细化到青少年人群时，则下降到了不到15%。2～4岁儿童的统计数据更不乐观。这个年龄段的儿童必须每天活动3小时，这对改善骨密度、锻炼肌肉，以及获得生活所需的运动技能至关重要，然而只有9%的儿童达到了标准。[13]

英国并不是个例。事实上，从全球范围来看，英国的情况非常具有代表性。就在2012年伦敦奥运会开幕的前一周，备受尊崇的医学杂志《柳叶刀》专门发表了一期文章，将不活动称为全球性的流行病。虽然这期文章是为了渲染本次体育赛事而写，但是提高日常活动水平已经迫在眉睫。《柳叶刀》的编辑在简介中写道："日常活动不是一边盯着镜子，一边听着音乐在跑步机上跑步。日常活动是指发挥我们身体本来的作用，也就是经常走走路，时不时地跑跑步。不论是在职场、在家里、在通勤的交通工具上，还是在日常生活中的闲暇时刻，都要经常活动一下身体。"[14]

一个研究团队首次试图量化这种全球性的、不活跃的生活方式。在巴西流行病学家佩德罗·哈拉尔（Pedro Hallal）的带领下，该研究利用近期达成一致的标准化国际身体活动问卷，收集了全球将近90%的人口数据——首次在国家和地区之间进行有力的比较。

结果发现，15岁及以上的人群中有31.1%的人缺乏运动。全世界年龄段在13~15岁的青少年有80%没有达标。

这项研究还揭示了不同地区、不同国家、不同性别和不同年龄之间的绝对差异。在美洲，有43%的成年人不运动，而在东南亚，这一数据降到了17%。各国之间的差异更为极端——孟加拉国仅有不到5%的人未达到建议的运动量，而这一数据在地中海岛国马耳他则高达近80%。尽管马耳他拥有如田园诗般优美的度假胜地，但人们旅游出行仍然以自驾为主。从全球来看，女性的活跃度低于男性——34%的女性运动量过少，而男性的比例为28%——并且老年人的表现往往较差。[15]

另一个大型国际项目则试图具体绘制出儿童和青少年的活动水平。这个国际项目的全称是"全球矩阵3.0身体活动报告单"（Global Matrix 3.0 Physical Activity Report Card）——名字看上去有点冗长。该项目覆盖了49个国家及地区，并定期更新。其研究对象是年轻人，每个国家及地区的成绩都按照A～F这种学校报告形式的评分系统进行评定。想象一下，如果这些国家及地区的年轻人在学校收到这样的报告，那么很可能会在回家的路上丢掉它或者悄悄地把它喂狗。

对各个国家及地区进行评估的时候，既要考虑青少年的整体活动水平，也要考虑诸如学校组织的体育活动、主动出行和政府投入等具体情况。总成绩非常糟糕,甚至有几个国家和地区得了F——中国内地、比利时、苏格兰和韩国等应该为此感到汗颜;还有一些国家得了D,比如美国和澳大利亚。尽管英格兰在主动出行和久坐这两个方面得分很低,但其总分为C——这在一定程度上得益于学校组织的体育活动。

唯一得分超过C的国家是斯洛文尼亚,以非常体面的"A-"位居榜首。这个国土面积不大、山脉连绵的前南斯拉夫国家可能在地理面积上无足轻重——按面积计算,它排在世界的第150位,人口只有200万——但那些对全民体育活动感兴趣的人则非常热衷于研究这个国家,我们将在本书的后面章节谈到这一点。[16]

另一个国际项目对5个国家展开了调研。它首先评估了近几十年来人们不活动的程度下降了多少,然后推断当前的趋势,看看在未来几十年可能会发生什么。用来评估健康的指标是特定的,美国研究人员将其命名为睡眠(Sleep)、休闲(Leisure)、职业(Occupation)、交通(Transportation)及基于家庭的活动(Home-based activities)。这几个评估指标的缩写是SLOTH(懒惰)。我觉得最先想出这个词的人一定会得意地笑出声来。

该研究发现,英国人的总体活动水平在短短30多年的时间里下降了20%,人们在工作中的体力消耗减少了将近一半。研究人员预测,到2030年,英国人的活动总量将比20世纪60年代中期减少35%。在中国,平均活动量预计将会下降得更快——从20世纪90年代初至2030年下降50%。然而,美国的潜在数据更加令人震惊。学者们经过计算得出,按照目前的趋势来看,到2030年,美国人平均每周消耗的总体能仅比卧床一周的人多出约15%。[17]这听上去确实令人感到担忧。

个人选择的秘密

2008 年，在皮克斯制作的电影《机器人总动员》中，孤独的机器人没完没了地清理被垃圾摧毁的地球，生活在 29 世纪的人类被描绘成居住在太空中胖乎乎的、穿着连体裤的巨婴，他们终生都在可以移动的躺椅上度过，眼前就是屏幕。如果不把这部电影视为对人类集体决定滑向懒惰、昏昏欲睡和依赖药物的不健康未来的预言和控诉，就很难阅读那些提及人类活动水平的下降趋势不可阻挡的研究。

但这种判断的立场是错误的。造成身体活动减少的原因有很多，突然出现的全球性的懒惰并不是其中之一，这一点非常关键。事实上，危机之所以在很大程度上肆无忌惮地发展了这么长时间，其中一个原因是政府为了逃避责任而错误地将问题归咎为个人选择和意志力薄弱上。

这个问题很复杂，需要进行合理的分析。首先，如果鼓励人们活动起来，那么大多数人在经过权衡之后，至少会有一个初步的想法，那就是少坐多动可能会对他们的健康更有益。很多人都听说过每周 150 分钟的活动目标。更多的人很可能知道另一个提倡已久的目标，那就是每天步行 10 000 步。那么，为什么成功做到的人如此之少呢？

人们经常提到的一个借口是时间不够用：尽管所有人都认为自动化将会让人们过上安逸的生活，但是许多人的工作时间要比几十年前自己父母的工作时间要长。然而，这种观念存在一个纰漏。现已退休的斯坦福大学教授威廉·哈斯克尔（William Haskell）是现代体育锻炼方面的奠基人之一，他曾说："调查显示，没有时间是人们逃避体育锻炼最常使用的借口，因为这些人每天至少要花几个小时看电视。"[18]

哈斯克尔的这句话带有一定调侃的意味。看电视是一种休闲活动，人们通常在晚上和家人或心爱的人一同进行。让一个人放下手中的红酒，远离舒适的沙发，出去跑跑步，或者去健身房锻炼，这可能需要很大的毅力。这就是公共卫生专家所说的"可任意支配的时间"（discretionary time）。至于如何分配时间则是一件很困难的事情。

这便是重点：如果你真的想让运动成为一个人生活的一部分，那么它必须变成另一个令人喜爱的公共卫生术语——"偶然活动"（incidental activity）。简而言之，就是说人们做某件事的时候几乎是不假思索的，因为它是日常生活的一部分。这是过去人们干农活、搬柴生火或步行上学的时候所发生的事情。这其实就是生活。与之相反，体育运动通常发生在可自由支配的时间内，这就是不能用体育运动取代日常身体活动来提高全民健康水平的主要原因之一。

这两者之间的不同之处往往被忽视，且不仅仅是被政府机构忽视。从最广义的角度来讲，身体活动就是你在一天中做的每一件事，从早上刷牙，到走楼梯去办公室，或者赶火车。而健身锻炼只是身体活动的一部分。用一种正式的学术定义来说，这种锻炼是"有计划的、系统的、重复的和有针对性的，目的是改善或者保持身体某个或多个部分的健康状况"。[19]

如果这样解释还不是很清楚的话，那就用我自己的经历来举个例子吧。目前我正在一间空荡荡的公寓里撰写这本书。这间公寓是我为了写作而短期借用的，它距离我位于伦敦南部的居住地大约 3 英里（约 4.8 千米）。像往常一样，今天早上我骑车过来。这是身体活动而不是体育锻炼——我之所以选择骑车，主要因为这是迄今为止最快、最方便的出行方式。我在撰写这本书时为了自我监测而借用了一个可以戴在手腕上的健康监测器。这个监测器显示我消耗了大约 170 千卡，并且我的心率达到了每分钟 151 次的峰值。我的身体因此受益，不过这个结果只是一个意外收获，而并非主要目的。相反，如果我决定过一天没有电脑的休息日，穿上骑行服，在回家之前再向南骑几千米，到生机盎然的乡村，那么这既是一种活动，也是一种锻炼。

我的例子中还有另一个问题亟待关注。我骑行的那条道路几乎没有能起到保护作用的自行车专用道。因此，在决定骑自行车时，我必须小心翼翼地让自己缺乏保护的身体直接与"两吨重的金属体"共享道路。即便它们以时速 30 英里（约 48.3 千米）慢速行驶，我也能感觉到它们紧贴着我绝尘而去。这种骑行对我来说不成问题，因为多年来我一直与汽车并驾齐驱，已经对各种状况多少有些了解。同时我已是一名中年男性，更有可能勇敢地骑行在城市的街道上。但其他人的状况就没有这么乐观了。因此，虽然骑车出行是我每周身体活动的一个重要组成部分，但是这种方式对其他人来讲完全不适用。

关于日常活动消失，有一个问题非常值得思考——比起对于个人责任这种陈词滥调式的探讨，该问题涉及的范围更加广泛。只要你在日常生活中开始活动，并且从这个视角审视世界，那么你很快就会发现，在过去 70 年左右的时间里，我们周围的建筑环境已经面目全非，这使得经常活动成为一件越来越难实现，甚至几乎不可能的事情。

再举一个例子，想想你最后一次走进办公楼或大酒店时的情景。几乎可以肯定的是，首先映入眼帘的就是电梯。但是楼梯呢？如果你想爬一段楼梯，那么你很可能不得不沿着走廊寻找嵌在墙壁里的防火门，并且需要确保在打开这扇门的时候不会触发警报，然后艰难地爬上一个通常是空旷的、狭窄的、没有窗户的楼梯间，同时希望自己能够打开出口的门——要想找到这扇门并不容易。

阻碍日常活动的因素几乎会以各种各样的形式遍布在人们周围的环境中。如果你需要待在办公桌前工作，如果说电子邮件的使用减少了你在办公室走到同事面前与之交谈的次数，那么近期频繁使用的聊天软件可能已经完全阻止了你与同事们面对面交谈的机会。与此同时，线上零售业的崛起也对人们最常见的休闲活动——逛街——产生了很大影响。一旦开始从这个角度进行思考，那么你就能发现这种情况几乎存在于生活的方方面面。

我同桑德·范·图勒肯（Xand van Tulleken）讨论了这些现象。范·图勒肯是一名英国医生，拥有公共卫生硕士学位，主要因主持医疗和健康方面的电视节目而出名，并且常常在节目中与其双胞胎兄弟兼医生同事的克里斯做搭档。

范·图勒肯的主要工作之一是向大众解释那些复杂的健康理念，他非常生动地解释了为什么人们在保持运动等方面，远远不是表面看上去的那么简单。"在每次节目的最后，我经常对人们说的一句话是，你是唯一能够真正影响自己健康的那个人，"他对我说道，"这对于个人而言是正确的。我们做出的任何选择都终将决定我们的预期寿命。但我们是在令人难以置信的限制环境中做出了这些选择。"

范·图勒肯注意到，像他这种拥有相对特权的社会阶层，几乎没有人过度吸烟或酗酒，并且大多数人会经常锻炼。这种情况让这些人稍微有些"感觉良好"——范·图勒肯如是说。然而，他提醒人们不要有这样的想法："这真的是扯淡。在英国，大多数人都知道啤酒对健康无益，抽烟有害健康，锻炼有益于健康。然而要想让一些人实践起来却非常困难。"

"无论如何,我都算不上是健康生活的典范。假如我需要打两份工,并且是一位单亲父亲,需要抚养有特殊需要的孩子们,自己的未来充满了不确定性,那么我很难选择不去吃糟糕的食物,很难通过健康的方式寻找快乐。当我想到做出一个有益健康的选择会很困难,想象着自己失去了安全网和降落伞,那么,做出这样的选择对我来说就太难了。"[20]

体育运动不会改变现状

范·图勒肯将这种关于体育锻炼的流行说法描述为"对个人责任的崇拜"。这种错觉在很大程度上来自运动的商品化。从理论上讲,人人都可以做运动。但事实上,对于那些缺乏闲钱或时间的人,或者在其他方面受到限制的人来说,做运动往往是件不可能的事情。思考一下几十年来,体育运动及健身房是如何紧随着日常活动的逐渐消失而兴起,并逐渐演变为一个承载价值的准宗教,这一点很有启发性。因为保持身体健康不再是一件日常的事情,而是一项个人计划,它与外表、地位和财富密切相关。

虽然健身房的理念源于古希腊人,但是不论从时间还是地理的角度来看,现代健身房的出现与工业化和城市化的最初高峰不谋而合,并且随着几个世纪以来日常活动的逐渐消失而兴起。第一批现代健身房的出现与令人感到好奇并且存续时间相对较短的强身派基督教(Muscular Christianity)现象有关。强身派基督教源于19世纪50年代的英国公立学校,推崇基于信仰的男性体育运动。后来,它扎根于美国,并与基督教青年会运动相结合,篮球与排球就是在基督教青年会发明的。

几十年过去了，人们对健身变得狂热起来。置身英国的学者詹妮弗·史密斯·马奎尔（Jennifer Smith Maguire）专门研究消费文化社会学，她在一本引人入胜的、讲述健身行业的书[21]中指出，名人聘用私人教练绝非新鲜事。20 世纪 20 年代，在纽约经营着一家健身房的前轻量级拳击手阿蒂·麦戈文（Artie McGovern）帮助超重、放纵自我的贝比·鲁斯（Babe Ruth）从棒球生涯的低谷中恢复过来，继而成为众百老汇明星和华尔街金融家必备的体育大师。大约在同一时期，一名骨瘦如柴的意大利人安杰洛·西西利亚诺（Angelo Siciliano）移民美国，更名为查尔斯·阿特拉斯（Charles Atlas），他通过在报纸的广告栏售卖锻炼方法赚到了一大笔钱。广告中，一位恶霸正向年轻的弱者脸上踢沙子。

现代健身房是最近这些年才为现代人所疯狂推崇的。史密斯·马奎尔认为这一转折点发生在 1975 年，当时纽约市黄页将"健身房"的名单换成了"健身俱乐部"这一新类别。从那以后，健身行业的繁荣发展一直令人感到震惊。这可能很难量化，但各种估计数据显示，全球健身俱乐部和健身业的年收入约为 650 亿英镑，远远超过保加利亚和克罗地亚等国家的国内生产总值（GDP）。[22]

如今，人们在运动健身方面出现了明显分化。一个现象是，健身产业的追随者仍是少数。在这个产业中，一双跑鞋的价格可高达 200英镑，一张瑜伽垫的价格甚至会更高，同时新时尚在以科技产业般的速度涌现。以美国初创公司 Peloton 为例，它使用一辆价值 2000 英镑的健身脚踏车向人们教授动感单车课程。这家公司成立于 2013 年，那时它通过一个众筹网站筹集了数十万英镑。6 年后，首次公开募股对该公司的估值为 65 亿英镑。[23]

另一个现象是，有些人的体力消耗程度越来越高。极限长跑是指路线超过 26 英里（约 42 千米）的马拉松或距离更长的赛事。这些路线通常长达 50 或者 100 英里（约 80 或 160 千米），甚至更长。在过去，极限长跑还是很罕见、很小众的事情，但如今它已经不再是什么新鲜事了。仅仅在英国，每年就有大约 500 场这样的活动，在短短 10 年内增长了 10 倍。[24]

尽管人们的整体活动水平停滞不前，但在今天的英国，估计有 1000 万人是健身房的会员，这一数字在过去 5 年里增长了 25%。[25] 越来越多的精英人士选择现代健身房作为锻炼的场地。"不只是为了锻炼，也不只是为了让肌肉看起来如何，"史密斯·马奎尔对我说，"这完全是一种关于你是如何对待自己的道德经济——把自己当作一个工作场所，一个向他人展示自己的场所，一个表明自己身份的地方。"[26]

几年前，当来自美国的高端健身房连锁店 Equinox 在伦敦市中心最昂贵地段之一的圣詹姆斯新开了一家门店时，该公司执行主席哈维·斯皮瓦克（Harvey Spevak）接受了英国《金融时报》[27] 的采访，其所述与史密斯·马奎尔的观点相一致。斯皮瓦克说，Equinox 健身房的顾客不是那种一周去两次就会满足的人，他们更希望每天能上两节课。"他们希望每天都能待在这里，"斯皮瓦克带着近乎老父亲般的骄傲告诉采访者，"他们想找到一种方法，既可以让自己感觉良好，又可以让自己在他人眼中看上去不错；既能保持运动，又能与志同道合的人在一起，同时又能实现个人目标。"Equinox 旗下还有一个五星级的连锁酒店，旨在为斯皮瓦克口中的"高需求的旅行者"（这个词听上去有些让人望而生畏）提供服务。

抛开所有的这些不谈。为了开拓更加广阔的市场，一些面向大众的低成本健身房已经做出了令人钦佩的尝试。但对许多人来说，这些健身房的环境仍然令人望而生畏。关于各种各样的健身房能否真正提高整体的活动水平，史密斯·马奎尔持高度怀疑的态度。"商业健身行业本身就是日常活动消失的产物。有问题的地方就有市场，"她说道，"我对于那些为特定人群制定出的健康提升策略表示怀疑，因为这些不是人们自己做出的选择。"

许多政府都误以为，鼓励人们在业余时间锻炼就可以弥补因为日常活动量减少所产生的缺失。英国在某种程度上便是这种做法的典型代表。近几十年来，英国在能够提升步行和骑行安全的基础设施等领域的投资微乎其微。但与此同时，投入精英运动的公共资金大幅增长。在 1996 年的亚特兰大奥运会上，英国队的总预算约为 500 万英镑，在奖牌榜上排名第 38 位。这引发了全国民众的焦虑情绪，随之而来的是国家彩票基金的资金流入。4 年后的悉尼奥运会，英国队的预算接近 5900 万英镑。在 2016 年里约奥运会，英国的总预算达到了 2.74 亿英镑，在奖牌榜上排名第二。[28] 巧合的是，里约奥运会的预算金额几乎与英格兰公共卫生局的年度政府支出相同，[29] 后者不仅要提高人们的活动水平，还要领导烟草和酒水等领域的工作，以及在控制新型冠状病毒等传染病方面发挥带头作用。在政府宣布将建立一个专门控制传染病的新组织取代英格兰公共卫生局后，情况将发生改变，预防性卫生工作将分散到其他地方——很可能是当地政府。

花费在奥运奖牌上的数百万英镑可能会使民众欢呼好几个星期，但不论是在体育还是其他领域，几乎没有证据可以证明，人们的整体活动水平会因此而得到提高。来自负责发放奥运资金的英格兰体育协会的统计数据显示，自称从未参加过任何运动的人约占总人口的 55%，这个数字在近十年来几乎没有改变过。[30]

其中一个极具说服力的例子是骑自行车。在英国，继自行车手在奥运比赛中先后赢得了数十枚金牌，又夺得了一系列环法自行车赛冠军之后，讨论骑行的人数激增。在一段时间里，自行车的销量有所上升，很多地方的骑车通勤者的数量也有所增加。但是如果你看一下详细的统计数据，就会发现其实现状并没有发生实质性的改变。政府数据显示，从 2002 年到 2018 年，每人每年的平均骑行次数基本持平，从已经微不足道的 18 次略微下降到 17 次。平均骑行里程确实略有增加，但这可能是新赛车手造成的影响，因为他们更喜欢征服远一些的路程。[31]

发展体育运动的另一个问题在于，并不是所有人都能从中受益。总体来看，社会中的弱势群体不太可能会参加体育活动。英国最新的数据显示，在政府所定义的上流社会中，有 51% 的人至少会参加一些运动，而在最贫困的社会群体中，这一比例下降至 35%。[32]

经过政府长达几十年的宣传，许多人开始尝试锻炼，然而最后他们会发现最初的热情逐渐烟消云散。健身行业的内部人士会高兴地告诉你，多数健身房都有相当一部分经营收入来源于那些被称为"睡客"（sleepers）的客户，即购买了健身房会员但很少去锻炼的人。关于缺席会员的统计数据各不相同，但 2017 年英国一项看似严谨的民意调查显示，有 11% 的人在过去一年中从未从钱包里掏出过健身卡。[33]

令许多公共卫生专家深感担忧的是，如果人们更多地关注体育运动而不是日常活动，那么这会使政府假装正在解决人们不运动的问题，而忽视了影响更为广泛的问题。引言中提到的阿德里安·戴维斯博士，正在对所谓的"伊顿公学的体育运动理念"进行严厉的抨击，他说："发展体育运动没有错，但是你需要考虑一下所有人的体质水平。在要求人们进行剧烈运动之前，我们需要做一些常规的、适度的身体活动。"[34]

此外，有 40％的英国人几乎不怎么锻炼，这与哈维·斯皮瓦克口中那一小部分追求完美身材、每天去两次健身房的人形成了鲜明的对比。当这些几乎不怎么锻炼的人当中出现超重的情况时，他们应当感到羞愧，但其实这样的想法是非常不公平的。

　　这是我希望人们通过这本书了解到的重点之一：不论是给不运动的人贴上懒惰和无知的标签，还是用这些词来责备自己，都没有意义。日常活动的减少发生在世界各地，并且已经持续了很久。这种情况的出现既不能归咎于个人，也不能归咎于意志力的失败，因为其中的原因远不止于此。

接下来应该怎样做：

想想你在日常生活中是如何以及何时活动身体的。只是通过锻炼吗？如果是的话，你会不会很难抽出时间？再思考一下，如何才能提高日常活动水平呢？比如，爬一段楼梯，或者把车停在比平时远 200 米的地方，而不是像往常那样。

神奇药丸：
小剂量，大作用

比起大多数人，理查德·麦肯齐（Richard Mackenzie）博士更了解运动是如何对人体产生影响的。他曾经与精英自行车手合作，并在前马拉松世界纪录保持者保拉·拉德克利夫（Paula Radcliffe）接受体能测试的实验室工作。目前，他正在研究久坐不动是如何使人先对胰岛素不耐受，进而患上2型糖尿病的。这是现代最常见、最具破坏性及治疗费用最高的慢性病之一。麦肯齐博士的很多研究都要用到同位素，这类元素经过改造，在人体内易于追踪，因此可以用于研究运动在细胞层面的影响。

坐在位于伦敦西南部的罗汉普顿大学的校内咖啡馆里，麦肯齐博士兴高采烈地讲述着目前他在生物学领域的研究成果。通过这个嘈杂、通风的房间，可以看到"很不伦敦"的景色：宽阔的运动场地和远处广阔的、生机盎然的里士满公园。对于到目前为止他对这些生物学基本原理的发现，麦肯齐非常坦诚。"几乎没有什么发现，"他笑着说道，"除非你是颁奖机构，我会给你讲述一个不同的故事。"他说，这门科学"极具挑战性——即使从整体层面进行研究也没能真正研究明白"。

相对麦肯齐的研究在将来可能会带来的好处而言，他显得过于谦虚。麦肯齐探究了某些蛋白质是如何发挥所谓"负反馈循环"的作用，进而导致人们患上2型糖尿病的。这种糖尿病与生活方式有关，区别于1型糖尿病，后者是一种终身的自身免疫性疾病。胰岛素是维持血糖平衡的重要激素，当人体组织对胰岛素停止正常反应时，人们就会进入所谓的糖尿病前期，这是糖尿病的开始。麦肯齐重点研究了一些患者是如何从糖前期到完全患上糖尿病的，以及随后的药物治疗方式和可能出现的严重并发症，并研究为什么一些糖前期患者最终没有患上糖尿病。他组织了一个糖前期患者测试小组，希望能够观察到各种蛋白质在相互作用后会出现怎样的结果。麦肯齐认为，最终的解决方案可能需要根据患者各自的代谢状况有针对性地进行治疗，但要想达到这个目标"还有很长的路要走"。

麦肯齐还研究了运动是如何从一开始就遏制了糖尿病的发生。在相关研究中，他招募了一批志愿者，给他们注射高于正常水平的胰岛素来模拟糖前期带来的影响，同时让这些志愿者小心翼翼地补充一定剂量的葡萄糖，以确保他们不会陷入糖尿病昏迷。麦肯齐一边向我解释这件事，一边说道："你可能觉得好笑，但我们确实保证了志愿者不会因此受到伤害。"

志愿者们在进入人为的糖前期状态时就开始运动，与此同时，麦肯齐和他的团队来观察运动是如何改善人体分解葡萄糖的能力的。我问麦肯齐需要多长时间——几个小时？还是一天？他笑着回答说："你可以看到，几秒钟就见效，就是这么快。可以说，进入糖前期的志愿者们在离开实验室之前就可以恢复健康。"

不仅产生效果所需的时间极为短暂，产生新陈代谢效应所需的运动量也非常少。麦肯齐解释说："当人体注入胰岛素时，即使是一些轻微的运动，比如会用到笑肌的咯咯笑，也意味着我们必须摄入更多的葡萄糖，因为这些肌肉一向会对胰岛素做出良好的反应。很少有人不能从锻炼中受益。"

关于葡萄糖不耐受在细胞层面的尖端研究似乎与本书讲述的日常活动并没有多少关系，但它可以说明身体活动最令人感到震惊的一点：虽然缺乏运动会给人们的身体健康带来不利影响，但是一旦你或多或少地重新活动起来，你的身体就可以感受到运动带来的好处。

几十年来，传统的观念认为，如果想让运动在帮助人们恢复健康方面产生显著的效果，那么运动至少应该是比较剧烈且有规律的。如今人们开始反思这一观点。部分原因归功于先进的电子活动追踪器的出现（我所借用的就是这种追踪器）。电子活动追踪器能够有效地帮助研究人员测出一定范围内的低水平运动量，并且可以追踪人们的健康状况。

另一个新出现的共识摒弃了运动必须持续一段时间的观点。该共识认为，即使是最短暂的运动也可能是有益的——对久坐不动的世界来说，这是一个充满希望的新观点。是的，如果你能达到众所周知的目标，比如每天走 10 000 步或每周运动 150 分钟，那就太棒了。但就运动的次数和强度而言，动一动总比一动不动要好。

让自己更年轻

那么，为什么运动会给人们的健康带来好处，而长期不动会造成糟糕的后果呢？在这里，先来思考另一个问题：我们为什么笃信人类注定要动起来？为了做研究，我购买了许多运动生理学教科书，在其中最精彩、最厚重的一本中，我找到了该问题的答案。它是由克劳德·布沙尔（Claude Bouchard）教授在《身体活动与健康》（*Physical Activity and Health*）第一章的开头提出的。布沙尔教授是一位受人尊敬的美国运动专家，如今已临近退休，他所领导的具有同等威望的编辑团队编撰了这本书。

我被布沙尔的巧妙回答打动了，他的回答可以分为3个部分。首先，他说，鉴于健康的成年人能够将自己的静息代谢率提高10倍甚至更多，并在相当长的一段时间内保持这种状态，显然，身体能很好地适应体力消耗。其次，他在一个令人信服但有些循环论证的回答中指出，我们知道应该每天活动身体，因为如果久坐不动，身体的健康状况就会受到影响。最后，我在此处简单总结一下布沙尔所提出的更为清晰的学术观点：尽管在现代人创造的这种环境中，我们可以按照自己的意愿，选择乘车出行、点外卖，以及通过口袋大小的屏幕进行社交互动，长期生活在久坐的阴霾中，但我们的祖先显然是因为经常活动才得以生存，这意味着身体活动贯穿于人类的整个进化过程。[1]

本书并非详细指导人们变得更健康的指南，也绝对不是一本生理学教科书。但是为了解释为什么经常运动对人类健康如此重要，我需要概述一些关于运动与否会如何影响人类健康的原理。

人们的每一次活动都需要消耗能量，这是最基本的原理。我现在正坐着撰写这篇文章。是的，正如我们将在本书后面看到的那样，久坐是不现实的。过了一会儿，我便打算起身泡杯茶。在这个过程中，我的骨骼肌就会受力，甚至某些情况下会嘎吱作响。骨骼肌由600多块独立的肌肉组成，是人体最大的组织，也是唯一一种受人们意识控制的肌肉类型。除了骨骼肌，还有心肌（顾名思义，这类肌肉位于心脏），以及主要位于肠、胃等器官中的平滑肌。

当我站起身来，从办公桌这边走六七步，来到为写作而租用的公寓中逼仄的厨房，在这个过程中，一种名为三磷酸腺苷（ATP）的分子将为我的肌肉提供动力。这种分子不像碳水化合物那样可以为人体储存能量。它通常被称为能量传递中的"货币"。具体地说，ATP为肌球蛋白（一种马达蛋白）提供能量，使其与肌动蛋白（另一种蛋白质）结合并拉动肌动蛋白，从而收紧肌肉纤维。在我动身去厨房的这项任务中，上述过程主要发生在我的腿部。这个部位有着人体中最大的几块肌肉，ATP将在这里转化为二磷酸腺苷（ADP）或一磷酸腺苷（AMP）。当我站着等水壶烧开的时候，有氧呼吸会利用吸入的氧气来补充ATP。

但是，假设我停止泡茶，并冲到公寓外面陡峭的小山上来回奔跑，直到上气不接下气，这时，另一种耗时更短的化学过程，也就是无氧呼吸，将会取代ATP。无氧呼吸能够产生乳酸盐，尽管乳酸盐对人体来说不是什么问题，但它会提高酸度水平，紧接着，那种即使是业余运动员也可以非常熟悉的灼热感，很快就会让我感到腿痛，促使我气喘吁吁地停下来。这种令肌肉感到酸痛的物质通常被称为"乳酸"，如今科学家们希望能够将乳酸（通常是良性的）和酸性（通常为非良性的）区分开来。

这就是作用原理，或者更确切地说，是化学和生物原理。那么，为什么一动不动的生活，或者说缺乏适度运动的生活，会给人们的健康带来不利影响呢？说到其中一个主要因素，又要提到ATP。ATP是由线粒体生成的，线粒体是细胞的一部分，通常被称为细胞的"发动机"。随着年龄的增长，线粒体的运作状态往往会变差，但这种情况也会发生在长时间不活动的情况下。

出于各种各样的原因，线粒体功能失调对人类的健康而言是个坏消息。由于心脏需要不停地消耗能量，所以线粒体在心脏中起着格外重要的作用。许多研究发现，功能失调的线粒体与各种心血管疾病存在联系，比如动脉血管阻塞、高血压和心脏病。也有观点认为，线粒体功能障碍增加了人们患上 2 型糖尿病的风险，并且与导致人们罹患癌症的细胞突变有关。

好消息是，运动似乎可以迅速改善这种状况。在 2017 年美国的一项研究中，志愿者们进行了为期 12 周的各种形式的锻炼。50% 的志愿者不到 30 岁，其余志愿者的年龄在 65~80 岁。在 12 周的锻炼结束后，年轻志愿者的线粒体功能增加了至少 49%，年长志愿者取得的成效更加令人印象深刻，这一数字是 69%。[2]

如果这样的结果使你认为运动有助于减缓衰老，那么你可能比你意识到的更为正确。因为一些研究已经发现了运动对端粒的影响——端粒是一种微小的分子序列，可以像染色体的帽子一样有效地保护染色体。澳大利亚科学家伊丽莎白·布莱克本（Elizabeth Blackburn）因为她在端粒方面的研究而获得诺贝尔奖。她对端粒的描述很巧妙：如果把染色体看作鞋带，那么端粒就是"最后的小小保护点"。[3] 如果端粒磨损，那么它可能会导致人体出现细胞功能障碍，并且患上与衰老有关的各种疾病。无论如何，端粒会随着年龄的增长而缩短，并且还会受到人们生活方式的影响，比如饮食不良、睡眠不足，特别是缺乏日常运动。

最近，一项特别引人注目的研究调查了近 6000 名不同年龄段、有着不同活动水平的美国人的端粒长度。研究发现，按照端粒长度计算，最活跃的人平均要比那些完全久坐不动的人年轻 9 岁。[4] 9 岁。这也符合本书反复提到的主旨，想象一下，如果你可以让一颗药丸产生这样的效果，那么你将会赢得多大的赞誉。

让我们把对准细胞的镜头稍微挪开些。身体活动如此重要的另外一个原因在于骨骼肌对人类健康所产生的影响。直到最近才被证实的是，骨骼肌并不是人体中所谓的中立部队，而是内分泌系统的一部分，主要与垂体和甲状腺等能够分泌激素的腺体相互作用。骨骼肌不仅能够分泌激素，还分泌细胞因子。细胞因子是一种氨基酸链，能够调节人体的免疫应答，同时也可能会引发炎症。研究表明，缺乏规律的运动不仅会导致这些物质失衡，还会像一篇论文中所说的那样，引起肌肉萎缩、脂肪冗余，以及使人们陷入罹患各种疾病的"恶性循环"。

任何形式的脂肪堆积——或者用一个时髦的名字"脂肪组织"——本身也会带来并发症，因为目前已知脂肪也是内分泌系统的一部分，并在各种激素的分泌和合成中发挥作用，而其中一些激素会影响人体对胰岛素的敏感性，因此脂肪与2型糖尿病的发生有关。

这些影响会随着时间的推移而发生，但正如我们在本章开头所看到的那样，运动几乎可以给人体带来立竿见影的效果。脂蛋白是使人体对运动产生即时反应的核心因素，这种微粒可以运输血液中的各种脂肪，其中包括胆固醇及甘油三酯。

从最广义的层面来看，虽然有些血脂不会对人体的健康产生影响，比如高密度脂蛋白胆固醇，但如果血液中低密度脂蛋白胆固醇和甘油三酯的含量显著增加，那么人们的健康状况就会受到影响，因为这些血脂会导致动脉狭窄，进而加剧人们罹患心脏病的风险。有研究证明，运动能够阻止这些物质变成危害健康的变体。

许多研究已经证明了运动具有这种功效。比如，即使是在跑步机上行走，也可以显著改善高脂血症（lipaemia），这是一个指血液中含有高浓度脂肪的专业术语。[5] 运动的功效在健康人群中表现得更加明显，但即使一个人的健康状况不佳，运动也会有效果。

运动所触发的另一个非常重要的机制是血液中葡萄糖的处理，这在预防 2 型糖尿病及其他代谢相关的疾病方面发挥着重要作用。骨骼肌尤为关键，正如我们在理查德·麦肯齐的实验中看到的那样，即使是一场单一的运动也可以改善身体对胰岛素的反应。

在饭后的第一时间，也就是官方所说的餐后状态，运动在帮助人体分解葡萄糖和脂肪方面起到格外重要的作用。当然，这里存在一个问题。如今，很多人会在晚餐时摄入大量的高脂肪、高糖食物，但在吃完饭后，他们没有出去散步，而是来到几步之遥的沙发前，准备看几个小时的电视。难怪最终我们的身体会出现状况。

罢工的身体

我问范·图勒肯（先前提到过的公共健康专家），他会如何用最简单的术语来解释长期不活动对健康有害。范·图勒肯举了一个太空旅行的例子，零重力对宇航员身体的影响已经有据可依，随后的身体活动不足将导致诸如骨骼变弱、肌肉萎缩等状况的发生，甚至是更长久的影响。

这是一个耐人寻味的类比。如前文所述，范·图勒肯和他的兄弟是双胞胎。或许在所有关于太空旅行对健康影响的研究里，接下来的这个研究最吸引人——美国国家航空航天局将斯科特·凯利出现的这些变化与他的双胞胎兄弟马克进行了比较。斯科特·凯利是一名宇航员，在国际空间站待了六个月，而马克留在了地球上。除了肌肉质量和骨密度发生了变化，美国国家航空航天局的科学家还发现斯科特·凯利患上了动脉狭窄，而马克并没有患上这种疾病。也许最出人意料的是，长途太空飞行似乎改变了他的某些基因，特别是那些与免疫系统有关的基因。当他恢复正常的重力时，并非所有的变化都恢复如初。[6]

范·图勒肯也用那些躺在医院病床上无法动弹的病患的状况来说明长期不运动带来的危害。"如果你被送进重症监护室，那么每天你将会因为不活动而失去2%~3%的肌肉，"他解释说，"这就是如今我们在家中的现状。我试图向人们解释，当一个人不活动时，身体就会立刻变得衰弱起来。要想把身体维持在现有状态需要付出昂贵的代价。如果你不给身体施加压力，这种感觉就像是'去他的，爱怎样就怎样吧'。随着时间的推移，不运动将会增加你患上各种疾病的风险，让你过早地死去，使你的生活变得越来越糟糕。"[7]

比起官方指南，这个类比也许更为生动地总结了不运动带来的风险，但两者的核心内容是相同的。政府对相关问题最全面的综述之一来自身体活动指南咨询委员会（PAGAC）。这是一份近800页的报告，由一个来自身体活动学术圈中的权威人物组成的小组提交给美国政府。[8]

该报告于2008年首次发表，并在10年后得到更新，它强调了"中度到剧烈的身体活动量与全因死亡率之间存在明显的逆剂量-反应关系"。换句话说，如果一个人不经常活动，那么其早逝的风险就会增加。2008年报告的数据显示，不经常活动将会使早逝的风险增加近30%。2018年更新后的报告删掉了具体的数字，但又补充道："证据确凿，再多的研究也不太可能会改变结果。"换句话就是：此案已结。

虽然数百个实验研究的只是因长期不活动而导致的早逝风险，但所有的这些研究都通过略有不同的方式得出了几乎相同的结论。一项对超过25万名50岁以上美国人的生活进行追踪的大型研究发现，在5年的研究期间，那些达到每周至少150分钟中等强度活动建议量的人，他们死亡的概率比不活动的人低27％。如果他们至少进行了一些剧烈运动，那么这一数字将上升至32％，而同时做到这两项的人，这一数字将飙升至50％。即使参加一些低于最低建议活动量的活动，死亡的风险也会降低18％。[9]

还有一篇论文评估了13 000多名男性和女性的实际健康状况，以此作为客观可衡量的运动指标。研究发现，在排除其他干扰因素的情况下，男性中健康状况最差的20％在研究过程中死亡的概率要比健康状况最好的20％高出3倍多。而在女性中，这两种状况之间的差异高达4倍。[10]

还有很多像这样的研究，此处就不再赘述了，但需要讲述一下这种风险是如何影响全球人口的。在上一章提到的《柳叶刀》杂志中发表过一项对缺少身体活动的研究，该研究试图对不活动引起的疾病及早逝这种全球疾病负担进行最全面的估算。该研究是由哈佛大学流行病学教授李爱敏（I-Min Lee）领导的，她是现代研究不运动与健康之间关系的最顶尖的专家之一。她的合著者还组织成立了一个关于该学科的全明星团队。其中有几个人的名字会出现在本书的其他章节中，其中包括史蒂文·布莱尔（我们在上一章节见到了这个名字），以及普卡·佩斯卡（Pukka Peska）——这位芬兰医生建立了现代史上公认的、最成功的公共卫生项目之一。这些专家知道自己在说些什么。

他们在论文中使用了复杂的公式来统计世界各地人们的不活跃程度，以及不活跃的生活方式给人们的健康带来的诸多风险，比如心脏病、高血压、中风、2型糖尿病、各种癌症、骨骼健康问题、认知功能障碍，以及老年人跌倒的后果。他们得出，因缺乏活动造成的这些健康问题的比例在6％~10％。作者指出，全世界大概9％的死亡率是因缺乏活动造成的，它与更受关注的吸烟和肥胖问题一样致命。

该论文以 2008 年为数据的基准年，经过计算得出有 530 万人死于不活动，每天因不活动而死亡的人数大约为 1.45 万人。然而作者指出，考虑到不活动和疾病之间的联系可能比研究中的要更加紧密，再加上大部分的运动数据是个人提报的，很可能带有夸张的成分，"我们的估计可能非常保守"。[11] 到底有多保守还仍待观察，李爱敏目前正带领团队继续进行该项研究。但一些流行病学家私下表示，全球每年实际因此死亡的人数可能接近 700 万或 800 万。

值得一提的是，世界卫生组织在早些时候就曾试图计算出全球每年因不活动而死亡的人数，虽然结果仍然令人感到担忧，但因不活动而死亡的总人数有所减少。世界卫生组织全球疾病负担团队在报告中做出了这样的结论：每年约有 320 万人死于不活动，其少于吸烟致死的人数，但超过了因肥胖死亡的人数。[12] 但在 2013 年为《柳叶刀》撰写的一篇文章中，李爱敏和一些同事研究了这种差异，并声称世界卫生组织衡量活动和死亡风险的指标"不明确"——一位科学家几乎要公开声明，"我想，你终会发现我们是对的"。[13]

关于因长期不活动而导致某些疾病恶化的相关研究已经数不胜数，我将在接下来的章节中详细介绍其中几项研究，下面的简明列表介绍的是长期不活动会导致的健康风险。

心血管疾病：首个将缺乏运动与健康问题相关联的研究发表于 1953 年 [14]，该研究关注的是发生心脏病的风险，我们将在下一章对其进行详细介绍。之后的研究表明，久坐不动的生活方式不仅与心脏病有关，还与高血压、动脉狭窄等状况有紧密的联系。如果人们进行激烈活动的话，好处就更多了。一项大型研究发现，那些每周跑步一小时或更长时间的男性罹患心脏病的风险会降低 42%，而那些每天快走

30 分钟及以上的男性罹患心脏病的风险会降低 18%。[15] 2018 年 PAGAC 报告中的一篇科学综述总结说降低风险"没有下限",也就是说,即使是少量的运动也会有好处。这篇综述还补充道,无论人们的年龄、性别、体重或人种,[16] 运动都会给其带来好处。

癌症:有很多研究表明,达到最低建议运动量可以使人们罹患结肠癌的风险降低 30%~40%,使女性罹患乳腺癌的风险降低 20%~30%。PAGAC 的这份报告用了整整 65 页来研究癌症,报告的结论是,除了结肠癌和乳腺癌,运动与膀胱癌、肾癌、食道癌、胃癌和子宫内膜癌的风险降低也有很密切的联系。也有一些证据表明运动可以降低罹患肺癌的风险,另外还有一些(有限的)证据表明运动可以降低人们罹患血癌、前列腺癌、胰腺癌、卵巢癌和头颈癌的风险。[17]

确切地说,就运动如何降低患癌风险这一话题,目前仍存在争议,它在一定程度上取决于癌症的类型。运动之所以能够降低女性罹患乳腺癌风险的一种可能性是,它可以降低人体内导致女性罹患这种疾病的某些激素的含量。另一种可能性也许在于不活动会对线粒体产生明显的影响。还有一种理论指出,不活跃的生活与超重和炎症之间存在联系,而它们都会增加罹患癌症的风险。

2 型糖尿病:两者的关系略微有些复杂,因为与生活方式相关的慢性代谢疾病不仅与缺乏运动有关,还与超重及久坐密切相关,各种因素相互交织在一起。但研究表明,多运动和饮食干预相结合,可以将易感人群罹患 2 型糖尿病的风险降低约 60%,远远超过任何现有药物的效果。[18]

骨骼和关节健康问题:这是一个非常重要却容易被忽视的健康问题。正如我们在新石器时代的狩猎–采集者的身上看到的那样,骨量与活动密切相关。我们从童年时期就开始积累骨量，如果不加以重视的话，骨量会在之后的几十年里逐渐减少。用一个例子来说明问题的严重程度——仅在英格兰，每年就有大约25万老年人因跌倒而住院，估计有9000人因此失去生命。[19]

认知功能障碍与痴呆症：这是活动科学中发展最快、最令人感兴趣的领域之一。即使是体育运动界见多识广的资深学者，在谈论这一点时也会变得兴奋起来，而这是有充分理由的。一系列的研究结果表明，有规律的运动似乎不仅可以降低人们患上阿尔茨海默病或其他类型痴呆症的概率，甚至还可以改善因衰老引起的记忆减退。运动似乎能够显著改善所谓的执行功能，即与计划和任务管理等更高层次相关的认知功能，并且脑部扫描的结果显示，大脑中与之相关的部分可以变得更大。

心理健康：运动或锻炼有改善情绪的作用，也就是备受赞誉的"跑步者高潮"。这种说法由来已久，其原因在于内啡肽的激增。内啡肽是人体中的天然鸦片，主要有缓解疼痛的作用。但这种说法存在不确定性，尤其是有研究表明，人们的情绪与内啡肽的水平之间不存在明显的关系。尽管如此，仍有多个强有力的证据表明，运动既能降低患抑郁症的风险，又有助于缓解抑郁症患者的症状。同时，运动的效果与某些药物的疗效相当。运动对焦虑症也能产生类似的作用，保持活跃甚至有助于改善精神分裂症的一些症状。此外，有大量的研究结果表明，规律的运动有助于延长睡眠时间，改善睡眠质量。

符合标准的运动量是多少？

当然，有一个重要的（希望是显而易见的）提醒：一切都是基于全民范围的探讨。一个沉迷于吸烟、喝酒，并且在成年后几乎寸步不离扶手椅的人，也有可能活到100岁。同样，另一个人可能经常活动，生活极为节制，却在40岁的时候死于心脏病发作。然而，两者都是统计中的异常值。一个久坐不动的人不一定会变虚弱，或者比预期、比那些经常运动的人更早地死去。但是，在其他因素都相同的情况下，其早逝的风险明显有所增加。

那么，一个人的运动量需要达到多少才能保持健康呢？首先要看运动是如何衡量的。目前有两种基本方法。从某种程度上来说，这两种方法是专家和学者用来衡量活动水平和能量消耗的专业方法。尽管如此，这两种方法也可以作为衡量运动是否达标的通用指南。

主要用于研究人群活动水平的一个指标是身体活动水平（Physical Activity Level），简称为PAL。这个指标是简单地用一个人在24小时内实际消耗的总能量除以所谓的基础代谢率（BMR），也就是一个人在完全静止的情况下所消耗的能量。基础代谢率因人而异，由于男性的肌肉较多，所以他们的基础代谢水平往往高于女性。儿童的基础代谢率要高于成年人。消耗的总能量可能比你预期的要多，一个成年人每天很容易超过1500千卡。

当PAL的值介于1~1.4时，这意味着一个人是久坐不动的，比如医院中的病人。如果PAL的值介于1.4~1.6，那么这意味着一个人是不活跃的，比如一个在工作之余不锻炼的办公室职员。当PAL的值介于1.6~2时，那么这意味着一个人是活跃的，这个人可能从事体力工作，或者经常去健身房健身。PAL的值介于2~2.4意味着非常活跃——如果没有从事体力工作，那么则每天需要锻炼大约两个小时才能达到这个标准。一旦PAL的值超过2.4，那么基本上已经是一名职业运动员的标准了。

另一个主要衡量标准是运动量，称为"梅脱"（MET），是代谢当量（Metabolic Equivalent）的缩写。1梅脱是一个人坐下来什么都不做的时候所消耗的能量，这个数字会随着活动强度的增大而成倍增加——这就是对于一个非专业人员的价值所在。虽然这取决于人们的年龄和健康状况，但使用广义的代谢当量来衡量日常活动是可行的。基础的家务劳动可能要消耗2梅脱，一些简单的园艺工作则要消耗3梅脱。慢速骑自行车可能需要5~6梅脱，而跑步往往会消耗12梅脱，甚至更多。

知道这一点非常有用，因为运动对健康有益的黄金法则在一定程度上取决于体力消耗的程度。如果轻度的体力消耗确实会给身体健康带来一些好处，那么当人们进行中等强度的体力消耗时，好处就真正开始出现了。当体力消耗的程度加剧时，好处就会成倍增加。从代谢当量的角度来看，在通常情况下，任何低于3梅脱的体力消耗属于低强度活动，3~6梅脱是中等强度的活动，超过6梅脱是剧烈活动。

我们将指南应用于现实生活。正如我们在上一章中看到的那样，自从大约25年前政府开始就这一问题正式提出建议以来，对于成年人而言，每周中等强度活动的时间就是150分钟。世界卫生组织列出的中等强度的活动[20]包括快速行走、做园艺，以及像是粉刷房子或和孩子们玩游戏这种亲力亲为的家庭活动。另外一种选择是进行至少75分钟的剧烈运动，如快速骑自行车、跑步、做些需要耗费力气的园艺工作，或者像是挖掘沟渠这样的建筑工作。

说到具体的活动，很多人都会想到步行。这不仅仅因为步行是一件很简单的事情，几乎人人都会做，还有一个原因在于很少有运动能够像步行这样，有着一个似乎已经深入人心的具体目标：每天达到一个神奇的数字——10 000步。

在深入研究这个数字令人好奇的由来之前，你需要记住，如果想要达到世界卫生组织建议的中等运动水平，你必须快走——"快"通常意味着大约每小时3英里（约4.8千米）。然而，人体不自带速度计，实际的步行速度将因人们的身高、年龄和健康状况而异。那么，这在现实中意味着什么呢？哈佛大学的李爱敏领导了这项关于全世界因不活动而引起死亡的研究，她这样解释道："我认为可以这样解释中等强度的步行，比如说，你要和某人共进午餐，但你马上要迟到了，需要快走才能及时到达。或者你可以把它理解成一种强度，在这种强度下，你还可以说话，但不一定能唱歌。"[21]

这一领域是马萨诸塞大学公共卫生教授卡特里娜·都铎－洛克（Catrine Tudor-Locke）的专长，她在计算步伐的数量和频率方面是世界上最顶尖的专家之一。虽然都铎－洛克对流行的10 000步目标表示欢迎，但她的工作越来越关注的是如何说服人们以足够快的速度行走。她将快步行走在身体上表现出的效果描述为"不一定会出汗，但你的心率会加快"。[22]

在一项研究中，都铎－洛克试图用精确的数字来说明这一点。年龄在21~40岁、同等数量的健康男性和女性以5岁为间隔，分成了不同的年龄组。为了找出达到中等活动强度所需要的心率大小，当这些研究对象在跑步机上跑步时，研究人员会对他们的心率进行监测。都铎－洛克在计算出平均值后发现，当步频达到每分钟100~130步时会出现明显的差距。[23]她补充说，当人们计算出一分钟内的步数后，许多人发现每分钟步行100步的速度"真的很慢"。

都铎 - 洛克解释说："要想达到中等活动强度真的很容易。所以人们会问——那我们为什么要如此担心呢？这是因为如今我们很少会有目地步行一段时间。我们可能会从停车场走到办公室，这也许是一天中我们走过的最远的距离。可能总共需要走 80 步。你甚至还没有走到 100 步，更不用说一分钟走 100 步了。"

这就引出了等式的第二部分：需要多少运动量？对于那些刻意关注自己是否达到 10 000 步活动目标的人来说，这个问题可能是某种痛苦的来源。许多人都用智能手机统计步数，但这些步数通常是大概的数字。正如都铎 - 洛克解释的那样："男人往往随身携带着手机，比如放在衣服口袋里。而女人往往会把手机放进包里，然后把包随手放下，再起身离开。"可以戴在手腕上的健身追踪器和智能手表可能更准确，但即便是这些工具也可能受到干扰。正如都铎 - 洛克在与我通话时所说："就在此刻，我坐在地上跟你通话，但我的手在四处摆动。所以我的步数将是不准确的。"

既然如此，关注步数还有什么意义吗？ 10 000 步作为一个运动目标出现的背后有一个略显随意的故事。在 1964 年日本举办东京奥运会时，一家日本公司设计并售出了第一台可穿戴的计步器，它是所有现代健身计步器的鼻祖。从最初的广告来看，它有点像一只老式的护士表，表盘挂在一个可以系在腰带上的圈上。这款设备能够传承下来的关键在于它的名字：Manpo-Kei，在日语中的意思是"万步计步器"。这就是 10 000 步目标的来源。

然而呼吁人们达成日行 10 000 步的目标并不完全是为了营销。这个计步器是由一位叫吉城旗野（Yoshiro Hatano）的博士设计的，这位年轻的日本研究员发现日本人平均每天的步数只有 3500~5000 步。他经过计算得出，如果一个人将每天的步数提高到 10 000 步，那么就可以消耗高达 20% 的热量摄入，从而保持健康的体重。是的，走 10 000 步比走 5000 步要好。但是有一种观点认为，如果吉城旗野博士选择了 8000~12 000 步，情况也是如此。一些研究人员担心，对那些最不活跃的人来说，过度关注日行 10 000 步的目标会使他们选择放弃，因为这个目标对他们来说似乎太遥远了。都铎－洛克指出，如果人们有一个容易记住的目标数字，比如每天吃 5 份水果和蔬菜，或者每周锻炼 150 分钟，这也许会有好处。但就步数而言，她说，重要的一点是，每个人都应该试着至少比现在多走一点，走得稍微快一点："如果你能走得远一点、快一点，那么也就不用在乎这些数字了。"

不管 10 000 步出于什么原因成了运动目标，这个目标确实对人们的健康有益。最近的一项研究对澳大利亚塔斯马尼亚州的一大批中年人进行了追踪调查。研究发现，在十年的时间里，那些平均每天步行 10 000 步的人的死亡率比那些基本不活动的人低 40%。[24]

但最新的研究结果使得关于步数和步频的正统观念受到了挑战。孜孜不倦的李爱敏在 2019 年发表了具有开创性的研究结果，在她领导的这项研究中，平均年龄为 72 岁、超过 16 700 名的美国老年女性在一周的时间里都戴着电子计步器。当四年后研究人员分析完她们的步行数据时，有 504 人已经死亡，与之相关的研究结果值得注意。

的确，步行距离和死亡率之间是有关系的，但开始的时候，步数是远远低于 10 000 步的。这些女性根据步数的多少被分成四组，步数为次低一组的女性平均每天走 4400 步，在此期间她们的死亡风险要比平均每天走 2700 步的对照组低 41%。步行对健康的好处随着步数的增加而增加，但似乎在每天 7500 步左右趋于平稳。

另一个明显的反常现象与速度有关。坦白说，这些女性很少经常快走。在这些按照步数排序的四组研究对象中，她们在白天93%~99%的时间里，要么根本不走路，要么是慢悠悠地走，每分钟最多可以走39步——基本是在闲逛。这样一来，她们基本上没有时间能进行每分钟40~99步这种相当慢的步行，更别提步频达到或者超过每分钟100步的这种所谓的中等强度运动了。即使是在最活跃的对照组中，能够达到中等强度运动标准的比例也只有2.2%。即便如此，这给健康带来的好处仍然是显而易见的。[25]

其中一个可能性是，劳累是一种相对的状态。卡特里娜·都铎-洛克的每分钟100步的评估是基于年轻得多的测试对象，因此，对于70多岁的人来说，明显较慢的速度仍然可以算作中等强度。此外，正如这项研究所指出的那样，对于老年人来说，要想健康，可能只需要积极活动就好，而不是一定要强迫自己做运动。

这是活动研究的新境界，李爱敏说："过去我们说'你至少要进行中等强度的体育活动'，这不是因为我们发现低强度的活动对健康没有好处，而是因为我们不能很好地对其进行衡量。现在，如果你看看最近发表的一些论文，你就会发现，曾经没有像中等强度和剧烈运动那样受到推荐的低强度运动已经被证明是有益于健康的。所以我想这是令人惊讶的，现在的工作更多强调的是，人们能做的任何一点运动都是有好处的。这会鼓舞很多人。"

李爱敏认为，统计步数仍然是有用的，但人们不一定要每天专注于走10 000步，特别是如果一个人是从低水平开始运动，并认为这个10 000步的目标很吓人的话。"如果你是一个喜欢数数的人，我会说，作为一个什么都不做的人的第一个目标，是试着走到4000~5000步。

如果你已经这样做了，那么走到 7000 步会是个不错的目标。如果你现在已经走到 7000 步了，那么 10 000 步就是个完美的目标。但是，如果你需要首先达到 4000~5000 步这个低水平的话会非常令人惊讶，因为这个水平是为那些成日蜷在沙发上的电视迷制定的。"[26]

聊胜于无

运动的新时代正逐渐体现在官方的指导上。英格兰公共卫生局最近设计了一项名为"活跃十分钟"（Active Ten）的项目，该活动的目标非常简单，就是让人们每天快走 10 分钟，无论是否一气呵成。相关的手机应用软件会监测人们是否达标，并且会礼貌地说服他们努力达到目标。当你第一次打开这个应用程序时，它会用非常醒目的字体强调"每一分钟都很重要"。

同样，更新于 2018 年的美国 PAGAC 报告首次指出，如果一个人目前是不活跃的，那么或多或少地进行任何一种低强度活动，也会降低其罹患心血管疾病、2 型糖尿病及过早死亡的风险。他们还摒弃了之前的评估标准，即活动至少应该持续 10 分钟。现在他们认为运动时间无论长短都是有益的。[27] 再强调一次，关键是动起来，无论时间长短。

公共卫生官员迫切想要传达的另一个新信息是：运动的效果立竿见影。PAGAC 的报告详细说明了这一点——如果你在一天中进行了中等到高强度的身体活动，那么你会发现自己血压降低、胰岛素的敏感度提高、睡眠质量改善、焦虑的症状减少、认知功能得到改善。这对于一笔可以马上见效的收益来说，已经不错了。

虽然有观点认为，运动存在一个最大剂量，超出这个剂量就不会继续给健康带来好处，但这个上限是多少还不得而知。纵然剂量－反应曲线确实趋于平缓，但由于超出了某种程度的极限活动所带来的运动收益已经微乎其微，所以很难去测量。

关于这个问题，其中最详尽的是在 2016 年进行的一项元研究，综合了近 1.5 亿人年（person-years）的调查数据。最后得出的结论是，虽然最显著的增长出现在较低的活动水平，但在达到某个相当大的运动量之前，好处的增加仍然很显著。用一周的梅脱分钟数计算——七天内运动的梅脱值乘以运动时长——假设某项中等强度运动的梅脱值为 4，以每周 150 分钟的建议量为例，那么对应的每周梅脱分钟数就是 600。如果人们能够将梅脱分钟数维持在 600 以上，那么他们的健康水平就会得到显著的提高，只有当每周的梅脱分钟数超过 3000 或 4000 时，健康水平的增长趋势才有所缓和。

这比最低的运动建议量高出 5 倍，甚至已接近 7 倍。作者们提供了一个可行的时间表来帮助人们在一周的时间里达到 3000 梅脱分钟数。坦白说，这个数字听上去就让人感觉筋疲力尽。要想达到这个目标，举个例子，你需要爬楼梯 10 分钟，接着吸尘 15 分钟，再做 20 分钟的园艺，跑步 20 分钟，步行或骑行 25 分钟——记住，一周 7 天都要这样做。如果你确实照做了，那么你不但会拥有一个健康的身体，还可能会得到一个精心打理的花园和非常干净的地毯。[28]

还有一点需要记住的是频率。不论是在一周内循序渐进地运动，还是剧烈地运动一两次。在英国等较富裕的工业化国家，有相当比例的人达到了运动指南的标准，在半官方的公共卫生分类中，他们被称为"周末斗士"。这些人在工作日通常需要伏案工作，乘车上下班，基本上是久坐不动的，但他们尝试通过进行剧烈的运动或者诸如做园艺等活动来弥补这一点。关于这种活动模式的结论略显复杂，而且有很多结论来源于李爱敏（在本书中出现过多次）所领导的或是与他人合作的研究。

在2004年，一项针对这一现象的早期研究发现，至少对于60多岁的周末斗士来说，那些不存在任何健康风险（如超重或有心脏病病史）的人会从运动中受益，而那些存在健康风险的人则没有从中受益。相比之下，那些虽然存在健康风险但一周都很活跃的人确实感受了运动带来的好处。[29]

但2017年李爱敏参与的一项研究发现，尽管定期运动能够给健康带来更多的好处，但在平均9年的随访期内，"周末斗士"死亡的可能性仍然要比不运动的人低约30%。该研究追踪调查了6万多名40岁及以上的英格兰人和苏格兰人。重要的是，该研究发现那些没有达到最低活动建议量的"周末斗士"甚至也有所获益。正如作者所指出的："不定期的运动可能更适合忙碌的生活方式，甚至也能给那些肥胖及存在健康风险的人带来相当大的健康益处。"[30]

还是那个无论怎样强调都不为过的观点：只有在极少数的情况下延长活动时间或进行更剧烈的活动不会给人们的健康带来好处。关于即使是稍加运动也能给健康带来好处的研究越来越多——比如理查德·麦肯齐对糖前期在细胞层面上的研究——它们处于研究久坐不动影响的前沿。但正如我们将在下一章中看到的那样，尽管这些研究多种多样，但它们最终都源于同一个地方：一位卓越的英国科学家鲜为人知的生活和工作，他最先证明了日常运动对人们有好处。

接下来应该怎样做：

如果可以的话，试着大概统计一下你平均每周的运动量，比如做了多长时间的中等强度运动和剧烈运动。很多实用的网页完整地列出了有益于健康的活动清单。你可能会对这些活动起作用的方式感到惊讶，或者你可能会发现按照官方的标准，自己算不上活跃。当你走路的时候，记得尝试快步走。牢记李爱敏提出的快走标准：能够说话，但是不一定能唱歌。

03

那个重新发现运动功效的人

1948 年，当英国开始尝试摆脱战后的萧条局面时，一位天资聪慧、精力充沛的年轻医生接受了一份或许是为他量身打造的工作。那时，他暗下决心，想看看自己是否能够改变这个世界。

这位医生就是杰瑞·莫里斯（Jerry Morris），他那令人惊叹的人生经历可以说都够写一本书了。作为一名曾服务于英国驻印度和缅甸军队的医生，他刚刚复员就出任了新成立的社会医学部的主任。社会医学部是一个由政府设立的机构，负责研究健康问题与日常生活环境之间的关系。莫里斯坚决提倡进行有助于提高人们健康水平的社会变革。因为他的亲身经历让他知道，一个人的健康状况在很大程度上取决于其成长背景和生活环境。

关于为什么伦敦双层巴士的司机罹患心脏病的风险要比其售票员同事高得多的研究是莫里斯的天才之举，最终的研究结果发现，二者的唯一区别在于巴士司机是坐着工作，而售票员则需要站立，并且经常在巴士里面跑上跑下。所以，每天的身体活动就是问题的答案。在取得这一突破性进展后，莫里斯花了几十年的时间，婉言劝说政府官员对此采取行动，但是他的努力基本以失败告终，这更多地说明了政府的麻木与冷漠，而不是他缺乏远见卓识。

事实上，在塑造战后思想和知识方面，莫里斯同拉尔夫·帕芬伯格（Ralph Paffenbarger）做出的贡献可以说不亚于其他任何一位学者。

拉尔夫·帕芬伯格是美国身体活动科学的先驱，后来成为莫里斯的合作伙伴和朋友。他的研究成果出现得稍晚些，但与莫里斯的影响力差不多。然而，即使在莫里斯自己的国家，他的名字在公共卫生领域之外也鲜为人知。

如今，坚持运动通常能给健康带来好处的这个观点似乎过于显而易见，以至于几乎很难相信它并非一直都为人所知。直到1953年，阐述了莫里斯观点的、具有里程碑意义的学术论文才得以发表，这距离其他科研人员将吸烟与癌症相关联已经过去了好几年。

从现代的角度来看，格外令人感到惊奇的是，这一发现最初备受争议。部分原因在于该发现需要推翻几十年来的科学正统观念，特别是那种虽然没有依据，但仍然执意认为大量体力劳动对心脏有害的观念。

与此同时，这一突破的出现恰逢全社会正在向一个更加不活跃的世界迈进。数百万的英国人正满怀感激地享受着省力的家用电器和汽车带来的便利生活，所以他们不太愿意接受这样一种观点，即他们刚刚经历的那段更艰苦、物质更匮乏的时期可能在某些方面对健康更有好处。这一点虽然可以理解，但它无疑为后来几十年公众和政府的不作为埋下了伏笔，而莫里斯早就明白了这一点。

莫里斯关于运动和健康的发现的一个矛盾之处在于，尽管这个发现在当时备受争议，但几千年前的医生对这个想法似乎并不感到惊讶。医学史上有很多宣称规律运动对健康有益的医圣，其中最著名的一位是来自古希腊的内科医生、西方医学奠基人希波克拉底。他在耶稣诞生前约400年的时候就宣称"食物和锻炼虽然作用相反，但亦可相互结合以促进健康"。根据记录，作为最早将运动当作治疗处方的医生，希波克拉底曾在处方中写下"肺结核患者应该定期步行"。

几个世纪以来，这一直被当作非常普通的建议。18世纪著名的苏格兰医生、作家威廉·巴肯（William Buchan）在其广受欢迎的著作《家庭医学》（*Domestic Medicine*）中写道："在所有导致人类生命短暂又悲惨的原因中，没有一种比缺乏适当的锻炼更有影响力。"在当时，这本书非常畅销，被翻译成了多种语言。[1]

随着现代医学在维多利亚时代出现，体力消耗开始被视为一个问题。在距离莫里斯的发现大约一个世纪前，另一位执着的、如今已基本被遗忘的医疗专家爱德华·史密斯（Edward Smith，他有着丰富的生活经历，比如曾在得克萨斯州短暂地向英国同胞出售土地）对伦敦的一个名为"冷水浴场"（Coldbath Fields）的监狱进行了调查。在这个名字令人印象深刻、现已长期关停的监狱中，作为惩罚，那些被判苦役的囚犯曾每天都要在所谓的踏轮上待几个小时，不停地用脚踩踏一个巨大的、带有踏板的圆柱形轮子，就像在爬没有尽头的楼梯。

设计踏轮的初衷是为了抽水或碾磨谷物，而后来出现在监狱中的踏轮，其作用如同风扇，苦不堪言的囚犯们把对他们的这种惩罚称为"磨风"。具有前瞻性的史密斯对测量通气量（一个人吸入、呼出多少空气）产生了兴趣。在来到监狱之前，他认为这种惩罚性劳动不可避免地会给囚犯们的健康带来伤害，他说"这肯定会引起疾病和过早死亡"。但史密斯在研究了囚犯们的健康状况后发现，正如你可能猜到的那样，这些人的心血管健康状况似乎很好，他们患上的疾病主要是由于饮食提供的营养远远不能满足其体力活动程度所需而导致的。[2]

当莫里斯和帕芬伯格崭露头角的时候，一些关于活动和锻炼对健康的长期影响的试探性研究正在进行中。但这些研究似乎主要针对自维多利亚时代以来就已广泛存在的担忧，这种担忧与深植人心的、势利的想法紧密相连，即像绅士那种久坐的生活方式更可取，心跳加速和出汗不仅对人的健康不利，还有点不体面。

1939 年 4 月，莫里斯还是伦敦的一名初级医生，而年纪略小的帕芬伯格则即将步入大学校园，享有盛誉的《英国医学杂志》在此时发表了一项标题为《划桨人的寿命》的研究报告，该报告调查了在 1829 年至 1929 年参加过牛津和剑桥年度划船比赛的选手的寿命。

由伦敦圣巴特医院的珀西瓦尔·霍顿 – 史密斯·哈特利（Sir Percival Horton-Smith Hartley）主导的这项研究严肃地指出进行剧烈运动可能会有危险。作者赞同地引用了一位医学专家的观点——这样的划船比赛是"全国性的愚蠢行为"——以及一位早期参与者的看法：参与划船比赛的人不可能活到 30 岁。

霍顿 – 史密斯·哈特利经过调查研究发现，实际上那些参赛者的寿命似乎要比人均寿命长。然而他谨慎地提醒道，该研究的样本量小，划桨人死亡率的比较对象是普通人，而不是他们的社交圈和校园同窗。[3]

更为吸引眼球的是《英国医学杂志》发表的另一项研究报告，该研究重点调查了备受关注的精英学术校友的一生。由剑桥大学高级卫生官员艾伦·鲁克爵士（Sir Alan Rook）领导的这项研究再次考虑了剧烈运动的潜在危险。值得注意的是，它发表于 1954 年 4 月，比莫里斯关于伦敦巴士工作人员的论文晚了 5 个月。

正如人们普遍认为的那样，鲁克主要担心锻炼会影响心脏的健康。他指出，"人们通常认为这是体育活动面临的主要问题"。他在这项报告中写道，虽然人们现在普遍认为运动不会立刻对健康的心脏产生不良影响，但运动是否会在将来影响心脏健康，这"从未得到过令人满意的回答"。

该研究利用剑桥校友 30 年的死亡数据记录，将一些参加过大学体育活动的学生与对照组进行了比较。这篇论文把科学的严谨性与根深蒂固的社会认知巧妙地融合在一起，以轻松的口吻指出"体质弱的人"将在 40 岁左右时被淘汰出局，并同时指出，在那个时代，剑桥知识分子的自杀比例高得惊人。但这项研究未发现有任何证据可以表明这些"鲁莽的运动员"的平均死亡年龄小于他们的同龄人。[4]

性格温和的激进分子

杰瑞·莫里斯的父母为了躲避大屠杀而移民英国，莫里斯刚好出生在战后这个不同寻常的知识环境中。虽然物质条件有限，但他对学习各种知识有着强烈的求知欲，拥有一个充满爱与浓厚文化氛围的家庭。

据那些认识莫里斯并与他共事的人描述说，莫里斯是一个看似温和但意志坚定的人；他终生信仰社会主义，并高兴地调侃自己"既是一个激进分子，又是一个好人"；他不在乎亲自致电政府官员去抨击他们政策的失败，同时也会在年轻同事不知情的情况下，在工作上悄悄地帮助他们。

莫里斯家族人才辈出，据其中一位亲属（约书亚·普劳特，在当代很有名气，是纽约的拉比，也是一位摄影师，并著有《一个符合犹太教规的圣诞节》等书）编撰的家族史所述，莫里斯的父母为了躲避当时诺沃格鲁多克市愈演愈烈的反犹太主义，于 1909 年来到了英国。[5]

抵达英国后，20 岁出头的纳塔克·列泽罗夫斯基和查亚·约瑟洛夫斯基结为夫妇，并改名为内森·莫里斯和安妮·莫里斯，据说他们采用了那位好心将他们带到利物浦的善良船长的姓氏。这对夫妇想在格拉斯哥碰碰运气，并最终取得了成功。1912 年，内森成为该市一所希伯来语学校的校长，后来在格拉斯哥大学攻读文学硕士学位。根据其家族故事的一个版本，内森在完成学位后宣称，一个受过教育的人必须也要懂音乐（这个观点让他的妻子感到很诧异），于是他又花了两年时间研究音乐。

1986 年，当时杰瑞·莫里斯已经正式退休十多年，但仍每天去伦敦卫生与热带医学学院的办公室。在当时一段精彩的视频采访中[6]，莫里斯用浓重的格拉斯哥口音描述他和他的两个弟弟是如何在"受到《旧约》和独立工党影响的复杂环境中长大的"。独立工党是一个激进的社会主义团体，在莫里斯出生前十多年就在苏格兰出现。莫里斯解释说："这使我对生活的看法很简单。我的意思是，比起其他人，处理是非问题对我来说不是什么难事。"

莫里斯和他的两个弟弟（其中一个弟弟后来成了工会领袖，另一个则成了儿科医生）共同在格拉斯哥的一所两室一厨的小房子里长大。"我们住在一条贫民窟街道的隔壁。"莫里斯在 2009 年的一次采访中回忆道，"我还记得周五、周六晚上因为被醉酒的丈夫殴打而哭喊的女人。你可以想象到，我经历了大多数同事只能从文学作品中看到的社会不公与贫困。"[7] 虽然莫里斯淡化了自己家庭所面临的贫困问题，但艰苦的成长环境还是让他终身与佝偻病相伴。这种发生在儿童时期的骨质疏松症与贫困密切相关。

莫里斯留下的另一笔遗产是个人对社会主义的坚持。这源于莫里斯曾主动竞选格拉斯哥当地的一名工党议员，但被拒绝了，因为那时他只有 12 岁。他的童年经历不仅使他对贫困相关的问题有了非常深刻的个人见解，还为健康奠定了基础——那时他经常锻炼身体。莫里斯回忆说，在他小时候，精力充沛的父亲每周都会带他和他的兄弟们步行 4 英里（约 6.4 千米）。如果能在 1 小时内走完这段路程，男孩们将得到一份冰激凌作为奖励。如果用时更少，那么奖励就升级为一份巧克力冰激凌。

莫里斯从小就希望成为一名医生，但在他博学的父亲的敦促下，莫里斯最初在格拉斯哥大学学习艺术和医学相结合的课程，因为他的父亲认为"医生是一群没怎么受过教育的人"。当和家人搬到伦敦以后，莫里斯继续在大学学院医院接受培训。在那里，悄悄下定决心成为一位医生的莫里斯凭借天时地利的条件，先是师从著名的心脏病专家托马斯·刘易斯（Thomas Lewis），后来又在另外一位著名医生弗雷德里克·波因顿（Frederic Poynton）的手下工作。波因顿是风湿热方面的专家。风湿热是一种炎症性疾病，可以严重损害患者的心脏，特别是儿童患者。如今，这种疾病在发达国家几乎不为人知，但在 20 世纪 30 年代的伦敦仍然常见。在 1986 年的采访中，莫里斯记得当一位资深医生告诉他，他的第一个病人，一个因风湿热而导致心脏瓣膜受损的 8 岁男孩很可能只能再活几个月时，他是多么震惊。莫里斯回忆道："我花了好几天才缓过来。"[8] 当波因顿提到，多年来他在伦敦高档的哈雷街和精英学校伊顿公学从事私人医生的工作，但从未遇到过一例风湿性心脏病病例时，莫里斯受到的触动更大了，因为风湿性心脏病完全是一种与贫困有关的病。

莫里斯越发相信，要想战胜疾病，就要改善生存条件。当他遇到理查德·蒂特马斯（Richard Titmuss）时，他的这种信念变得更加坚定。蒂特马斯是一位著名的研究员，几乎一手建立了社会政策这一学科。

该学科研究的是政府如何解决教育和卫生等问题。蒂特马斯是一位杰出人物，但作为英国福利制度的创始人之一，他的生平及取得的成就并没有广为人知。蒂特马斯是贝德福德郡一位农民的儿子，他在 14 岁时离开学校，成为一名保险公司职员。蒂特马斯十分聪明，能够自学成才，再加上日常的工作使他对统计和人口学有了深入了解，于是他开始写书，其中有一本书讲述的是公共卫生的区域差异。

莫里斯读了这本书后，在蒂特马斯任职的那家伦敦保险公司找到了他，用莫里斯的话说："我觉得这是一个我必须认识的人。"[9] 莫里斯和蒂特马斯成了亲密的朋友，开始致力于他们所谓的"社会环境中的医学"的项目。这是一门新兴学科，后来被称为社会医学。

他们的工作对后来莫里斯思想的形成起到了至关重要的作用，甚至莫里斯在战争期间随皇家陆军医疗队前往国外后，工作仍在继续。军事审查机构原封不动地放行了他们所有的信件。"他们一定是开过了高层会议，决定不去管我们这些怪胎。"莫里斯说道，"在这些关于英格兰和威尔士自治市的死亡率统计数据中，或者在我们写的任何东西中，都没有泄密的风险。"[10]

从 1942 年到 1944 年，莫里斯和蒂特马斯发表了三篇论文，如今这些论文被视为社会医学的起源。它们都提到了与贫困及生活方式密切相关的疾病，例如青少年风湿病、消化性溃疡和风湿性心脏病。风湿性心脏病是莫里斯第一个患者短暂生命的诅咒，莫里斯和蒂特马斯将其描述为一种"社会疾病"，他们通过研究这种疾病的发病率与失业水平之间的关系来证明其发生与贫困和生活方式有关。

这些论文不但引起了人们的关注，还定义了莫里斯的职业生涯，因为他将永远地改变公共卫生现状。1948 年，38 岁的莫里斯成为社会医学部主任。直到约 30 年后正式退休，他一直从事着这份工作。事实上，直到去世前几周他才真正停止工作。

社会医学部成立于伦敦一家医院的一个活动房屋内，是一个起步卑微但头衔显赫的机构。该机构负责研究全国人口的健康趋势，并调查可能导致出现这些趋势的原因。尽管今天这在公共卫生领域中被视为常规，但在"二战"之后的几年时间里，这是对传统医疗富有开创性的补充。如今这种医疗服务通过全新的英国国家医疗服务体系（NHS），首次向所有人免费提供。

在多年后的一次采访中，莫里斯阐述了他在 1948 年的想法："成立这个机构时，我问自己，需要解决的当务之急是什么？"[11]他给出的答案很简单：冠心病。冠心病最显著、最可怕的表现是病人会突发致命的心脏病。长期以来，人们从基本的生理学角度认识了这种疾病，但很少有人好奇是什么因素诱发了这种疾病。战争结束后，人们对心脏病发病率的增加表示出一些担忧，但是除了一些试探性的猜测，如认为心脏病可能与工作压力有关，或者可能与在和平时期重建工作中用来铺设道路的沥青有关外，人们对这个问题的严重程度几乎没有研究，更不用说发病诱因了。

莫里斯在工作开始时，做了许多专门从事社会医学和流行病学研究的人很熟悉的那种彻底而令人伤感的努力：他研究了许多的死亡记录。莫里斯仔细查阅了 1907 年至 1949 年伦敦东区医院所有死于心脏相关疾病的病患的详细资料。在他所说的"对记录死亡的对开本研究了许久"[12]之后，他发现了两件事：首先，心脏病的发病率确实较以前的低水平有所上升；其次，男性比女性更容易患心脏病。他在 2009 年的一篇文章中写道："看来这种古老的疾病已经从相对默默无闻变得普遍起来。"[13]

接下来，莫里斯和他的团队评估了大量人群的冠心病发病率，这些人主要是来自各行各业的男性，其中包括邮政工作人员、公职人员和伦敦公交系统员工，正是后者使莫里斯的研究团队取得了初步突破。

当时盛行家长式的管理方式，因而雇主可以提供很多关于这些雇员的数据，比如他们的患病率或死于心脏病的统计数据，以及他们的社会背景和工作习惯方面的细节，甚至还能提供他们制服裤子的腰围尺寸。

莫里斯和他的同事们仔细研究了 31 000 名在巴士、有轨电车和地铁上工作的人员的数据后，很快发现了一个异常：巴士售票员的心脏病发病率约是司机同事的一半。他们的背景和其他履历细节往往相似，所以一定是工作产生了影响。但它是如何影响的呢？

莫里斯在 1986 年的一次采访中提到，最初他在回顾了托马斯·刘易斯关于心脏病学的学说之后（其中大部分内容对于维多利亚时代的医生来说很熟悉），认为这很可能是由不同程度的工作压力造成的。研究小组花了很多时间来观察这两种职业的行为后，开始质疑这一假设。"最后，我们终于清楚地意识到，这两份工作都有压力，"莫里斯说道，"但有趣的是，（研究人员）表示，如果让他们选出一份压力更大的工作，他们会选售票员，并说明了原因：售票员必须与人打交道，而司机只需专注于驾驶。"[14] 多亏了巴士公司记录了裤子的尺码，体重这个因素才得以被考虑在内。尽管巴士司机的平均体形更胖，但售票员发生心源性猝死的情况仍然少于有着相同身材的巴士司机。

经过长期的观察，研究人员发现了另一个不同之处。"司机通常都是久坐不动的，而售票员则不可避免地要活动起来，"莫里斯说，"我们花了很多时间坐在巴士上，看着他们爬了多少层台阶。"[15]结果发现，售票员平均每个工作日要爬上和爬下 500~750 级台阶。

通过这些研究，莫里斯做出了一个决定。他在 2009 年的研究中写道："面对很多同行的质疑，我们选择重点研究身体活动。"另外，他补充说道："英国的心脏病学专家们对我们所做的事情很不感兴趣。"[16]莫里斯的这一假设当然是正确的，并且得到了数据的佐证。然而，为了确保万无一失，莫里斯和他的团队又花了 3 年时间检验他们的结论并搜集了更多的证据。

"如果在今天，我们会在一夜之间就把这个结论发布出来，"多年后莫里斯对一位同行说道，"事实上，我们决定在发布之前用一切可能的方式进行测试。"[17]测试分为两方面。首先，莫里斯召集了其他学者仔细研究这些发现。莫里斯回忆说："我们从外面请来了公正的、没有利益纠葛的学者来推翻这些发现。"[18]但这些学者没有找出任何错误。接下来，该团队进行的其他职业研究数据纷至沓来。后来这被莫里斯称为"职业生涯中最紧张的时刻之一"[19]，他收到了关于邮政工作者的数据。该数据显示，骑自行车或步行递送邮件的邮递员患心脏病的概率大概是不活跃的同事——办公室职员和柜台工作人员的一半。

最终，莫里斯确信自己的假设是正确的，他将这篇文章提交给了著名的医学期刊《柳叶刀》，文章于 1953 年 11 月 28 日发表在第 6795 期中，标题简洁明了：《冠心病与工作中的身体活动》。

为了研究莫里斯的家族史，我拜访了塔玛拉·卢卡斯（Tamara Lucas）。她的父亲是莫里斯的堂兄，在格拉斯哥和莫里斯一同长大。巧合的是，卢卡斯就职于出版巨头爱思唯尔（Elsevier），而该公司的出版物包括《柳叶刀》。我们在其位于伦敦市中心的办公室里见面，卢卡斯带我去了该杂志的档案馆。在一个小房间里，从地板到天花板的架子上都摆满了原版手稿，许多页面上都有作者手写的更正和注释。

她从书架上拿下一本装订好的书，里面有相关的杂志期刊。

莫里斯的研究始于一个小小的愿望，那就是"对冠心病这一公共健康问题有所了解"。在这篇长达五页、写满密密麻麻的文字、穿插着表格和手绘图表的论文中，作者们解释了对邮政工作人员的观察结果是如何佐证了经常活动的巴士售票员的心脏病发病率要低于司机同事。这篇论文总结道："我们认为，这些关于邮政员工和公职人员的研究结果的主要作用在于其佐证了对巴士员工的观察结果，即工作中的身体活动与中年男性的冠心病有着重要的联系。"

正如莫里斯在半个多世纪后所说，这篇文章掀起了一波"我不知道该如何应对"的兴趣浪潮，其中很大一部分人存在敌意。伏案工作是数百万中产阶级和上层阶级人士的工作常态，也是那些仍在靠体力谋生的人所向往的工作方式，它真的是导致心脏病发病率升高的罪魁祸首吗？

从现代的角度来看，我们很难理解莫里斯的观点在当时有多么激进。在上一章中提到过的哈佛流行病学教授李爱敏，通常被认为是莫里斯和帕芬伯格的继任者。她强调莫里斯做出的这个假设在当时冒有很大的风险。"当他这样做的时候，没有人相信身体活动是重要的，"她说，"大家都认为他在做一件疯狂的事。"[20]

但那些批评者面临着一个问题：证据源源不断地出现。莫里斯和他的团队将观察拓展到工作以外的身体活动方面。他们研究了数千名级别相对较高的公务员的健康状况，这些公务员的工作都不涉及体力劳动。他发现，在这个群体中，那些适度地进行剧烈运动（如游泳、骑自行车或快走）的男性的心脏病发病率要低于久坐不动的同龄人。

如今莫里斯不再是孤军奋战，不同国家的研究人员在其研究成果的基础上继续探索着。1961 年，美国学者汉斯·克劳斯（Hans Kraus）和威廉·拉布（Wilhelm Raab）出版了名为《运动不足的疾病：因缺乏锻炼而引发的疾病》一书。这是第一本详细描述了身体活动"逐渐被省力设备取代"会给人类的健康带来怎样后果的书。除心脏病之外，这本书还列举了因缺乏运动而引起的代谢紊乱和心理健康等其他疾病。[21]

年青一代的命运

成为莫里斯的重要盟友和密友的是另一位美国学者——拉尔夫·帕芬伯格。拉尔夫·帕芬伯格也是一位科研人员，他在相关领域的成就或许可以同莫里斯相提并论，同事们都称他为帕夫。作为俄亥俄州立大学一名教员的儿子，他的身世背景明显要比莫里斯的身世背景更加传统。"二战"期间，帕芬伯格毕业后选择了从医，后来投身流行病学领域，开始为美国公共卫生服务部门（军队的一个分支）研究小儿麻痹症的传播。

当帕芬伯格开始研究活跃的生活方式带来的影响时，他的主要贡献是用规模更大、耗时更长的研究来佐证莫里斯的初步发现。此外，帕芬伯格还推动了 20 世纪 70 年代席卷美国的运动热潮，尽管这或多或少是出于偶然。

帕芬伯格首先对旧金山的码头工人展开了研究。研究对象为 3263 名男性，他们的工作需要耗费的体力程度有所不同。如今这些人的职业名称大多已不复存在，比如铲土机工、舱内装卸工、制糖工、绞车司机、制桶工人和工头。研究人员对这些人的体重、血压及是否吸烟等差异进行了调查。当帕芬伯格和他的团队在 16 年后继续跟进这项研究时，有 888 名男性已经死亡，其中有 291 人死于心脏病发作。这个开创性的纵向研究在很大程度上为流行病学奠定了基础。最终发表于 1970 年的论文发现，在考虑到生活方式和健康因素后，那些在工作中最不常活动身体的人死于冠心病的风险要比从事货物搬运等艰苦工作的人高出 1/3，并且这些在工作中需要每 8 小时轮班的工人平均要多消耗 925 千卡。[22]

"大学校友健康研究"是帕芬伯格的主要成就之一，这是一项关于身体活动和相关健康的大量线性记录。它始于 1960 年，最初研究的是哈佛大学校友的健康问题，涵盖了 1916 年至 1950 年入学的哈佛（男性）校友。该研究在很大程度上得益于这所精英大学悉心保存的记录。直到 20 世纪 50 年代末，哈佛大学一直要求所有的新生在入学时进行体检，并给出了一组帕芬伯格可以与自己的结果进行比较的初步数据。哈佛还密切关注那些已经离开校园的学生，校友办公室每周都会收到一份校友的"死亡名单"。

帕芬伯格为那些仍然健在的哈佛校友制定了所谓的身体活动指标，让他们填写关于身体活动的调查问卷，比如通常会爬多少层台阶，步行了多远，以及"轻量级运动"（如打高尔夫）和"剧烈运动"（如打篮球和跑步等）的细节，之后帕芬伯格在《美国生活方式和疾病的自然史》中将这些数据与死亡率和患病率进行对比。

相关论文最终发表于 1978 年，在这项研究所记录的 16 936 名年龄在 35~74 岁的哈佛男性校友中，有 572 人曾遭遇过心脏病发作。研究发现，那些运动量较低的人患心脏病的风险比那些坚持锻炼的人高

64%，并且剧烈运动带来的益处最多。研究还发现，作为曾经的大学运动员，除非他们一直坚持锻炼，否则其经历对心脏病的发作并没有明显的预防作用。[23]

1986 年发表的一份报告对这项研究进行了总结，即不管人们是否有诸如吸烟、肥胖或者心理创伤及其他风险因素，"身体活跃度高的校友死亡率明显较低"。[24]

帕芬伯格的工作延续了莫里斯的突破性进展，证明了身体活动无疑对保持健康非常重要，并激励了一代又一代的后浪去探索活跃的生活带来的其他好处。李爱敏就是其中之一，她在哈佛的工作包括管理一个似乎永无止境的大学校友项目，并且负责一个需要记录大概 4 万名中老年女性生活的项目。[25]

李爱敏说，帕芬伯格的研究发现影响深远。"现在我们知道，你能做的最有益于健康的事情之一就是进行身体活动，"她对我说，"拉尔夫·帕芬伯格曾经说过，任何将在你老去时变糟的东西，都会在你锻炼的时候有所好转。这是一个令人难以置信的事实。如今人们知道进行身体活动不仅可以降低罹患一系列慢性疾病的风险，帮助人们活得更久，还能提高人们的生活质量。"[26]

将他们的呼吁付诸实践

帕芬伯格在早期的一个显著发现是，即使一个人从中年时期才开始进行身体活动，似乎也能改善健康状况。这个发现极大地触动了这位科学家，因为他在大部分时间里都需要伏案工作，并且他的家族有早逝的记录：一些亲属（包括几位男性）在 50 多岁时死于心脏病发作。

1967 年，45 岁的帕芬伯格决定验证自己的想法，于是他开始慢跑。李爱敏回忆起帕芬伯格后来说过的话，他之所以开始慢跑，是因为他那刚上大学的长子遇到了困难。"帕芬伯格想让儿子知道，只要用心去做，就能克服任何困难。所以他决定跑马拉松。"

刚开始跑步的时候，帕芬伯格觉得看不到什么希望。"这太可怕了，"帕芬伯格在 1996 年的一次采访中说道，"刚跑到街区尽头时，我就筋疲力尽了。幸好那时我在一所初中学校的后面，没有人可以看得到我。"[27] 但他没有放弃。"到了第二周，我就迷上了跑步。"值得注意的是，帕芬伯格还称赞了跑步对精神方面产生的影响，认为这是他有所顿悟的一个原因："我发现跑步令人振奋。（在跑步的时候）我可以思考不同的声音，考虑措辞，思索问题，以及准备会谈的内容。"[28]

根据李爱敏的回忆，帕芬伯格没有立即购买合适的跑鞋，并且在那年晚些时候穿着船鞋参加了他的第一次波士顿马拉松比赛。5 个多小时后他跑到终点，几个脚趾都沾满了擦伤的血迹。但事实证明，他是一名有天分的运动员。在 4 年的时间里，他用了不到 2 小时 45 分钟的时间就跑完了马拉松全程。接着他又参加了约 150 场马拉松比赛。

当帕芬伯格成为一名坚定的跑步爱好者时，更广泛的慢跑浪潮在美国各地兴起，其中许多慢跑者受到了肯·库珀（Ken Cooper）的启发。库珀是一名空军上校兼医生，他在 1968 年出版了一本名为《有氧运动》的畅销书。[29] 这本书的名字对于大多数人而言是一个新名词，它讲的是锻炼对长期保持健康的重要性。但值得注意的是，当库珀开始倡导跑步时，他完全是出于个人的信念。在帕芬伯格于 2007 年去世以后，美国跑步运动员、作家安比·伯福特（Amby Burfoot）在《跑步者世界》杂志上发表的一篇悼念文章中称，库珀承认，他最初只是做了一个"有根据的猜测"，认为慢跑能够带来好处。伯福特在谈到库珀时写道，"帕夫证明了库珀的猜测是对的"。

帕芬伯格在工作中致力于研究日常活动的益处，在业余生活中也一直坚持跑步。这意味着他的观点（至少）会被少数的运动者所采纳。这是帕芬伯格带来的影响的奇妙之处。伯福特说，帕芬伯格的努力"为体育锻炼和身体活动奠定了基础，这一点我们都深信不疑"。伯福特还补充说道："帕夫推动了事情的发生，他是开拓者。"[30]

相比之下，莫里斯从来没有认为自己是"运动员"，他认为自己只是知道身体活动，以及受到父亲的影响而养成的尽可能快走的习惯对身体有好处。日后成为英格兰首席医疗官的利亚姆·唐纳森（Liam Donaldson）是政府卫生事务方面最资深的顾问。他回忆说，当他还是莱斯特大学的一名初级讲师时，他被派去当地车站接莫里斯，并开车送他去做演讲。但在得知两处的距离只有 1.5 英里（约 2.4 千米）后，莫里斯坚持步行，并在途中询问这位年轻学者在这个城市里有哪些能提供帮助的公共卫生官员。[31]

莫里斯热衷于阅读各种有关健康的研究。当他注意到另一位先驱流行病学家理查德·多尔（Richard Doll）在 20 世纪 50 年代发现吸烟与肺癌之间的关系时，他就立刻戒掉了吸烟的习惯。后来他开始慢跑，尽管他的跑步方式对帕芬伯格来说似乎是陌生的，更不用说对肯·库珀了。"20 世纪 60 年代，我是第一个在汉普特斯西斯公园跑步的人，"他在 2009 年的时候说道，"每个周日的早晨，在天气允许的情况下，我会让我的小儿子和小女儿分别帮我拿着脱下的外套和夹克衫，然后跑 20 分钟。人们认为我疯了。"[32]

莫里斯还热爱游泳，他会抓住一切可以游泳的机会。埃克塞特大学流行病学家默文·希尔斯顿（Mervyn Hillsdon）曾在莫里斯后来的几项研究中与他有过合作。他回忆起 20 世纪 80 年代参加的一场学术活动时的情景："开完会后我正等电梯回房间，我看见他戴着泳帽与泳镜，穿着浴袍，朝游泳池走去。那是我们第一次见面。"

那时的莫里斯已经 70 多岁了，最终他一直游到了 90 多岁。希尔斯顿说，他停下来，是因为髋部骨折的后遗症让他走路不稳，而且他"在泳池边有点紧张，害怕自己会摔倒"。而莫里斯本人说，他放弃的原因在于，当他从泳池里出来时，人们总会争先恐后地帮助他，这让他感到尴尬。即使在此之后，他仍然会在汉普特斯西斯公园里散步，爬楼梯去办公室。希尔斯顿说："他坚信，人生的每一天都应该锻炼。"[33]

根据李爱敏的说法，与跑马拉松的帕芬伯格相反，莫里斯或许是"更适合身体活动的普通人"。"他坚持步行和游泳，一直游到了 90 多岁。他做的这些都是人们在年老时依然可以继续做的事情。拉尔夫·帕芬伯格有点另类，我觉得要跟他产生共鸣可能有点困难，因为他天生擅长运动。但有趣的是，我认为如果他没有开始运动，就不会知道这一点。"[34]

这两种方法显然都奏效了。帕芬伯格直到生命的尽头都保持着苗条的身材和充沛的精力，而莫里斯即使在年纪很大的时候也几乎没有放慢脚步。杰瑞·莫里斯 90 岁生日时，《英国医学杂志》在对他的颂词中这样写道："杰瑞·莫里斯是为数不多的幸运儿之一，起初，他的衰老过程与普通人无异，但最终衰老向他低头认输了。"[35]

莫里斯从未改变过自己的习惯，也从未放弃倡导他人养成这样的习惯。他在去世前不久曾说："只有这样做，我才会觉得我这个老头儿有资格为他人提供建议。总有人问我'关于长寿，您有什么秘诀'诸如此类的问题。刚开始我很不愿意告诉别人需要做些什么。因为除了锻炼，在很大程度上，我觉得是我的工作让我活了这么久。"[36]

与人类的境况齐头并进

虽然帕芬伯格和莫里斯身处大洋两岸，从未在任何研究上有过直接的合作，但他们都取得了开拓性的成就，并且两人之间联系密切。在学术界，有越来越多的人认识到了他们成就之间的关系。也许他们的影响力最终体现在 1996 年举办的亚特兰大夏季奥运会上，当时的国际奥林匹克委员会为帕芬伯格和莫里斯共同颁发了体育科学金牌，这是国际奥委会首次颁发这种奖项。

帕芬伯格最终死于心脏病引起的并发症，享年 84 岁。据说他感到很惊喜，因为自己比家族史中记录的那些早逝的男性活得久。

李爱敏说，过去莫里斯和帕芬伯格每周都会通电话，当帕芬伯格去世后，她接替了帕芬伯格的角色："他们是非常要好的朋友。在帕夫去世后，我觉得自己从他那里获得了一位亲人。我觉得我应该继续给莫里斯打电话。我会打电话问问他近况如何，尽管不像之前他和帕夫通话那样频繁。"

然而，这两位研究员带来的影响略有不同。可以说，帕芬伯格更多影响的是同领域的学者，因为他开创了大规模、长达数年的人口研究方法，为现代公共卫生研究奠定了基础。除了进一步证明莫里斯有关身体活动的观点外，帕芬伯格还通过研究，扩展了与缺乏活动有关的疾病清单（如中风），并提出了许多观点。这些观点仍然是当前研究的灵感来源，比如运动对不同体重人群的影响。

在帕芬伯格去世后不久，李爱敏和同事们发表了一篇颂词，其中特别提到了有关他论文的统计数据。她写道，多数学术论文从未被其他研究引用过，即使那些被引用过的论文，通常次数也不到 10 次，被引用超过 50 次的论文则被视为"经典"。李爱敏指出，帕芬伯格在其漫长的职业生涯中共发表了 187 篇研究论文，当时这些论文被引用了 2 万多次，而且每年至少增加 1000 次。[37]

就像他们各自在运动方面的努力一样，莫里斯或许是一个更贴近现实生活的学者，他的活动建议与人们的生活息息相关，有时候详细得令人难以置信。

莫里斯非常清楚社会因素可能会发生怎样的变化。20 世纪 30 年代，由于缺乏医疗护理条件，他的患者面临着患上风湿性心脏病等疾病的风险。随着时间的推移，贫困以不同的方式影响着人们的健康。50 多年后，莫里斯在政府出台关于新的最低薪资的决议时做出了贡献。他强烈要求官员将购买一双像样的步行鞋的费用及每周可能需要的茶水和饼干的费用计算在内，因为他认识到进行运动和社交活动都是促成良好健康结果的重要因素。[38]

莫里斯非常清楚，公共卫生是由物质和文化环境决定的。他不停地为增加体育设施以及有助于安全骑行和方便步行的路线而游说。他说："要想游泳，必须有游泳池。"[39] 他对媒体如何看待他的领域非常感兴趣。"莫里斯是唯一告诉我应该多看电视而不是少看电视的人。"迈克尔·马尔莫特（Michael Marmot）说。马尔莫特是当今最著名的流行病学家之一，他在 2010 年领导了一项具有里程碑意义的、关于英国健康不平等的研究。[40]

之所以莫里斯能够采用广义的方法进行研究，是因为这位受过良好教育的内森·莫里斯之子对知识抱有一种广泛涉猎的态度。据塔玛拉·卢卡斯回忆说，那时她还是一个主修人类学专业的学生，当她去看望莫里斯时，他通常会带着她走一段很远的路去游泳池，并且会在途中不断地询问关于她研究领域的问题。她说："他什么都知道，是一个非常博学的人。我可以想象到，无论我研究什么他都会感兴趣的。"[41]希尔斯顿指出，莫里斯的小小社会医学系不仅包括流行病学家，还包括一系列其他学科的专家，比如生理学家和历史学家："他喜欢与那些能够从截然不同的角度对他感兴趣的话题进行探讨的人共度时光。他一直叮嘱我，要与不同学科的专家保持交流，否则一个人的思维就可能变得狭隘。"

这种广泛涉猎的科学研究方法使莫里斯不仅为更多的身体活动能够带来好处提供了基本证据，还让他花了更多的时间试图说服人们采取行动。根据希尔斯顿的说法，莫里斯经常给政府的部长们和其他有影响力的人邮寄手写信，警告他们如果不采取行动，则将对公共卫生领域造成不良后果。希尔斯顿补充道："如果他们不理睬他，他就会致电说：'我很惊讶你们居然没有礼貌地确认收到我的信。我想知道这是不是意味着你们没有收到？'"[42]

在最早强调英国人已变得多么不活跃的官方报告中，莫里斯是其首席研究员。1990年，英国国民体质调查对数千人进行了详细的采访和体质测试，随后的报告不仅强调了不能进行非常基础的身体活动的人数，还指出许多人并没有意识到自己缺乏锻炼这一令人感到担忧的问题。

研究发现，超过2/3的女性和近1/3的男性在一个缓坡上步行时，很难保持每小时3英里（约4.8千米）的均速。在55~74岁的年长者中，超过50%的女性和近1/3的男性即使在平地上也很难做到这一点，他们不得不在约 10 分钟后放慢速度或停下来。按照实际的运动标准，这与残疾无异。[43]

在莫里斯的一生中，他一直在努力进行更多的此类研究。晚年时，他经常在拨款申请中省略自己的年龄，以提高成功的机会，并向历届政府部长和医疗官员发难。但即便如此，他也未能影响决策者。希尔斯顿说："这曾经让他发疯。莫里斯总说：'我最大的失败在于我从未真正影响决策者，他们从未真正重视身体活动。'莫里斯感到沮丧，原因与他研究的学科无关，而在于他没能说服那些决策者采取应对措施。"在 2009 年的采访中，莫里斯更加直言不讳地说道："想象一下未来的历史学家会如何评论我们放任儿童肥胖不管的这种做法，用'耻辱'这个词来形容都有点委婉了。"[44]

尽管进行身体活动对保持健康的重要性日益凸显，但在证明二者关系上贡献最多的两位学者的名字在学术界外鲜为人知。当莫里斯和帕芬伯格去世时，只有少数几家报纸为他们刊登了简短的讣告。当你向公共卫生领域外的人，或者相关学术圈以外的人提到莫里斯和帕芬伯格时，你可能会看到对方茫然的眼神。

希尔斯顿说："莫里斯是个极其谦逊的人，他不想为了提高研究的知名度而给自己的研究冠以博人眼球的标题。""他关心科研的质量胜过其他一切。"塔玛拉·卢卡斯说。在战前的格拉斯哥，她的父亲与莫里斯共同在一个热闹的、总是提出各种各样问题的大家庭中长大。她赞同地说道："莫里斯非常谦虚。他从不急功近利，也不自吹自擂。我从未听到他夸耀自己的成就，但他的影响力确实非同寻常。遗憾的是，他并没有得到应有的认可。"

在莫里斯的基础上，许多研究发现保持运动是防止智力衰退的关键因素。莫里斯的亲身经历再次成为一个能够产生共鸣的例子。莫里斯的家人和同事说，莫里斯在精神上似乎从未懈怠过。2009 年 10 月，他与世长辞，享年 99 岁半。他的女儿朱莉回忆说："他坚持加上这半岁。"[45] 莫里斯在伦敦的一家医院里度过了生命中最后的时光，肺炎和肾衰竭使他非常虚弱。但即使在这种情况下，莫里斯仍然渴望交流思想。他透过氧气面罩，不断地询问医生和其他患者对当时邮政工人罢工事件，以及最近崛起的英国极右翼政党的看法。在莫里斯的葬礼上，他的儿子大卫说，自己从未想过这一刻会到来，因为他的父亲似乎发现了在可预见的将来能够延长生命的秘密——如果永生不存在的话。[46]

莫里斯的经验和研究发现不但可以让来自世界各地的数百万人活得更久，还可以极大地改善人们的生活质量。虽然政府至今没有注意到这一点，但这绝不是莫里斯的责任。尽管相对来说莫里斯的知名度不高，但他无疑是 20 世纪最了不起、最具影响力的人物之一。

接下来应该怎样做：

虽然杰瑞·莫里斯不是运动员，但是他一直保持着日常活动。试着采用他的一些运动方式，比如从火车站步行 1.5 英里（约 2.4 千米）而不是驾车，或者至少在可能的情况下选择爬楼梯。如果你有小孩，可以尝试用冰激凌"贿赂"孩子们做运动，特别是在长时间快走的时候。

04

骇浪袭来：
长期不动是如何摧毁政府的

要想在市中心医院繁忙的急诊科采访一名医生绝非易事。按照马丁·怀特（Martin Whyte）的标准，他在办公室算是度过了一个相当轻松的早晨。他刚刚帮忙检查了一位国王学院医院的病人，这位80多岁的病人是从护理中心送来的，患有痴呆症，身体明显非常虚弱。还有一些最近送来的病人要么呻吟着，要么静静地躺在帘子后面。不过，几乎一半床位都是空的，这种情况在这个经常人满为患的伦敦南部教学医院十分少见。因此，怀特可以短暂地中断他与一位初级医生的谈话，回答我大约五分钟前提出的问题：在他医治过的病人中，有多少是因为缺少活动而入院的？

怀特又停了一会儿，环顾了一下这个长长的、光线明亮的长方形走廊，其他医务人员或穿梭于不同的病房之间，或在轮式支架上的便携式电脑上快速打字。"这基本上是我的工作，"最终他开口说道，"那些久坐不动的人。当然，不是所有人，但数量很多。（因久坐不动而导致的）相关疾病非常多：凡是你能想到的疾病，比如糖尿病、心脏病、关节炎、痴呆症。"[1]

怀特的结论源于多年的实践经验，但在某种程度上，他只是在陈述显而易见的事实。正如统计数据显示的那样，在英国，甚至在许多其他国家，如果你是一个与成年人打交道的医生，那么你遇到的很多人正过着危险的久坐生活。怀特和他的同事们的不同之处在于，他们见证了长年累月不运动的后果，这通常会突然以可怕的方式表现在一些人的健康上。

正如我们将看到的那样，当这种后果不断出现时，就会威胁到像英国这种全民医疗系统的存续，同时也会威胁到政府对老年人的护理。毫无疑问：几乎所有的专家和政策制定者都认为，如果不采取重要的措施，那么唯一的问题就在于这一切何时会发生，而不是是否会发生。

在新型冠状病毒暴发之前，我在国王学院医院做过一线调研。当时我有两位指导顾问，一位指导顾问是身材匀称、性格开朗的怀特。他卷着袖子，穿着马甲，沿着看不到头的走廊，从狭窄的办公室穿过几个楼梯间来到急诊室。在这里，作为一名顾问和高级医生，他与急诊团队一起工作，迅速地分配床位。另一位指导顾问是菲尔·凯利（Phil Kelly），他的身材更高、更瘦，在查完病房后大步流星地走回办公室，这个速度让我不得不小跑才能跟上。两人都兴高采烈地注意到这样一个悖论，那就是从事照顾长期行动不便者的工作似乎需要自己不停地行走。怀特笑着说："等今晚工作结束时，我将筋疲力尽，不过至少我不用担心自己不够活跃了。"

怀特和凯利都是综合诊疗科的顾问，也就是说，每天来医院看病的患者并没有直接进入专门的科室，而是先来到综合诊疗科。尽管他们诊治过的一些病人最终会被转到其他科室，但他们及他们的团队是第一个接触到病人的，并且监测着大量入院病人的健康状况。他们诊治过的病人中有很多人患有与缺乏运动密切相关的疾病——心脏病、呼吸困难、关节炎并发症、2型糖尿病（怀特尤为关注2型糖尿病的增长趋势）——以及面临着随之而来的(也许是单独的)公共健康灾难——肥胖。此外，越来越多的病人出现了因不良的生活方式而引起的多种病症，并且余生都可能被这些疾病所困扰。

怀特向我介绍了两个可以表明这种令人担忧的新趋势的医学术语，即共病和多药联用。第一个医学术语是指病人患有相互关联的慢性疾病。怀特指出，共病曾是老年人的"专利"。"现在共病不仅会发生在老年人身上，还会出现在中年人身上，"怀特说，"因为受到缺乏运动及体重超标的影响，他们将承受糖尿病、心脏病、中风、骨关节炎和血栓带来的负担。与过去相比，这些患者将提前10~15年受到疾病的折磨，而且疾病往往是相互关联的。"

对于需要多药联用的患者来说，他们将在不确定的未来，长期服用多种药物。这对于患者而言是一种束缚，对于医疗服务来说是一种令人绝望的财政压力。怀特说："患者一旦被诊断出患有糖尿病，就得服用大约五种药物，心脏病也是如此。这项费用像一股浪潮，正在吞噬着英国国家医疗服务体系。"

距离英国国家医疗服务体系（世界上最早的全民医疗系统之一）的成立只过去了70余年，当英国于1948年首次提供该项服务时，其卫生保健经费预算约为3.7亿英镑，按照现在的价格计算约为105亿英镑。[2] 70年后，英国的人口仅增长了约25％，但是其卫生保健经费预算已经膨胀至1140亿英镑。[3] 我们是如何到了连这笔经费都不够用的地步？

死亡率和发病率

正如我们在第2章中所看到的，根据最准确的统计数据，每年与不活跃生活有关的全球死亡人数超过500万，可能还会更多。这是医疗保健系统更多地把重点从传染性病毒和细菌疾病转向所谓非传染性疾病（NCDs）的部分原因。非传染性疾病往往与生活方式或环境有关。在某种程度上，随着新型冠状病毒的突然暴发，医疗保健系统的关注重点又回到了原点。但即使如此，非传染性疾病也扮演着关键的角色，因为糖尿病和高血压等疾病与新型冠状病毒所导致的不良后果之间的联系正逐渐显现。

学术界使用一种名为"疾病负担"（Burden of Disease）的工具来衡量非传染性疾病所带来的影响，该工具将一种疾病对个人造成的风险简单地乘以其传播程度。它已被用于设计公共卫生官员所称的"四乘四"威胁，即世界上四种最具破坏性的非传染性疾病和它们背后的四个主要风险因素。和你预想的差不多，这四种疾病包括心血管疾病、癌症、慢性呼吸系统疾病和糖尿病。同样，你也可以猜到这四种风险因素：吸烟、酗酒、肥胖和缺乏运动。

不活动的程度及其给健康造成的后果，总体上会给医疗保健服务带来怎样的影响呢？简单地说，影响极为重大。除了会危及许多卫生系统的财政可持续性外，人们还担心这会影响到整个国家未来的经济状况。

这里要说明一个尽管有违直觉但至关重要的观点。造成出现这些相互关联的危机的一个重要因素不是源于失败，而是来自成功，因为现代卫生服务有效地维持了人们的生命。尽管听起来冷酷无情，但从财政的角度来看，问题不在于死亡人数，而在于数百万人在几年或几十年里会面临日益糟糕的健康状况，同时他们往往需要定期体检并使用大量药物。

这一切都可以归结于死亡率与发病率之间的区别，发病率是公共卫生领域普遍存在的一个术语，它简单描述了生者的独立性、健康状况和生活质量。共病（co-morbidity）的名称源于发病率（morbidity）这个术语，指的是个别患者长期患有的一系列相互关联的疾病。马丁·怀特在国王学院医院的职业生涯中花费了很多时间来处理有关共病的问题。发病，特别是共病，要比死亡花费得更多。

逝者不会给纳税人带来多少损失，这是一个残酷的事实。我曾经问过一位流行病学教授，纯粹从政府经济效率的角度来看，一个公民的理想寿命应该是多少岁。他的回答是：一个在成年后一直勤奋工作并纳税的人，在退休的那一天，因严重的心脏病发作而当场死亡（他补充说，理想情况下，死亡在瞬间发生并显而易见时，死者家属甚至连救护车都不用叫）。

这实际上与几十年前许多人的情况相差无几。在1961年，英国男性的预期寿命只有68岁，[4] 因此当普通男性不再是"国库的负担"之前，大约有3年的时间可以放松下来，领取国家养老金（英国男性在65岁及以上可以领取养老金）。那个时代的医疗保健更为基础，加上男性吸烟率高达70%等因素，[5] 这意味着许多人并没有经历久病不愈或还未衰老就已经早早地离去。在这种情况下，心脏病发作是一个尤为重要的死因。目前，英国与心血管疾病有关的死亡率不到1961年的1/3。[6]

尽管显而易见但仍要强调的一点是，人的寿命变长是件好事，唯一的问题在于，虽然人们的寿命变长了，但是会越来越早地患上慢性病，这意味着数百万人患病的时间更长了。

英国就是这种现象的一个典型。近几十年来，虽然一些较贫困地区的预期寿命似乎停滞不前，但整体的预期寿命仍呈现出直线上升的趋势。如今男性的预期寿命略高于79岁，女性的预期寿命接近83岁。[7] 然而，所谓的健康预期寿命，也就是没有受到年龄增长所带来的身体或智力等方面损害的寿命，明显要短于预期寿命，而且男性健康预期寿命的增长速度要低于整体预期寿命，并且对于女性而言，其健康预期寿命呈下降趋势。健康预期寿命和预期寿命的间隔，大致可以理解为某个人可能需要医疗援助或某种形式的护理的时间，现在男性需要 16.5 年，女性需要 20.9 年。[8] 在 75 岁以上的英国人中，几乎有 1/3 的人患有心血管疾病，30％的人患有关节炎或背痛等肌肉骨骼疾病。[9] 这种健康上的差异影响了很多人。目前，英国 65 岁及以上的人口略低于 20％，即约 1200 万人，其中 85 岁及以上的人口超过 150 万。[10]

随着医学的进步，死于传染病的人数大大减少，并且这种死亡率和发病率的变化正在世界各地上演。当然，还有其他重要因素在起作用，例如粮食生产和消费的变化，这意味着在人类历史上，死于营养过剩的人数第一次超过了死于营养不良的人数。

乔纳森·瓦拉布吉（Jonathan Valabhji）是亲眼目睹这些趋势的人，他是伦敦另外一家著名教学医院——圣玛丽医院的糖尿病顾问，也是英国国家医疗服务体系关于糖尿病问题的发言人。瓦拉布吉说："可以看到，在过去的几十年里，我们面对的疾病类型和人口结构都发生了巨大变化。"他指出，20 年前到他的诊所治疗糖尿病并发症的老年患者相对较少，原因很简单，很少有患者可以活得很久。"在当时，人们会出现心排血指数异常、心脏病发作，接着死亡，或者在发病后活不了多长时间。现在我们看不到这种情况，如今心脏病患者可以活得更久，甚至可以活到八九十岁，这正改变着疾病负担。虽然我是以我的诊所为例，但这在整个行业都是如此。最终结果就是人们可以活得更久，这是一个巨大的成就，但他们会患上像糖尿病这样的疾病，继而再活

20 年，甚至更久。因此，我们面临的是一个患有多种慢性疾病的老年人群体。"[11]

2 型糖尿病经常被用来举例说明与现代生活方式有关的疾病所带来的困扰，这是有充分理由的。在英国，每 6 名住院患者中就有一人患有这种疾病，[12] 而每 16 名普通人中就有一人患有这种疾病。[13] 据保守估计，英国每年的医疗成本为 21 亿英镑，另外还有 77 亿英镑的社会成本是由截肢和失明等情况造成的。[14]

2 型糖尿病尤其值得注意，因为这种疾病仍然通常与中老年人有关，但其年龄分布有所下降。在英格兰和威尔士，现在有近 7000 名 25 岁以下的人患有糖尿病。[15] 回到国王学院医院，马丁·怀特正在谈论他工作的另一个方面的经历。他在离伦敦不远的萨里经营着一家糖尿病诊所，作为学术工作的一部分。"我经常在诊所里遇见这种情况，"怀特说，"过去如果 20 多岁的人被诊断患有糖尿病，那么他们往往患的是 1 型糖尿病。但是如今不能妄下定论，因为我们现在确实遇到了很多 2 型糖尿病的患者，甚至你会听说儿科诊所也出现了 2 型糖尿病患者，此外还有很多二三十岁的人患有此病。"

怀特说，他看到国王学院医院收治了很多中年人，他们自认为很健康，结果却患上了包括糖尿病在内的一系列疾病。他说："我们经常可以看到明显长期存在的东西第一次呈现在人们的眼前，但它只是刚刚被揭露出来。"怀特说，这些患者有着非常明显的现代特征，那就是一些不知道自己患有 2 型糖尿病的人在来到医院之前，已经有好几个月的时间通过摄入大量的高糖饮料来应对 2 型糖尿病带来的疲惫感，但这只会加重病情。

我们不能坐以待"病"

缺乏活动给医疗服务带来的额外费用总额可能很难用数字来计算，尤其是因为这往往只是人们隐藏的一系列风险因素之一。英格兰公共卫生局的一项研究得出结论，英国国家医疗服务体系每年花费4.55亿英镑，但同时强调，数字只包括直接成本，因此这一数字被大大低估了。[16]

美国政府疾病控制中心发表的一篇论文似乎更贴近现实，该论文试图计算出与不运动有关的医疗费用，同时也将肥胖带来的相应风险考虑在内。该研究综合了5万多名患者访谈和医疗费用支出的调查数据，结果发现不运动和运动不足人群的医疗支出平均高出12.5%，即使将体重因素考虑在内，医疗支出仍高出11.1%。这篇论文总结道，不运动使政府每年的额外费用总额超过1000亿英镑。[17] 2016年发表在《柳叶刀》杂志上的一项研究提出了其所谓"保守估计"的全球医疗服务成本，其中与缺乏活动相关的成本为420亿英镑，以及额外110亿英镑的生产力损失。[18]

这样的数据太庞大了，以至于无法正确评估。作为另一个衡量标准，怀特估计，在他见过的所有急诊病例中，约有1/3的疾病与缺乏活动有关，如果将这一比例与体重超标或肥胖患者的相关问题结合起来，那么这一比例将上升至约50%。"这个问题极其严重。"他说，"毫无疑问，这一点毋庸置疑，并且压力每年都有明显的增加。"

怀特说，除此之外，即使久坐不动可能不是导致某人患病的直接原因，但它很可能会使病情恶化："如果你留意一下代谢方面的疾病和心血管疾病——糖尿病和心血管病，这两种疾病之间存在着巨大的重合——显而易见，缺乏运动是一个诱因。肺部疾病也是如此。通常情况下，当你运动时，你会深呼吸，吐故纳新，这就如同打开窗户给房间通风，把房间里包括灰尘在内的脏东西彻底打扫干净。如果你不运动，不'通风'，肺里的东西就会沉淀下来。你可能会患上所谓的肺不张（atelectasis），也就是肺变得有点松弛，然后塌陷下来。我们的身体喜欢经常运动而不是一动不动。所以，如果你患有肺不张，那么你就更容易受到感染。"

凯利对与缺乏运动相关进而被送进医院的病人比例给出了更高的估计。在一次采访开始时，凯利正大步走回他位于医院顶层的办公室，我跟在他旁边一路小跑，满怀希望地举着录音机。在采访中，凯利花了至少五分钟的时间思考这个问题。"现在有一个问题。"凯利开始说。他的回答涉及了18世纪经济学家亚当·斯密关于行为专业化的观点，以及玛格丽特·撒切尔提出的观点。最终，他得出了一个数字，这个数字可以达到60%。他又停顿了一会儿，补充道："事实上，我认为要想在现在的病房里，找到一个病情与不运动无关的患者会很难。当然，我接触到的群体有些特别。我是一名伦敦市中心教学医院的医生，医院里的患者在种族、经济与政治背景、宗教信仰上都存在差异。但我现在一个病情与不运动无关的患者也想不出来。"

凯利坚持认为，除非情况有所改变，否则按照他所了解的英国国家医疗服务体系，这个免费为全民提供服务的体系将不复存在。"我们不能像现在这样不作为，"凯利解释说，"这甚至不是不作为的问题。那是什么呢？简单的回答是：按照目前的情况，这个体系无论如何都已经很脆弱，无法继续存续下去。目前我们更多地借助药物治疗、在多种疾病缠身的情况下活得更久的方式是不可持续的。我并不是说我们在维持生命方面失败了。水龙头被拧开的次数越来越多，却没有人对塞孔采取任何措施。造成问题的不是药物，而是公共健康。"

那些负责从更广泛的角度调研卫生系统的人也得出了同样的结论。贾斯汀·瓦尼（Justin Varney）博士曾是英格兰公共卫生局成人福利的负责人，现在负责伯明翰市的公共卫生。他告诉我："我认为，人们正逐渐意识到，如果 1/3 或更多的人不锻炼身体，那么无论以何种形式存在的国家医疗服务体系和福利制度，都是完全不可持续的。"

他说，这不仅是关于卫生服务的问题，也是关系整个国家经济可行性的问题。"因生活缺乏运动而带来的问题越来越严重，我认为我们现在更清楚地了解了不活跃的生活、人口健康和经济可持续性之间的直接关系。"瓦尼说道，"这不仅是因为不运动会导致超过 24 种长期疾病，还因为如果你不运动，你就更有可能被社会孤立，你不太可能成为就业市场的一部分，也不太可能充分发挥自己的经济潜力。尽管你可能会活得很长久，但你将更可能患有长期疾病和残疾，需要更多的社会护理和支持，同时也不会过上快乐的退休生活。"

瓦尼说，这对整个人口造成的后果几乎是无法估量的："如今，有 1/3 的孩子将会活到 100 岁，在这种情况下，我们从根本上承受不起继续不运动的后果，因为这些孩子可能会有 40 年的时间被慢性疾病所困扰，这将破坏整个医疗体系，像英国这种福利国家是完全负担不起的。从经济的角度来看，这些人在 70 多岁的时候还需要在就业市场上保持经济实力，而要想工作，就必须积极锻炼身体。"[19]

诸如此类的问题不仅对英国产生了影响，还影响到美国和澳大利亚等同样久坐不动的发达国家。菲奥娜·布尔（Fiona Bull）任职于世界卫生组织，是一名研究缺乏运动的专家。《柳叶刀》于 2012 年曾发表了一篇具有里程碑意义的研究论文，而她是合著者之一。这项研究揭示了如今久坐不动的现象在世界各地是多么普遍。布尔指出，联合国应该定期举行高级别峰会，讨论与生活方式相关的疾病问题，特别是较贫穷的国家。在那里，虽然人口的寿命变长了，但人们患的疾病种类也更多了，其中许多疾病与他们在生活中缺少活动有关，无论是因为工作方式的改变，还是机动车数量的增长。

"非传染性疾病的负担是不可持续的，并且这种负担将给当前的卫生系统带来巨大的压力，更不用说发展中国家脆弱的卫生系统了，"布尔说，"我们无法提供足够的药物和医疗服务来治疗这些慢性疾病。人们的生活方式引发了大量的疾病，而我们又无法应对这些风险因素。"

再次强调，这不仅仅是不运动的问题，许多地区还存在其他的风险因素。例如，在其他国家销量下降的情况下，烟草巨头试图在非洲销售其产品；孩子们在成长过程中比他们的父母更超重，也更少运动。布尔指出："在这些更年轻的群体中，存在着前所未有的风险因素。这将引起更多的疾病，并且需要医疗保健系统来解决。但是我们负担不起，任何国家都负担不起。"[20]

在布尔提出的非传染性疾病的四大风险中，吸烟和酗酒问题相对容易解决。缺乏运动和肥胖往往相互关联，尤其是因为它们共同造成了这个时代的主要慢性健康负担之一：2型糖尿病。乔纳森·瓦拉布吉花了近30年的时间帮助患有这种疾病的人，正如他所说："如果你问我：'我这里有个刚诊断出患有2型糖尿病的病人，发病有多大比例是由饮食和缺乏锻炼引起的？'不，我回答不了你的问题，我想谁也回答不了。"

末日图

不活动还会带来另外一个非常重要的问题——照顾脆弱的老年人，也就是众所周知的社会护理，这同时也是当下最紧迫，以及更容易被忽视的政治问题之一。

就健康方面而言，这只不过是时间上的延长：数百万人的寿命变长了，但他们在更年轻的时候患上了慢性病（其中许多疾病与缺乏活动有关）。发展到某种程度后，许多人就无法照顾自己了。

这一现象在世界各地都能看到，但在人口老龄化的富裕国家尤为严重，比如健康预期寿命和总体预期寿命之间差距越来越大的英国。当然，这只是一个平均数，并不是所有 65 岁以上的人，甚至 85 岁以上的人都不能独立生活。但在英国，有数百万的老年人确实需要帮助——从偶尔在自己家里得到帮助，到需要定期探望，或者在养老院生活。在许多情况下，老人的亲属们承担了这项工作，但是无偿工作会带来巨大的经济影响，因为照顾者往往没有时间去做其他的事情，即便一些较富裕的老年人会支付赡养费。

这给国家社会保障部门带来了越发沉重的负担，财政日益窘迫的地方政府目睹了中央政府在过去 10 年大幅削减预算，赡养老人被定为一项法律义务。部分义务还包括对弱势儿童的社会护理，但绝大多数是针对老年人的，很难描述这已经成为多么严重的财务挑战。记得我曾与一个英国地方议会的领导人交谈过，他告诉我，在短短 5 年时间里，他所在地区的社会保障成本就上涨了 25％。2018 年，另一个英国地方议会不得不正式宣布无法履行其义务。[21] 新冠肺炎病毒的大规模暴发对生活在养老院的人的影响表明了该行业受到的压力。这种病毒经常通过在多个地点长时间工作的人员在不同的养老院之间进行传播。地方议会和护理人员仍在等待英国政府出台承诺已久的相关计划，很多其他国家的情况也是如此。

"巴尼特末日图"（Barnet Graph of Doom）在十年前就非常严肃地展示出了这一挑战的严峻程度。该作品的作者是安德鲁·特拉弗斯（Andrew Travers），他当时是位于伦敦北部边缘的巴尼特地方议会的财政主管。那些对这幅图表有所耳闻的人认为，这是他们所听说过的最可怕的幻灯片之一。图表的横轴上有一系列不断上升的条形图，显示了巴尼特地区在过去和未来约10年的时间里，成人和儿童社会护理的综合成本。纵轴表示为一条线，代表的是地方议会的总预算。在21世纪20年代的某个时间，两者相遇。这意味着整个预算都将被用于社会福利，没有任何预算用于其他方面，比如图书馆、公园、垃圾处理，等等。

有一个观点认为这张图表是对当前趋势过于简单的推断，但它仍很有说服力。特拉弗斯现在就职于伦敦兰贝斯的地方议会，我在那里与他进行了交谈。他有些自豪地承认，"末日图"在"少数圈子里"仍然很有名，并在政府官员中引起了短暂的恐慌。"中央政府之所以听说这件事，是因为人们打电话问他们：'真的吗，世界末日要来了吗？'"特拉弗斯回忆道，"一旦它得到了更广泛的传播，我们想说的是，它不一定能准确地预测出将会发生什么事情，但是我们试图解释一个我们认为是正确的说法，即根本困难在于资源的不断减少与需求的持续增加，我们只是为了让人们明白这一点，而它成功地做到了。"

特拉弗斯还指出，医疗卫生系统和社会护理系统面临的危机并不是分开的，因为许多去医院的老年人必须在出院后接受某种形式的护理。如果没有这种护理，他们就无法离开医院。他预测，这可能很快会导致医院床位出现全年短缺的状况："这不只是一场英国国家医疗服务体系在冬季会面临的危机，这种情况也可能会出现在春季和秋季。"[22]

这与不运动有什么联系？随着年龄的增长，保持活跃是将来保持健康和独立生活的可能性的一个重要因素，我们将在后面的章节中更加详细地了解这一点。研究表明，有规律的体力锻炼会影响从力量和平衡（因此也会影响摔倒的可能性）到骨量和认知能力的方方面面，以及患上各种退行性疾病的风险。借用拉尔夫·帕芬伯格的格言："任何将在你老去时变糟的东西，都会在你锻炼的时候有所好转。"或者，就像一位公共卫生专家曾经对我说的那样，更加直白地表述为："我告诉人们，'终身运动是为了在年老时能够及时去厕所'。他们会明白的。"

许多研究都支持这一观点。2014 年，美国一个正在进行的项目报告了老年人以及他们独立行走的能力——这是独立生活的关键因素。这项研究涉及了大约 1600 名年龄在 70 岁以上的人，虽然这些人的健康水平较低，但仍然能走 400 米。他们被分成两组，其中一组被安排了低水平的身体活动，另一组则参加了关于延缓衰老和一些伸展运动的讲习班。在仅仅两年半后的随访中，与参加身体活动计划的那组相比，另一组在步行更远距离的测试过程中存在困难的人数更多。[23]

这些结果加深了我为了撰写这本书而做研究时得到的一个教训：如果你曾是公共卫生试验中的测试对象，而其中一个干预选项涉及身体活动，那么尽你所能成为该组的一员。虽然这些决定通常是随机的，但要设法"贿赂"研究人员让自己进入相关小组，最终你会因此受益。

最好不要使用药物

正如我们在前文看到的，仅仅告诉人们应该多运动是不够的。即使告诉他们的人是医生，情况也是如此。尽管医生往往是第一个告诉某人数十年的不活跃生活会带来怎样的后果，但哪怕是最热情的医生也无法凭一己之力消除人们所面临的社会压力（假设他们有时间的话）。

当被问及仅仅帮助人们管控可预防的疾病是否会是一种令人沮丧的经历时，马丁·怀特表示赞同。"确实如此，"他说道，"这就好比一个倒置的金字塔，端点着地。病人在金字塔的最下面，即端点的位置，承受着巨大的压力，并且这些压力可能让他们患上诸如糖尿病之类的疾病。从金字塔上你可以看到交通政策、林林总总的快餐店，以及各式各样的广告。如果只是漫不经心地说一些诸如'你需要遵循健康的地中海饮食，或者多运动'这样的话，就指望我让处在巨大金字塔底部的病人的健康状况显著改善，这是不可能的，因为在实践中会遇到更大的阻碍。所以，我发现这的确令人感到沮丧，几乎陷入了虚无主义：你不能指望从一对一的临床接触中获得多少动力。"

当马丁的同事菲尔·凯利被问及，一次又一次地遇到可预防的疾病是否会让他感到精疲力竭时，他也表示出相似的看法："这是一个有趣的问题。你是对的：因为我们已经证明，即便是在欧洲，我们也不能放任不管。你可以借助公共卫生这个途径，而不必像冲进体育馆的一个极权主义者。"他停顿了一会儿，继续说："但是我在想，也许我担心的还不够。我的工作是为了使某些事情变得有意义，也许为了坚持工作，我必须保持乐观，否则在我再次面对人类生存的困境之前，将很难熬过这段时间。毫无疑问，我会感到很沮丧，这是显而易见的。"

凯利指出，这些问题还涉及其他一些领域，比如，他的工作地点位于伦敦东南部，这个地区贫富悬殊，在收入和机会方面普遍存在着不平等现象。他说："我认为在过去几十年里，我们本可以不必利用学校的运动场地赚钱，我们本可以把钱全部花在能够载着我们穿梭于城市之中的其他交通方式上，我们本可以在青少年时期普及体育锻炼，从而使某种形式的社交运动，或者说社会交往，变得普遍。我认为我们本来是有机会这样做的。因此，如果问我，我是否会因为没有做出不同的选择而感到沮丧？答案是肯定的。

"考虑到人与人之间的机会差异，比如，你碰巧或者有幸拥有更多社会所重视的东西，那么你便可以把你的孩子送到拥有一流体育设施的地方，这没有问题。但是，其他人是否也有这样的机会呢？我不这么认为。为什么佩卡姆地区的孩子不能拥有像其他孩子那样的运动机会？这令我感到沮丧。"

尽管政治家和高级决策者不太可能深入探讨这些具有政治争议的领域，但他们同样有这样的想法。一种观点认为，卫生服务部门应该做更多的工作，以提高人们对不运动所造成的问题的认识。英国国家医疗服务体系在 2019 年年初公布了最新的长期战略计划[24]，其中包括对更多预防性公共卫生行动的强烈呼吁，但几乎没有什么具体细节。相比之下，该计划对高科技治疗手段的描述要更加详细，比如基因组筛查、与医生进行线上咨询，以及其他创新的举措。

在某种程度上，这也许与公众的期望有关，他们仍然习惯于由医生发放药物来治疗疾病，而不是先为自己提供如何预防疾病的建议。乔纳森－瓦拉布吉说，他相信这种情况正在逐渐改变："在过去的 29 年里，我大部分时间都是在这样或那样的环境中坐在病人对面的。一个明显的变化是，许多病人现在对干预生活方式的建议持开放态度，甚至更喜欢做些事情，而不是服用药物。有些人仍然抱着在处方笺上解决问题的态度，这是我们许多人所珍视的医疗服务模式。但如果我们要想解决慢性疾病年轻化的问题，并且控制国家医疗服务体系的成本，那么我们就需要更加重视预防——这一点很重要。"

在国王学院医院的那天，我发现凯利和怀特的办公室有一些共同之处，那就是两位医生都把他们上班的常规交通工具——自行车折叠起来放在角落里。"虽然耗费的时间可能要更长，但这个时间是可以预计的，"怀特说，"不用担心错过火车，或者火车晚点。"他承认，在希望人们更积极运动的问题上，他"相当激进"，并提倡在电梯上贴警告标识。"它们就像香烟包装上的警告标识，'乘坐电梯有害健康'。我们的办公室在四楼，我经常看到人们进了电梯，然后上了一层，有时甚至是下一层。"怀特大笑起来，"这太可怕了！"

让中产阶级、受过良好教育的医生了解久坐不动的风险是一回事，他们花时间提出建议是一回事，而让患者采纳建议又是另外一回事。就这样，我们在一个看似为了不活动而设计的世界中，如此循环往复。

一些学者正在寻找新的方式来传播这一信息。代表英国家庭医生的机构——皇家全科医师学院的身体活动负责人安德鲁·博伊德（Andrew Boyd）正在推动一系列的创新举措。其中一种举措是让全科医生经常用立式办公桌工作，让他们有机会向那些可能感到惊讶的病人解释这些好处。还有一种举措是移除外科候诊室里无处不在的电子叫号系统，取而代之的是，医生将从办公室走出来，亲自叫患者进入诊室。这样可以为全科医生提供活动身体的宝贵机会，以及一个解释他们为什么要这样做的机会。博伊德告诉我："全科医生做不到包办一切，他们既不能让人们的步行或骑行变得更容易，也不能让人们放弃文职工作。但很多时候，人们并没有意识到自己的生活方式有多危险。"

博伊德说，最近的一个变化是，在这些问题上，时间紧迫的家庭医生将得到被称为"社会处方医师"（social prescribers）的非医务专业人员的帮助，后者可以花更长的时间来陪伴病人，帮助他们找到对生活方式的干预措施，不论是在身体活动还是其他方面，这可以在不需要使用更多药物的情况下改善他们的健康状况。博伊德指出："据估计，我们见到的人中，大约有25％存在非医疗问题，或者至少有一个问题可以通过非医疗干预来解决。"

已经有医生在尝试一些开创性的解决方案，比如鼓励人们成为当地自行车共享计划的会员，或者建议他们尝试当地的公园跑。公园跑是一种快速发展的、非竞争性的社会性跑步运动，我们将在本书后面的章节了解到更多相关内容。博伊德说，社会处方医师指出最常见的解决办法就是让人们多步行："步行是免费的，你可以将它融入你的日常生活中。这种办法对个人是有作用的，这就是为什么必须采取谈话的形式——什么能帮助人们做他们想做的事情呢？当你已经解决了他们的急症和用药问题时，却没能将这个问题纳入10分钟的全科医生谈话。"[25]

同样，缺乏时间和资源也会影响医院医生为患者提供关于生活方式方面的建议。英国国家医疗服务体系有一个团体支持方案来帮助糖尿病患者，特别是2型糖尿病患者。该方案涵盖了身体活动、饮食和其他领域。但根据马丁·怀特的说法，大家的积极性不高，患者中只有约 5% 的人参与。

其他人也需要主动行动起来，怀特指出：“经常有患心脏病和 2 型糖尿病的患者来医院看病，并且这些患者往往被诊断出同时患有心脏病和糖尿病。他们可能不怎么活动，或者体重超标，但他们感觉自己很健康，因此这种诊断结果可能会令这些患者感到震惊。一些患者因此变得垂头丧气，但另一些人想改变现状。在我的糖尿病诊所，一些患者的改变令人惊叹。但如果是选择在健身房锻炼或者跑步之类的运动，你不得不扪心自问是否能长期坚持下去。面对巨大的压力和阻力，我认为英国国家医疗服务体系不能与之相抗衡。通过走进医院的病人及诊所中的患者，我们可以看到最终的结果，并且这个结果的影响是巨大的。”

看上去首先做出回应的必须是政客，而不是医生。当菲尔·凯利坐在办公室里时，他再次思考我提出的一个问题：解决英国医疗服务体系的危机已迫在眉睫，这最终能否迫使政府的官员们做出大胆的选择？最后，他回答说：“简单说，不会。你可能会说，我们在大难临头的时候就会撤退了。但是，到目前为止，在许多问题上，哪一个问题的后果不是灾难性的呢？我们还在等什么？（节省预算而）不为学校提供运动场地，或者没有合理的公共健康方法来控制儿童的饮食，虽然短期来看我们能从中受益，但忽视这种短期收益，我们将获得更多的好处。我们都犯了短期主义的毛病。并且到目前为止，官方的反应仍然有点弱。”凯利坐回椅子上，叹了口气，然后咧嘴一笑：“当然，你本可以在一次糟糕的病房巡视后抓到我。”

为了使这一章有一个充满希望的结尾，让我们沿着走廊回到怀特的办公室。在这里，他讲述了他在糖尿病诊所见过的最成功的个人案例。

怀特回忆说，那是一名患有 2 型糖尿病的中年男性。

"迄今为止，他已经断断续续地来诊所看病好几年了。他服用各种药物，而且体重超标，"怀特解释说，"这个诊所会给前来就诊的患者抽血，并且很快就能出结果。我会在患者面前看结果，因为这有助于了解这些患者在过去几个月里是如何控制糖尿病的。不管怎样，这位男性患者的本次结果表明，他的糖尿病病情突然有了很大的改善。他告诉我，现在他没有继续服用任何药物。

"我说，这太不可思议了，发生了什么事？他说他找到了一份邮递员的工作，通过每天步行送邮件，特别是要上山和下山，他的糖尿病状况得到了极大的改善。他的案例令我印象深刻。这是一件多么神奇的事。我想，如果诊所里的每个患者都能找到一份邮递员的工作就好了，因为这将给他们的健康带来深远的影响。药物虽然有效果，但最好不要使用药物。"

正如我们将在下一章看到的，遗憾的是，对于大多数人而言，事情并没有这么简单。如果没有一份可以保证日常活动量的工作，那么你就会明显地更加依赖周围的建筑环境，但这种环境似乎常常会让活动身体变得困难。

如果说这一章，或者是整本书要传达什么信息的话，那就是尽管现代医学创造了种种奇迹，但如果政策层面上不齐心协力、采取重要的干预行动，那么数百万人认为理所当然的全民医疗和社会保障体系实际上可能会在一代人的时间内消失。马丁·怀特讲述的那个摆脱药物、重获生机的邮递员的案例非常乐观。举这个例子只是为了表明，帮助人们将身体活动融入日常生活是当务之急。如果数百万人能够效仿这个案例，那么很多问题就可以迎刃而解了。

接下来应该怎样做：

2 型糖尿病是慢性疾病的一种，这种疾病可能与不活跃的生活方式联系最为密切。许多人并不知道自己可能会面临风险。英国有一个简单实用的网络问卷，它可以用一个人的腰围、身高、体重、糖尿病家族史和种族等数据来迅速评估一个人患糖尿病的可能性。搜索"英国糖尿病风险评分"（Diabetes UK risk score），计算你的风险分数。

城镇建设需
从人本尺度出发

此时，我与扬·盖尔（Jan Gehl）已经交谈了一个多小时，这远远超过了我所承诺的谈话时长。但这位现年已 83 岁的丹麦建筑师仍兴致勃勃地讲述着他所开创的关于城镇建设的理念，也就是城镇应该根据居民的需求进行建设，特别是可以让他们随意四处走动。

　　在哥本哈根，盖尔有一间与他自己同名的建筑事务所。尽管他已退休，但在这里仍然可以经常看见他的身影。此刻，在该事务所的一间洒满阳光的会议室里，盖尔坐在椅子上，倾身向前。他将一只手垂直放在桌子上，用朝下合拢的手指表示一栋建筑的楼板。他用准确而略带口音的英语对我说："这在静止的照片中很容易交流，也很容易研究。"然后，盖尔开始摆动手指，表示人们在四处走动，又说："这一点研究起来要复杂得多，交流起来也更困难，但是这点很重要。这就是我一直在做的事情——让政客和我的那些遍布在世界各地的同事关注城市的使用者。"

　　盖尔很乐意将自己描述成"一个反现代主义者和反驾车人士"。在半个多世纪的时间里，他一直反对这样一种观点，即城市中应该建有摩天大楼，并且这些大楼的周围应环绕着高速公路。相反地，他认为城镇建设需要关注居民的日常运动和互动，以及依靠人力驱动的出行方式。盖尔在 1971 年出版了《交往与空间》（*Life Between Buildings*）[1] 一书，它极具感染力且充满诗意的书名可以概括盖尔的理念。

盖尔告诉我，他在 1960 年首次取得建筑师资格。也许因为当时正值现代主义的全盛时期，城镇在重建时都遵循了同一种模式，并且这种模式默认人们普遍驾驶汽车出行。当时，他也坚信不疑地推崇这种城市建设模式。那么，是什么改变了他的观点呢？盖尔告诉我，是因为遇见了他的妻子，她是一名心理学家。

"我本打算从这些高楼林立的郊区和高速公路开始研究，"盖尔回忆说，"但她和她的朋友们一直问我：'为什么你们建筑师对人不感兴趣呢？你们有没有想过，你们的教授为什么要在凌晨 4 点钟出门去给各种建筑物拍照呢？这是为了确保照片中不会出现人像，从而避免分散课堂上学生们的注意力。因为我们知道，最能引起一个人兴趣的是其他人。如果有人出现在照片中，那么学生们的注意力就会放在人的身上。'"

为了研究始建于文艺复兴时期的城镇街道布局和广场，观察它们是如何帮助行人在其中畅行无阻的，盖尔和他的妻子去意大利生活了半年。之后，他回到丹麦学习住宅心理学。"说起来有点好笑，当我还在读大学的时候，我从未听说建筑物与人有关，因此现在我不得不忘记他们告诉过我的一切，"盖尔说道，"我们必须从一开始就坐下来，看看人们是如何使用建筑物、是如何在城市中生活的，然后才能逐渐发现哪些才是重要因素。许多同事都认为我疯了，他们说：'你这是在自毁前程！'"

同事们的担心是多余的。如今，盖尔被誉为现代最有影响力的城市思想家之一，他的专业知识受到悉尼、莫斯科和纽约等不同城市的追捧。在其方案的帮助下，曾经以汽车为主要出行方式的悉尼，出现了步行街、自行车道和新的轻轨系统，城市交通变得更加注重环保。

这使他继设计悉尼歌剧院的建筑师约恩·乌松之后，成为第二个获赠城市钥匙的丹麦人，这个奖项代表了悉尼的最高荣誉。

也许，正是盖尔所生活的这座城市最好地诠释了他的城市建设理念。通过几十年的人性化规划，现在哥本哈根40%以上的通勤方式都是骑自行车。盖尔打开他的笔记本电脑，给我看了一张照片：在2017年，为了纪念这座城市的850岁生日，哥本哈根议会张贴了影响最大的十位居民的海报，盖尔就是其中之一。"海报里有创始人，有行业翘楚，有汉斯·克里斯蒂安·安徒生，"盖尔回忆道，喜悦之情溢于言表，"还有我，他们说我对哥本哈根的今天做出了很大贡献。为了看一眼在公交站台张贴的海报，我跑遍了整个城市。"

盖尔的话中透露着冷幽默。他告诉我，出于年龄的原因，他不得不拒绝大多数海外活动的邀请："我现在会说，如果确实想让我出席的话，那么就得给我颁发一枚奖牌，这是我的原则。但如果他们想在某方面做些什么的话，那么我会来的。"

他对自己的工作感到自豪："半个世纪过去了，我可以说，现在我们知道应该如何建造宜居城市了。我有幸为城市建设制定规则，对相关问题进行研究，进而找出各种因素是如何起作用的，人们可以做些什么，以及如何让人们在很多地方都可以做到这些事情。我看到我的理念在墨尔本、悉尼、莫斯科，以及我生活的这座城市得到了实现，并且在改善人们的生活质量方面起到了重要作用。对于我这么大岁数的人来说，这是一种荣幸。"[2]

在研究上述的一切会对现实生活带来什么影响之前，让我们回过头来再次考虑一下，为什么这些问题如此重要。现实的环境与日常生活之间有一场没有硝烟的战争，而盖尔为之奋斗的理念关乎这场战争的核心问题。政府和焦急万分的卫生官员们敦促人们在生活中要多运动。然而，即使在最好的情况下，生活环境中密集的建筑物也会阻碍人们进行活动；在最糟糕的情况下，这种环境会使人们活动身体成为一件不可能的事。因此，难怪人们的身体活动水平没什么提升。

这一章讲述的是在公共领域中的活动，不论是在马路、广场、街道或者其他空间，还是在公共建筑物内，也许最重要的是我们往返于所有这些建筑之间的方式。从很多方面来看，这一章的主题是关于基础设施的，刚开始看起来会有些技术官僚的色彩，甚至有些枯燥，但基础设施可以给大多数人的生活带来巨大的影响。

毫无疑问的是，如果有人想将普遍推荐的每周150分钟的中等强度运动融入日常生活（不是正式锻炼），那么不论是从可行性还是能量消耗机制的角度来看，其中大部分的运动都将发生在户外的公共空间。对于许多人来说，很大一部分的中等强度运动将涉及主动出行，不管是步行还是骑自行车。

目前，对人速运动（human-speed movement）的需求（主要相对于机动车需求而言）超越一切，而这种情况发生在一个由人类塑造的环境中。如今，世界已经过了大多数人居住在城镇的阶段。据估计，全球城市化率目前约为55%。[3]尽管英国的建筑面积远低于90%，[4]但83%的人口是城市居民。[5]

虽然没有人会真的建议人们放弃使用省力的家用电器，但当谈到机动车取代了几乎所有依赖于人力驱动的出行方式时，就要另当别论了。这并不是说汽车不应该存在，而是指人们每天无数次的短距离出行不一定要用到汽车。这种大规模使用汽车的情况对那些完全与活动无关的领域也造成了恶劣的影响——从令人窒息的空气污染到一座缺乏社交活动的城市。当然，这也是导致全球出现气候危机的重要原因。

然而，与本书直接相关的一个事实是，汽车的霸权地位极大地降低了人们步行和骑行的可能性。正是像步行和骑车这种主动出行的方式，可以帮助人们通过消耗热量以及达到某种程度的活动强度，进而使人们从中受益。本书在第 1 章中提到了一项实验，该实验研究了人力与机器完成同样的家务劳动所达到的活动强度。我们在回顾这项研究后可以发现，用手洗碗（现在许多人仍在这样做）每小时大约消耗110 千卡。相比之下，步行上班消耗掉的热量大约是这个数字的两倍，而爬楼梯每小时消耗的热量超过 250 千卡。这项实验没有研究骑车会消耗多少热量，但是从我借来的腕式健身追踪器上可以看到，从我的住处骑行到我临时的写作地点大概需要 20 分钟，在这段骑行过程中（其中还包括骑上一个比较陡峭的山坡），我消耗掉的热量接近 180 千卡。那么，如果我们骑行一小时，我们消耗掉的热量将会超过 500 千卡。500 这个数字意味着我们在骑行过程中消耗掉了很多热量。

主动出行还会带来另一个好处，而这个好处恰好符合偶然活动的定义。偶然活动是一个备受公共健康倡导者推崇的概念，意思是让运动成为人们生活中不可或缺的一部分。骑车出行除了有助于消耗卡路里，还可以给健康带来其他好处，但这些并不是我选择骑车出行的主要原因。我之所以在城市中选择骑自行车出行，是因为这种方式可靠、快速，能够让人感到快乐。当我骑车抵达目的地时，脸上通常都带着笑容，并且到达的时间与我预计的相比通常只差一分钟左右。

再次出现的 40%

需要强调的一点是，无论人们是否将主动出行作为优先考虑的出行方式，人们都会从中受益匪浅。在前面的章节中，我们知道步行，特别是快走，可以给健康带来许多好处。当人们将步行作为日常出行的方式时，当然也会从中受益。2017 年，英国的一项研究使用了由生物样本库（Biobank）这一公共卫生项目提供的数据。这项规模庞大、得到政府支持的公共卫生项目花了 5 年的时间，在全国范围内跟踪调查了 25 万余人，并且目前仍在进行中。经过研究发现，在剔除其他变量后，步行上班的人群在研究期间患心脏病的概率降低了 30% 左右。

也就是说，如果你把骑自行车作为通勤方式，那么好处真的会成倍增加。上文提到的研究还发现，骑车通勤的人群患心脏病的风险降低了 50%，这一数据比步行通勤的人群患心脏病的风险还要低。此外，骑车通勤的人群患癌症的风险同样也有所降低，他们在研究期间的死亡率总体降低了 40%。相比之下，该研究发现，步行通勤在降低患癌风险或者减少总体死亡率方面没有起到什么作用。[6]

死亡率降低 40%，这一数据特别能引起共鸣，因为它与我在本书的一开始所引用的关于丹麦骑车通勤的研究结果完全吻合，这些结果证明了经常活动能产生神奇的效果。丹麦的这项研究结果发表于 2000 年，[7] 多年来一直被当作用于生动说明活动会带来神奇效果的学术论文。而现在，这种神奇的效果在另一个国家得到了精确的印证。

像这种歌颂骑车好处的科学研究有很多。之所以骑车会如此有益于健康，是因为这种方式几乎总会让你达到中等强度甚至高强度的运动水平。达到中等强度运动的门槛仅为 3 梅脱，尽管不同的骑行者对这种强度有不同的计算方式，但人们普遍认为优哉游哉地骑车，甚至骑行速度不到每小时 10 英里（约 16 千米），就能达到这种运动强度。达到高强度运动水平的临界值为 6 梅脱，所需要的骑行速度也并不快。一些图表显示，每小时骑行 12 英里（约 19.3 千米）就能达到这种强度。如果你突然向绿灯发起冲刺，或者骑上一个陡峭的山坡，那么你的运动强度将达到 10 梅脱，甚至更多。

即使你慢悠悠地骑车，特别是当你骑上各种坡路时，你很容易就超出了中等强度的运动水平。正如一位公共卫生学者对我半开玩笑地说，步行和骑行的区别在于，任何人在步行的时候都可以偷懒，以大约 2 梅脱的速度慢悠悠地步行，但如果你骑得这么慢的话，你可能会摔下来。

为了弄清楚经常骑车通勤的运动强度，我决定找一名测试对象来帮忙，那就是我自己。在新型冠状病毒暴发之前，我每周都要骑行 4 次或 5 次，往返于伦敦南部的住所与威斯敏斯特之间，两地相距 3.5 英里(约 5.6 千米）。没有人会把这种通勤方式当成一种体育运动或者锻炼。我骑行用的自行车虽然笨重但很实用，车头有一个巨大的、可以用来放包的车筐。我在骑行时会穿着职业装，因为这样一来，我不仅可以省去换衣服的麻烦，还不用去体验议会大厦媒体飞地中的那间通常卫生状况欠佳的男士浴室。

因为我在英国实施封锁政策后才收到借来的运动手表，所以我骑行往返的时间不得不与政府规定的、可以外出进行日常锻炼的时间保持一致。为了保证测试尽可能准确，我甚至把公文包放在了车筐里，因为我需要确保骑行时的速度不会让我出太多汗。这款手表内置卫星定位系统，它不仅可以测量距离和速度，还可以追踪我在往返过程中的心率。结果很有启发性，尤其是骑行可以在与我的预测相差无几的时间内把我送到目的地。这次去程的用时为 17 分 22 秒，回程的用时比去程刚好快了 3 秒。这可以说明，骑行的时间是可以预测的。

就骑行给健康带来的好处而言，运动手表上的心率数据表明，我在往返途中几乎一直在做中等强度或高强度的运动。这款由美国佳明（Garmin）公司制造的手表，能够根据一个人的最大心率将其体力消耗分成五个"区"。该公司提供的示例图显示，即使是一区，活动强度就已经达到了最大心率的 50%～60%，但官方仍然认为这属于中等强度。为了谨慎起见，我把我的一区排除在外，将二区看作中等强度活动（最大心率的 60%～70%），强度在三区及以上的运动属于高强度活动。即便如此，相关数据也令人感到满意。我在往返途中进行了总时长约为 5.5 分钟的中等强度运动，以及超过 25 分钟的高强度运动。

前面几章的内容提到过，保持健康所需的中等强度的建议运动量是一周运动 5 次，每次半小时，而高强度的运动量可以减半，也就是一周运动 5 次，每次只需要运动 15 分钟。我在通勤过程中的运动量几乎相当于两次高强度的推荐运动量。骑行这项活动既有趣又可靠，可以作为一项不错的补充运动。

当然，这只是一项样本量为 1 的研究，研究对象与研究员是同一个人。有一种观点认为，作为一个骑车多年的人，即使是在试图避免出汗过多的情况下，我也比普通人更有可能竭尽全力。我不得不承认，在那天返程的最后一段路上，我试图跟上一个骑着轻型自行车的年轻人。然而，这也是骑车通勤的好处之一，那就是你有时确实比你预想的要更加努力。

最后还有一个问题，那就是这种常规的健身方式能够给健康带来多大的益处？关于这个问题，运动手表可以做出回答。因为根据它提供的关于静息心率的数据，我们可以得出一周的平均心率。通过这款手表，我知道了自己在写作时的心率是每分钟48次，这是一个相当宽泛的衡量指标。但一般来说，除非一个人经常运动，否则静息心率低于60的情况很少见，因此这是一个很好的迹象。

在我听起来过于自满之前，我必须介绍另一种衡量方式。在英国实施封锁政策之前，我在罗汉普顿大学的运动科学系对自己进行了更加严格的测试。罗汉普顿大学是理查德·麦肯齐博士工作的地方，我们在第2章中见过这位研究人员的名字。这是一项关于VO2 max的测试，测量最大摄氧量。该数值是以每千克体重每分钟吸入氧气的毫升数表示的，尽管这种衡量指标在学术界备受争议，但它依然被认为是有氧运动的一个很好的衡量标准。

最大摄氧量的测试是通过所谓的"斜坡测试"完成的，测试的过程并不舒适。在测试时，你的身体所承受的压力会越来越大，直到你气喘吁吁地选择放弃。我的测试是在一辆固定的脚踏车上进行的，随着时间的推移，我不得不越发用力地踩脚踏板，全程戴着一个与机器相连的、湿漉漉的面罩。由于那时我的肺部受到轻微的感染，所以这项测试对我来说并不容易。是的，我可能很早就开始找借口了。

结果出来了，我得了40分。对我的年龄来说，这个分数把我划分到一个介于"良好"与"优秀"之间的级别。但我还是感到很失望，这是为什么呢？因为我在几年前做过同样的测试，并且得了53分，这个分数可以划分到"卓越"的类别。那时我仍在报社总部（而不是国会大厦）工作，因此我骑车通勤的时间大约是现在的两倍。除此之外，我还参加了其他的体育活动，比如游泳。

这或许是以一种特别的方式为人们敲响了警钟。是的，所有的证据都表明，即使相当短暂的日常通勤，也能给我的健康带来难以估量的好处，并且使我明显比绝大多数的中年男性更健康。但是，正如我们在前面几章中看到的，一个人似乎可以不断从身体活动中受益，受益自然是越多越好。在你把像骑车这样的活动融入日常生活之前，你可能不会考虑类似的方式。一旦你这样做了，你就会变得有点上瘾。

这时候，可能有怀疑论者会说：如果你死于运动，那么即使最大摄氧量达到了"优秀"甚至"卓越"的程度，又有什么用呢？在英国，骑车人数较少的最主要原因在于道路不够安全，尤其是人们感知到的安全。这种担忧是完全可以理解的，而且运动水平较低的很大一部分原因也正是出于这种担忧。但与此同时，人们不能过度担忧，而是要考虑当下的时代背景。

正如我们在本书开头所看到的，英国每年估计有 10 万人因为不活跃的生活方式所导致的健康问题而过早死亡。[8] 相比之下，在同一时期，英国大约有 100 个骑自行车的人死于交通事故。[9] 是的，其中一部分原因在于骑车的人数相对较少，然而死亡人数可以而且本该更少。要想进行准确的评估会比较困难，但最恰当的估计表明，在荷兰骑自行车的安全性要比英国高出 3~4 倍，[10] 因为荷兰有绵延数千千米的自行车道以及对自行车友好的道路文化。

尽管如此，危险依然存在。英国政府提供的数据表明，平均每骑行百万英里就会发生一起严重的伤亡事件。荷兰学者在 2010 年的一项研究中试图衡量骑行带来的好处（如改善空气状况等）以及存在的风险（如车祸等）。荷兰拥有绵延数千千米的安全自行车道，正如你能预料的那样，荷兰的大多数民众都非常坚定地支持骑行，相关的收益与风险的比例为 9∶1。即便考虑到英国的道路对骑自行车的人来说并不安全，但这一比例也只降到了 7∶1，这说明收益是远远大于风险的。[11]

然而，要说服人们骑自行车，需要的不仅仅是引用几个统计数字。英国学者雷切尔·奥尔德雷德（Rachel Aldred）教授是研究人们为什么骑/不骑自行车出行的顶级专家，她在一项创新的研究中试图将因骑行而伤亡的人群从那些有过骑行经历的人群中区分开来。这项研究的标题非常形象，名为《九死一生》（Near Miss Project）。这项研究要求英国各地的参与者选一天骑自行车，然后在网上写一份日志，记录发生的事情。超过 80% 的参与者都写下了至少一次可怕的经历，从擦身而过的超车到更严重的事件。根据记录，人们平均每周就会遇到一次"非常可怕"的事件，其中绝大多数的事件与司机的行为有关。[12]

即使在这种情况下，经常骑行也会给人们带来难以置信的健康红利。许多人购入自行车是为了每天都能使用，但是当司机驾驶着机动车，以每小时 40 英里（约 64 千米）的速度与他们擦身而过后，他们便放弃了骑行。尽管骑行和步行面临的主要障碍不同，但步行的情况也是如此。在英国，每年有 40 多名行人在人行道上死于车祸，这是事实。[13]此外，英国是近年来行人受伤数量有所增加的少数几个欧洲国家之一。[14]正如我在本书或多或少强调的那样，几乎在身体活动的每个领域，都有比个人意志力和动力更重要的因素在起作用。

邀请或排斥

那么，我们是如何走到今天这一步的呢？扬·盖尔自称是"反驾车人士"和"反现代主义者"，这两个称谓就可以说明问题的所在。这是因为人们在"二战"后规划城市的重建工作时，更加关注的是小汽车与各种建筑，于是出现了精心规划但缺乏生机的城市。在大学毕业3年后，盖尔作为拥护新共识的新面孔出现在大众的视野中。回想起来，其中一份最具负面影响的出版物出现在那时的英国。这份出版物名为《城镇交通》（*Traffic in Towns*）[15]，首次出版于1963年。虽然这只是一份规划报告，却取得了非凡的成就。由于这份报告非常受欢迎，后来还以平装书的形式发行过。这份由工程师兼城市规划师科林·布坎南（Colin Buchanan）撰写的报告虽然对汽车使用量的增长表示担忧，但他认为这是未来的趋势，因此必须修建更多的道路。布坎南曾短暂地考虑过修建自行车道，但最终否定了这一想法。他说，几年后是否还会有很多人骑自行车，这是个"未知数"。

当时，欧洲各国以及美国都支持发展汽车文化，为了修建城市高速公路和环路，整个城市的历史街区都被夷为平地。机动车的大量涌入导致主动出行减少，驾驶着机动车的新手司机们与那些未受到任何保护的、勇敢地穿过街道的行人交织在一起。因此，死亡人数大幅增加，少数几个国家对此进行了反击。在20世纪70年代初期，一位著名的荷兰记者因为其年仅6岁的女儿在骑自行车上学时被一名超速驾驶的司机撞死，发起了名为"停止谋杀儿童"（Stop de Kindermoord）的行动[16]。受到这次行动的影响，荷兰出现了非暴力反抗运动，这也是历届政府重塑国家道路的直接原因。在晚些时候，丹麦也发生了大规模的抗议活动。

然而，在大多数其他国家，布坎南关于人们只将小汽车作为城市交通工具的设想在很大程度上得以实现，这对人们的身体活动产生了一系列影响，但并非所有影响都是显而易见的。2007年，一项研究就澳大利亚阿德莱德市的各个街区对步行的友好程度进行了评估。研究发现，即使将其他因素考虑在内，生活在不利于步行的街区中的女性看电视的次数要明显多于那些生活在有利于步行的街区的女性。但是，该研究在男性中没有发现同样的情况。作者指出，这种差异可能与一些因素有关，比如男性对不利于步行的街道中存在的交通危险不太关心。[17]

墨尔本的一项研究发现，孩子们选择步行或骑车上学，而不是由父母开车接送的一个重要因素是一个街区是否适合步行或骑行，而这反过来又在很大程度上影响了他们在生活的其他方面是否活跃。[18]

那么，什么样的街区才会让人们愿意放弃驾车出行，甚至选择步行或是骑自行车去公交车站或者火车站呢？答案涉及最实用的建筑方式和更深奥的东西，几乎介于哲学和激进主义之间。

例如，扬·盖尔的建筑事务所位于韦斯特布罗加德（Vesterbrogade）街道，这是哥本哈根市中心最繁忙的街道之一。当我走近他的办公楼时，发现外面挤满了机动车。但机动车道的两边是用路缘隔开的、宽阔的自行车道，再上一个台阶后就到了人行道。道路中间是一条狭窄的、用鹅卵石铺设成的中央隔离带，允许行人一次穿过一条车道。

盖尔希望行人能够随意在城市中漫步，而不必特意多走200米去专门的人行横道上等待。他对必须按下按钮才能激活行人绿灯的理念感到特别愤慨，虽然这种理念在英国很普遍，但在哥本哈根鲜为人知。

"过马路是行人的权利，"他生气地说，"这不是你需要申请才能得到的权利，只有在英国，以及像印度和澳大利亚这种英国人居多的地方，你才会听到这种理念。如果你拥有的是一个充满活力、美好的城市，那么你应该可以随意过马路，这就是为什么哥本哈根的道路会有中央隔离带。"

盖尔的口头禅是城市环境应该"邀请"人们骑行或步行，并让这类出行方式变得明显且有吸引力。《交往与空间》一书通过一系列的选择阐明了这一点："集中还是分散；综合还是分离；邀请还是排斥。"这本书敦促读者按照传统目标重新构想城市，让城市成为一个人们可以漫步的地方。在这样的城市中，与他人的相遇通常是自发的和偶然的，当孩子们看到他们的朋友在外面玩耍时可以安全地参与其中。这本书还强调了人类的本能，即对他人感兴趣。书中提到的一项有趣的研究讲述了研究人员本想调查在 Strøget（哥本哈根的主要商业步行街）大街上有多少行人会将目光投向沿街的各种橱窗陈列，结果发现最受关注的是有工人在施工的建筑工地。因此，"人"才是人们的兴趣所在。"建筑物之间的生活是一个自我强化的过程，这也有助于解释为什么许多新的住宅开发项目看起来如此空寂、没有生机。"这本书解释说，"可以肯定的是，很多事情仍然在发生，但人与活动在时间和空间上都如此分散，以至于个人活动几乎没有机会聚在一起，从而发展成规模更大、更有意义、更吸引人的群体活动。"[19]

多年来，盖尔在重塑城市时巧妙地逆其道而行之。他通过在莫斯科所取得的成果，向人们展示了更加人性化的城市环境是如何改善人们的活动方式以及互动方式的。他告诉我，这座城市可以证明，为人们提供有效的公共空间有助于催生一个成功城市中固有的各种意外互动，而这些意外互动正是许多新恋情的催化剂。如今，官方认为是他拉开了莫斯科婴儿潮的帷幕。

相关措施的很多实践细节都可以在《柔性城市》（*Soft City*）[20] 一书中看到，这是现任盖尔建筑事务所的创意总监大卫·西姆（David Sim）最近出版的一本书。西姆在书中展示了许多令人向往的宜居城市的示例照片，并解释了空间的重要作用。但在这本书中几乎找不到英国城市的影子，尽管西姆是英国人。西姆在该书中指出，在这些空间中，人们可以凭直觉行走，并且自发地交织在一起。因此，楼宇周围应该是一个可以进行公共活动的区域，而不是一个不属于任何人的多风腹地。这些楼宇应该为行人提供方便进出的多个入口，而且一层应该布满咖啡馆和商店，而不是空荡荡的办公室，这样人们才有理由聚集在一起。此外，应该慎重考虑修建单行道，不仅仅是因为单行道上的车流速度更快，还因为公共汽车不能在同一条道路上双向行驶，进而失去公共交通的直观感觉。

该书提到的一条指令可以有效地推广步行：人行道应该是连续的，在路口处自动拥有路权的应该是行人，而不是转弯的小汽车。这本书问道：为什么主干道上的行人必须在路口处等候通行，而同方向行驶的车辆却不必如此？这是一个关于是否公平的问题。

在英国，大曼彻斯特（Greater Manchester）可能是最雄心勃勃的地区。为了推广更加活跃的生活方式，该地区计划在未来几年内修建长达 1000 多千米安全、连续的步行和自行车路线。克里斯·博德曼（Chris Boardman）是该项目的负责人，在呼吁为人们每天的骑行创造更好的条件之前，他是奥运会和环法自行车赛的车手，后来成立了一个非常成功的自行车公司。2017 年，在大曼彻斯特市市长安迪·伯纳姆（Andy

Burnham）对如何改造这座城市进行了简单的介绍之后，他被这个改造项目所吸引，结束了听起来很愉快的半退休生活，成了该项目的负责人。

虽然近年来大曼彻斯特在市中心新建了许多步行广场和商业步行街，但这里仍然有纵横交错的马路，交通拥挤，并且被一条繁忙的环路所包围，其中一部分是建于 20 世纪 60 年代的经典城市高架道路曼城大道（Mancunian Way）的组成部分。我与博德曼见面的地方是一家热闹的咖啡馆，这家咖啡馆位于其中一个新建的广场上，距离他所在的办公楼只有几步之遥。博德曼解释说，我们的目标是建成一个由自行车道和步行路线组成的道路网，也就是像扬·盖尔说的那样，"邀请"人们来使用这些路线。"如果你把一个曼彻斯特人带到丹麦或荷兰的街道上，问他们'你和你的孩子们更喜欢哪里'，他们会说，'当然是这里'。"博德曼说，"谁不会选择这里呢？所以我们为之努力的目标是没有问题的，问题在于我们如何才能实现这个目标。"

博德曼希望人们在驾车通勤时能够看一眼车外那些骑行或者步行的人，然后认定骑行或者步行是一个更好的解决方案。"不仅仅是安全问题，"他说，"这必须看起来很简单。如果这不是最简单的解决方案，或者至少像他们现在驾驶汽车那样简单，那么他们为什么要做出改变呢？"博德曼为规划新的骑行和步行路线提出的所有方案的原则都是"看一个正常的 12 岁儿童是否可以使用"。他指着座无虚席的咖啡馆说："这个出行方案必须适用于这个房间里的所有人，不论是一个 12 岁的孩子，还是退休的老人或者其他任何人。"[21]

从某种程度上来看，如何实现这种变化属于城市设计领域的问题，这稍微超出了本书的范围。但最重要的是要记住，事实证明，实现这种转变并不是痴人说梦，而是肯定可以做到的。英国的城市规划者只需将目光投向北海对岸的哥本哈根或乌得勒支等地。乌得勒支自诩为荷兰最人性化的自行车城市，其市中心约60％的出行方式都是骑自行车。[22] 几十年来，这些地方一直在规划更好的骑行和步行路线。其实无论你将目光投向哪里，为了实现转变而采取的举措几乎都是一样的。

其中一个基本的举措是在车流较快的繁忙街道上，为骑自行车的人提供一条可以对他们起到保护作用的路线，也就是一条安全、连续的隔离车道，比如在十字路口设置自行车专用交通信号灯，这可能是更直接的方式。在较狭窄的道路上，尤其是社区的小道上，则需要通过巧妙的街道设计、有效的监管以及借助多年来交通文化的改变，将机动车的驾驶速度大幅降低到每小时不超过20英里（约32千米），最好可以更低。荷兰的一些社区在街道上张贴"汽车是客人"的标语充分说明了这一点。

与此同时，必须采取相关措施使城市中短距离的驾车出行变得不再那么容易（也许一些英国政客会对这类措施感到些许恼火）。一种常见的措施被称为模式过滤，也就是设立汽车专用道，并用护柱将汽车专用道与骑行道以及人行道隔离开来，使骑自行车的人和行人可以畅通无阻地通行。这样一来，骑自行车去当地商店可能需要10分钟，而开车需要更长的时间，这会促使人们变得活跃起来。此外，车流量的减少也会使街道更适合步行和玩耍。

与扬·盖尔的方法一样，这种非常实用的工程措施必须与更普遍的看待事物的不同方式相结合。荷兰政府的官方道路设计手册是一本长达388页的世俗圣经，适用于那些推动主动出行的人，[23] 这本手册基于一种名为可持续安全的整体概念（duurzaam veilig），其原则之一是由于人都会犯错误，所以他们周围的基础设施应该有适当的宽容度。当你尝试说服未受保护的人们走出两吨重的金属车厢时，这一点无疑也起着非常重要的作用。

这样说来，似乎一切都是显而易见的，并且相当容易实现。然而，许多国家仍然无法做到这一点。举个例子，欧洲大陆的许多城市通过在每个路口画斑马线的基本干预措施，使行人可以不间断地穿过小街，从而实现了大卫·西姆提出的解决方案。克里斯·博德曼想在曼彻斯特采取相同的举措，但当我与他交谈时，他正在为打消中央政府的疑虑而努力，因为这种措施从未应用在英国的道路上。尽管博德曼指出，这种做法在英国已经存在，几乎在每个超市的停车场都可以见到。

关于汽车的战争

在任何关于推动主动出行的讨论中，总有人会大声地问道："啊，那我的祖母怎么办？不管去什么地方她都要步行或者骑自行车吗？"一个略显老套的回答可能是，如果这位祖母住在荷兰，那么她很可能会这样做，因为荷兰老年人中骑自行车出行的人数很多，65 岁以上的老年人中，几乎有 1/5 的人每天都骑自行车。[24]

这里需重申一下之前的观点，没有人会主张完全禁止使用汽车，只是希望驾车不再成为短距离出行的默认选择，而短距离出行在英国占了绝大多数。不到 1.6 千米远的行程占据了所有出行的 1/5，这种距离很容易通过步行和大约五分钟的骑行完成。然而，在这种短途出行中，有 20% 是通过驾车完成的。在所有不到 3.2 千米的行程中，大概 40%

的行程是人们驾车完成的。[25]

上述的这些情况都说明了在日常出行中还有额外的空间留给身体活动。再举一个例子，人口普查数据告诉我们，英格兰和威尔士几乎有一半的通勤行程不到 3 英里（约 4.8 千米），每天出行的人次约为 2000 万。[26] 想象一下，即使只有 10% 选择步行或骑自行车作为通勤方式，那么就有 200 万人达到每周运动 150 分钟（甚至更多）的中等强度推荐活动量，这将给人们的健康带来惊人的好处。在之前提到的 2012 年版《柳叶刀》中关于不活动的一篇论文里，作者分析了早期丹麦的研究数据。通过计算发现，在这个自行车友好的国家，如果目前所有不骑自行车的人都开始骑自行车，那么这将防止每年 12 000 人因健康状况不佳而过早死亡，而在马路上因为交通事故而死亡的人数约为 30 人。[27]

对于那位假想中的祖母来说，她可以购买一辆电力辅助自行车，或者可以称之为电动自行车。这是一项相对较新的发明，可能会极大地改变人们的出行方式，尤其是对那些路程更远或者路况更艰巨的出行人士，或者是那些不适合使用传统自行车的人。如今，电动自行车在一些国家非常受欢迎。在荷兰，这种自行车的销量约占该国所有新自行车销量的 40%，[28] 备受老年骑行者的欢迎。各种研究还表明，电动自行车对那些传统上认为自己不是自行车手的人特别有吸引力。另外，电动三轮车或电动手摇车也能给残障人士带来好处。

在英国，仍有少数人认为使用电动自行车可以算作一种作弊行为。不过，一个事实是，电动自行车并不是完全靠人力驱动的。即使有 250 瓦的电机功率限制（根据英国法律，最高时速不得超过每小时 15 英里，约 24 千米），电动自行车在骑行过程中比较费力的部分——如上坡或在交通灯变绿时起步——也能为骑行者提供特别的帮助。这就是它们能够有效地说服人们离开汽车的原因。人们在穿着便服、骑电动自行车通勤的时候不必气喘吁吁、汗流浃背。它们又不等同于电动轻便摩托车，你仍然需要踩踏板。此外，电动自行车通常能够调节电动动力的大小。随着人们身体状况的提高，可以减少这种动力。

许多研究表明，骑电动自行车仍然需要耗费大量的体力。2019 年的一份研究论文在对欧洲 7 个城市的一万名参与者进行研究发现，那些骑自行车的人和骑电动自行车的人每周累积的运动梅脱分钟数大致相同。虽然那些骑电动自行车的人运动量较少，但他们平均每天骑行的时间是骑自行车人的两倍。该研究确实发现，虽然骑普通自行车的人转而骑电动自行车，总体上讲梅脱分钟数会变少，但这大约是人们从汽车或者公共交通工具转向电动自行车所获得的梅脱分钟数的 1/4。"该数据表明，电动自行车的使用有助于显著提高身体活动水平。"这个跨欧洲研究团队总结道。[29]

阿什利·库珀（Ashley Cooper）是布里斯托大学身体活动和公共卫生学教授，几十年来他一直在研究让人们在日常生活中运动的方法，他说使用电动自行车"可能是我做过的最好的身体活动干预措施"。库珀在假期尝试了电动自行车后感到非常兴奋，他设立了一个项目，将电动自行车借给一群 2 型糖尿病患者使用，想知道这些电动自行车能否帮助患者们变得更加活跃。结果非常鼓舞人心，他解释说："我们发现大多数人都合理地使用了这些自行车，而且在研究结束时，18 人中有 14 人实际购买了这些自行车，人们似乎真的喜欢这种骑行活动。我们在测量了人们的心率后发现，骑电动自行车实际上比步行更能消耗体力。尽管它显然没有普通自行车消耗的体力多，但也可以作为锻炼的一种方式，是进行中等强度活动的好方法。"[30]

电力辅助技术也有助于将更多的身体活动带回到工作场所中。电动自行车变化最快的领域之一是货运自行车，即使是相当小的电机也可以帮助骑手将负载提高到数百千克。在一些城市，这种货运自行车正越来越多地被用来取代面包车，用于所谓城市配送的最后一英里，也就是从城市配送站到人们的收货地址。

同样，这些创新往往也依赖于足够安全的街道。考虑到像英国这样的国家在此方面的落后程度，这可能会令人沮丧，而且它不仅仅是人口稠密的大城市的问题。几年前，我参观了欧登塞，虽然它是丹麦的第三大城市，但大部分人都住在郊区。这里的人口通常在20万左右，大部分人住在独栋的房屋中，通常拥有一个车库和一辆车。最近的统计数据显示，经过数十年的努力，大约350英里（约563千米）长的自行车道和120多座自行车专用桥使欧登塞这座城市成为一个非常受欢迎的骑行场所。当我在那里的时候，市政府官员自豪地告诉我，超过80%的孩子骑车上学，这个数据令我感到非常惊讶。由于这里的居民普遍认为现在的街道非常安全，所以官方建议孩子们在6岁的时候独立骑车上学。[31]

即便事情也许会有转机，但我们在英国只能梦想拥有这种对运动友好的城市景观。当我在撰写这本书时，也就是在英国因新型冠状病毒疫情实施封锁政策的这段时间发生了许多事情，其中一件是新政府在计划如何让民众既能重返工作岗位，又能在通勤的时候保持一定的社交距离。据估计，公共交通的运力可能会减少90%，而且政府担心如果所有人都开车的话会造成交通拥堵。政府的部长们赋予地方当局开辟临时自行车道、拓宽人行道的新权力，并颁发了指令：如果你能走路或骑自行车上班，那就这么做吧。

这会引发新一轮主动出行的热潮吗？只有时间会证明一切，但英国在此类问题上的记录并不乐观。当我们聊天时，扬·盖尔礼貌地对我的祖国表示了同情。他指出，英国没有一座城市进入过各种杂志中关于世界最宜居城市的排行榜。他开玩笑说："我总是说，伊丽莎白女王必须受过交通工程的教育，才能统治这样一个国家。"

我们的谈话时间比预计的要长得多，就在我离开之前，盖尔翻了翻一个文件夹，递给我一张纸。这是一张霍布罗（丹麦日德兰半岛上的一个小镇）的一个小型住宅开发项目的街道平面图，他的同事们一直在为该项目的开发提供建议。盖尔向我展示了这个住宅区的设计将会如何提高居民的活动水平。虽然这片住宅区的内外都建有马路，但这里有由人行道与自行车道交织成的道路网，可以使人们的出行变得简单快捷。随后，盖尔指出了这个开发项目中一个容易被人忽略的地方：所有的停车位都集中在住宅区的一边，而公共交通工具在另一边。这片住宅区位于一座小山上，如果人们想要驾车出行，那么他们就必须爬上山坡去停车场取车，而公共交通工具则位于山的下坡处。这种设计表明，为了让人们更积极地参与活动，盖尔的同事们做出了很多努力，甚至还借助了地心引力。

隐藏的楼梯

然而，这场因建筑设计问题而引发的不活跃危机不仅存在于盖尔所说的建筑物之间，还存在于建筑物的内部，特别是像办公室、商店和酒店这样的公共场所。正如开篇简单提到的，其中一个最能说明建筑环境不利于人类活动的例子是隐藏的楼梯。

我喜欢使用楼梯，部分原因是我有点不喜欢电梯。遗憾的是，这种偏好是要付出代价的。像大多数喜欢使用楼梯的人那样，我可以举出无数个例子，比如在酒店或者办公室的走廊里徒劳地寻找"消防出口"的指示牌，更不用说有几次我意外触发了警报，或者发现楼梯间的门只能从外面打开，把我困在一个没有窗户、被荧光灯照亮的混凝土炼狱里。当我第一次前往本书的出版商，也就是西蒙与舒斯特出版社位于伦敦的办公室去讨论想法时，我发现要想在这座建于20世纪70年代的办公楼中找到消防楼梯是一件非常困难的事情，以至于即将成为本书编辑的弗里塔不仅要引导我上楼，之后还要把我领下来。难怪当我第一次走进办公楼时，一眼就能看到亮闪闪的电梯。

关于楼梯架构方面的话题可能不会让你在派对中赢得听众的关注，但是这个话题要比听上去有趣得多。关于为什么建筑物中的楼梯通常都是狭窄、阴暗、不美观，并且很难找到，我咨询了专家。一个浅显的回答是，这些楼梯主要是作为消防楼梯来使用的，这在一定程度上决定了设计。在建造消防楼梯的同时也可以建造另一种更受欢迎的楼梯，但是这样做会增加成本。

关于这个问题，丹麦建筑事务所BIG（Bjarke Ingels Group）驻纽约的合伙人里昂·罗斯特（Leon Rost）提到了另一个原因，与办公室尤为相关：此类建筑之所以会采用这种设计方式，是为了在有需要的情况下可以将各个楼层单独出租。如果每个楼层都设有前厅楼梯的话，那么这会降低出租的灵活性，进而影响利润收入。

幸运的是，罗斯特很少需要担心这样的事情，因为他所在的建筑事务所专门为高端客户提供定制化服务，其客户多来自科技行业。目前，他正带领建筑师团队对谷歌位于美国加州山景城的新总部进行设计。这个名为 Googleplex 的新总部充满未来主义色彩，建成之后的办公空间将占地约 20 万平方米，规模庞大，其设计理念之一是鼓励员工尽可能多运动。

除了人行道和自行车道外，用罗斯特的话来说，他们的设计还强调了"通过自然吸引人们从一个建筑到另一个建筑"的必要性。树木和树荫是设计中很重要的一部分，这是基于一种被称为生物亲和力的理念，意味着人类将本能地寻求与自然的接触。罗斯特说，谷歌及其他总部"基本上沿袭了停车场或平淡乏味的景观，因而不会吸引人们在建筑物之间穿行。如果我们能够减少留给车辆的空间，将更多的自然元素融入这些空间中，那么仅凭这一点改变就能让人们活动起来"。

为了确保谷歌的员工可以活动一下身体，建筑师们还想出了一个不那么微妙的计策。谷歌的办公室分为两层，办公区域几乎都在二楼。引人注目的庭院式楼梯连通了一楼的会议室、咖啡厅，以及独立卫生间（除了无障碍卫生间）。也就是说，如果你需要去卫生间，你就得走楼梯。

"桑达尔喜欢这种设计。"罗斯特说。他指的是谷歌母公司 Alphabet 的首席执行官桑达尔·皮查伊（Sundar Pichai）。"他说，'我们得让这些员工站起来，到处走走。除了水，所有的东西都放在一楼'。因为如果楼梯被锁在建筑物里，或者必须乘坐电梯的话，这样会很麻烦，于是我们让这些庭院成为建筑中最棒的体验。"[32]

这样的设计很重要。因为随着时间的推移，当人们在建筑环境中逐渐习惯于不活动他们的身体时，那么即使明显存在一段台阶，也会很容易被人们忽略。一项有趣的研究试图用提醒的方式来改变这种现象。格拉斯哥大学的一个研究小组在市中心的一个地铁站竖起了提示牌，上面写着"保持健康，节省时间，请使用楼梯"。乘客可以选择乘坐自动扶梯，也可以选择在扶梯旁边走 30 级台阶。

他们在对早高峰时段的乘客（不包括携带行李或者推婴儿车的乘客）进行了几周的观察后发现，在提示牌出现的三周内，楼梯的使用率从 8% 上升到了 15% 以上。即使在提示牌被移除的 12 周后，尽管楼梯的使用率呈逐渐下降的趋势，但仍明显高于最初的数字。[33]

毫无疑问，习惯使用楼梯会给健康带来好处。此外，长期的大规模研究也证明了这一点。发表于 2019 年的一篇论文使用了研究时间长达数十年（相关研究方法是由拉尔夫·帕芬伯格开创的）的哈佛校友健康研究中的部分数据。该研究发现，在排除其他活动的情况下，经常爬楼梯的人（每周爬楼梯不少于 35 段）在研究期间的死亡风险要比不经常爬楼梯的人（平均每周爬楼梯不超过 10 段）低 15%。[34]

宏伟蓝图

将身体活动融入建筑规划中的想法已经开始超越关于楼梯设计的思考，甚至有时还会以令人震撼的形式出现在大众的视野中。阿迈厄发电厂（Amager Bakke）位于哥本哈根市中心以东，是一座由 BIG 设计的、规模庞大的垃圾焚烧发电厂。这座发电厂也被称为哥本山（Copenhill），建有一个巨大的倾斜屋顶，上面是干燥的滑雪场以及向公众开放的徒步小径。这座建筑从远处看起来闪闪发亮、科技感十足，其斜坡屋顶上还有一个冒烟的烟囱。当我去拜访扬·盖尔的时候，这个地方刚刚开放。于是，我从哥本哈根众多的公共自行车中租借了一辆，想骑车过去看看这栋建筑。到了以后,我沿着陡峭的、布满岩石的小径走到了 125 米高的"山顶"。在这里,可以看到滑雪者们在倾斜的人造绿色滑道上滑行。穿戴好所有设备在斜坡上滑一小时大概需要花费 20 英镑,即便按照滑雪的标准,这个价格也相对便宜。尽管没有人会把它误认为是某项日常活动,但这座建筑的出现表明了一种可以实现的愿景,这是一件相当了不起的事情。

丰田公司委托罗斯特以及 BIG 建筑事务所参与了一个雄心勃勃的项目,尽管目前这个项目还处于设计阶段。近 90 年来,丰田公司一直致力于生产性能可靠、价格实惠的汽车,在"帮助"我们迈向一个不活跃的世界中产生了重要的影响。

这家日本汽车制造商委托 BIG 帮忙设计的不仅是一座人性化的建筑,还是一座完整的迷你都市。这个建筑项目有一个略微拗口的正式名字,叫"丰田编织之城"(Toyota Woven City)。该项目计划在日本富士山附近建设一个占地 175 英亩* 的社区,该社区将成为 2000 多位居民的家,同时也是解决城市问题的试验场,比如放弃使用私家车,这样一来,居民在出行的时候就可以选择其他更加活跃的方式。

这里的道路分为三种,分别是汽车专用道、行人专用道,以及一种供自行车和其他类型车辆(用当前的流行语来说就是"微机动车",如电动摩托车)使用的道路。街道越是以人为本,自然元素就会越多,从而吸引人们放弃使用汽车。另外,诸如垃圾处理和货物搬运等日常物流将被移至地下。这是迪士尼乐园率先提出的解决城市问题的方案,主要利用人工智能和机器人来完成这项工作。值得一提的是,为了测

---

* 1 英亩 ≈ 4046.9 平方米。

试自动驾驶这种交通方式是否可行，这里所有的小汽车都将采用自动驾驶模式。虽然包括丰田在内的几家汽车制造商都对这种交通出行方式充满信心，但人们发现，这种方式很难应用在真实的道路上，因为道路上经常会有很多（自动驾驶系统难以识别的）随意移动的小型物体，比如行人和自行车。

罗斯特热情地向我讲述了这些计划，并真诚地希望它们能让城市变得更受欢迎、更具包容性。尽管这些计划给我留下了深刻的印象，但并没有让我完全信服。历史也许会证明我是错的，但是如果身体活动在未来城镇中成为一种常态，我不确定科技、机器人和自动化是否会成为主要因素。

几年前，我与 Sidewalk Labs 的一位高管进行了一次长谈。Sidewalk Labs 是谷歌的姊妹公司，寻求利用科技重新设想城市未来的运行方式。在这次谈话中，我们探讨了无人驾驶的汽车是如何影响主动出行的。无论什么时候，无人驾驶都被自信地宣传为距离普及只有一步之遥。在强调预测即猜测的同时，他设想了这样一个场景：自动驾驶汽车将人们从遥远的郊区带到市中心，但将距离人们的办公地和住所差不多半英里的路程留给骑行和步行等方式。同样，我也不太确定这种场景是否能够实现。但毫无疑问的是，一场城市交通革命即将发生，也许比大多数人意识到的要快，并且可能会通过不同的方式。

最可行的方案——当然也是英国和其他地方的政府大力推动的方案——是用电动汽车简单地将汽油和柴油汽车取而代之。如果不把轮胎和刹车磨损造成的有害颗粒物的扩散考虑在内的话，这将有效阻止废气污染。但好处也就止步于此了，尤其是从身体活动的角度来看。

克里斯·博德曼坚持认为，改变得还不够多。"电动汽车是我们最大的威胁，"他告诉我，"政府的高级官员们还没有听说过这种观点，因为电动汽车不会污染环境，这是一件好事。但意想不到的后果是，你并没有真正让人们做出改变。人们的健康状况没有得到改变，交通拥堵问题没有得到改变，道路上的危险依然存在。我开电动车，电动车没有任何问题。但这并不是答案，而是问题的一部分。"[35]

除此之外，还存在另一种可能性：也许从长远来看，城市中的私家车将几乎消失。但是什么样的出行方式会将其取而代之呢？像步行、骑自行车、乘坐公共交通以及偶尔乘坐出租车或者拼车这种出行方式是否是人们所期望的健康出行方式的组合？或者，如果技术上的难题最终得以解决，那么由应用程序控制的、使用极其方便、价格更为低廉的无人驾驶汽车是否会取代优步（Uber）？然而，如果采用这种出行方式，人们甚至都不需要费点力气踩踏板或转动方向盘，因而体力消耗甚至比开车还要少。

除了像"丰田编织之城"这种稍微带有主题公园风格的模式之外，还有另一种模式。弗莱堡是德国西南部一座以宜居著称的小城市，沃班则位于这座城市的郊区。沃班曾是一个军事基地，多年来只有棚户区居民住在那里。20世纪90年代末，沃班被选为可持续的、社区为主导的生活试验地点。它的设计和理念是由居民制定的，他们选择了一个被绿色空间环绕的低层公寓楼的布局。最激进的想法是：完全摒弃汽车，甚至是停车场。

根据城市的法律，必须提供一些停车场。不过，车位都集中在开发项目的边缘，因此很少有人使用。相反，绝大多数人依靠步行、骑行和毗邻的有轨电车进入城市。没有了汽车，尤其是停放的汽车，便可以为包括儿童在内的居民提供安全的日常活动空间。

沃班的照片看起来非常吸引人，我计划在那里为这本书进行最后一次研究旅行。我希望带上我9岁的儿子，看看他眼中的沃班是什么样的。然而，新型冠状病毒疫情破坏了我的各种旅行计划。幸运的是，我与蒂姆·吉尔（Tim Gill）进行了交谈。吉尔是英国作家、研究员，有时还会担任政府顾问，同时也是儿童行动能力和游戏方面的专家，他曾经到访过沃班。"我在2月的某个下午到了那里，虽然天气非常寒冷，但随处可见不同年龄段的孩子们，而且并不是所有孩子的父母都陪在他们的身边，这些人几乎占据了所有可用的户外空间，"吉尔告诉我，"当然，这个空间本身设计得很好，有很多好玩的功能。如果想要真正开放社区，让建筑环境更有利于孩子们进行户外活动，关键在于不要开车。

"如果把汽车看作一种消费品，那么这种消费品不论在金钱还是物理空间上所占据的资源数量都多到令人震惊。像沃班这样的地方表明，只要重新配置社区，人们就能在社区里开始活动。因为（重新配置社区后）整个公共领域就变成了一个有利于社交的、好玩的、受欢迎的空间。"[36]

事关所有人的运动

虽然我对BIG参与打造的所谓"丰田编织之城"项目的可行性持怀疑态度，但该项目所探讨的一个主题非常有趣。打造绿色、友好、无车道路的原因之一是为了让公共领域更加适用于老年人和残疾人士。鉴于日本人口老龄化的速度如此之快，打造这种类型的道路对于老年人来说尤其重要。据估计，从现在开始的十年内，日本总人口的1/3

将达到或超过 65 岁。[37] 罗斯特对我说，丰田社区的设计将会让老年人"觉得自己被邀请来到户外"。他说："这是无障碍设计理念的延续。现在，它被当成一个最低标准，就好比是建筑的黏性或阻力。但是，如果我们把它当作一个最高标准，也就是让户外活动变得非常诱人、令人感到愉悦，从而吸引人们来到户外，将会发生什么呢？"

有一个虽然重要但是经常被忽视的问题是，尽管阻碍人们进行身体活动的设计影响了每个人，但对某些群体来说，这种影响尤为显著。与对老年人和残障人士的关注程度相比，公共空间设计对妇女和女童的歧视也许更容易被忽视。

如果我把为撰写这本书而采访过的所有人都算在内的话，那么其中女性占了大约 40%，或许这一比例会更高。但再看看这一章：你可能没有注意，除了用寥寥几笔顺便提到的雷切尔·奥尔德雷德是女性外，到目前为止提到的所有专家都是男性。也许这是一种巧合，但我认为这凸显了一个更加常见的现象，那就是长期以来，建筑和城市规划领域一直是男性占主导地位。在一些地区，这种情况正在发生改变，但仍有很长的路要走。即使在像 BIG 这样具有前瞻性的建筑事务所中，17 位合伙人中也只有两位是女性。[38]

长期以来，男性一直占据主导地位，这不可避免地对已建成的世界产生了影响。几乎在默认的情况下，全世界的城市设计通常都在迎合男性的需求。几乎在每一个国家，男性往往比女性更活跃，因此这可能不是一种巧合。英国和全球的数据都显示，没有达到最低活动水平的女性比例通常要比男性高出 3~4 个百分点。这种由性别带来的活动水平差异在孩子中表现得更为明显，特别是在青少年人群中。

伊娃·凯尔（Eva Kail）可能是最了解这种差异的人。她在维也纳做了近 30 年的城市规划师，率先指出了不同群体在城市中的出行方式会有所不同，以及这些群体之间经常会出现怎样的需求冲突。为了讲述女性在城市公共空间中的体验，她于 1991 年组织了一场具有开创性的、广受欢迎的摄影展。人们对此反响强烈，因此维也纳开展了一项基于性别的交通工具使用情况调查。结果发现，2/3 的汽车使用者是男性，并且机动车交通在当时的城市规划预算中占据主导地位。此外，选择步行的人群中 2/3 为女性，但城市规划几乎没有考虑行人的利益。

"这对政客们来说真的很有说服力，"凯尔在维也纳告诉我，"当时，没人会探讨行人问题或公共空间问题，但是现在，公共空间是一个非常热门的话题。随之而来的结果是，多年来，我们在拓宽人行道来帮助推婴儿车的人行走和改善行人区的照明等方面做出了很多努力。"

这些举措在很大程度上是由一个新成立的妇女办公室促成的，该办公室成立于 1992 年，由凯尔担任负责人。此外，该妇女办公室还推动了更广泛的城市规划工作，并寻求女性建筑师的加入。"弗劳恩 - 沃克 - 斯塔特"（Frauen-Werk-Stadt）是一个早期项目，也可以称之为女性活动城（Women's Work City），是一个位于城市北部、拥有 350 个单元的住宅区。这个住宅区主要针对女性和家庭而设计，主要表现为这里更适合休闲活动和其他形式的活动，比如为儿童提供安全的户外活动区域，以及通过公寓的窗户可以清楚地看到户外的景色。在此之后，类似的项目接踵而至，其中规模最大的一个项目是阿斯珀恩（Aspern）。该项目位于维也纳的一个郊区，目前正在规划建立一个能容纳 20 000 人的家庭友好型郊区。在那里，所有街道都将以女性的名字命名。

尽管维也纳为城市规划中不同性别的需求问题做出了努力，但凯尔仍直言不讳地说："维也纳需要做的事情还有很多。如果出现利益冲突——在规划过程中，利益冲突不可避免——那就要看哪一方的利益更加重要了。性别策略有点像一个'蓝天白云计划'，如果相关策略不会威胁到很多人的利益，那么也许我们是可以采取这种策略的。"[39]

英国作家卡罗琳·克里亚多-佩雷斯（Caroline Criado-Perez）在其作品《隐形的女人》（*Invisible Women*）[40]一书中强调说，无意识的、固有的性别歧视问题在城市规划中很常见。这本书讲述了一个默认为男性设计，或者决策者为男性的世界会带来什么样的后果。该书的内容非常精彩，但也引发了愤怒。她举的一个例子发生于 2013 年，那年斯德哥尔摩决定改变瑞典首都冬季扫雪机清扫区域的顺序，也就是从马路开始清扫，然后才是人行道和自行车道。但与 20 世纪 90 年代的维也纳一样，这种清扫顺序对这座城市中的女性是不利的，因为她们更有可能步行或者骑车出行。克里亚多-佩雷斯在书中指出，从英国最近几年的公共支出成本中可以看到，英国对马路的投入一直没有什么变化，这显然是因为人们认为驾车才是标准的出行方式。然而，统计数据显示，男性平均每年驾车行驶的路程是女性的两倍。

在现代公共卫生领域中，最为紧迫的一个问题是，许多女孩在青春期时就不再进行体育运动或身体活动。在英国，十几岁的女孩完全不运动或者不活动的可能性比男孩高出大约 10%。[41]这是由各种各样的因素导致的，其中一个因素就是城市休闲娱乐区域的设计问题。几乎所有的休闲娱乐区域都是针对男孩的需求进行设计的，并且使用者也主要都是男孩。如果不是有意进行这样的设计，那么也可能是出于疏忽。

举一个非常贴近我生活的例子，我的姐姐、姐夫以及他们十几岁的女儿住在萨默塞特的一个名为弗洛姆的小镇。在过去 10 年左右的时间里，当地议会耗资 13 万英镑为年龄较大的孩子们建造了 3 个户外娱乐设施：一个滑板公园、一个小轮车赛场和一个多功能运动场，但这些设施几乎都是供男孩们使用的。目前，议会正计划投入更多的资金来整修滑板公园，但我的姐姐正敦促议会重新考虑该计划。她指出，到目前为止，没有任何体育设施考虑到女孩们的需求和愿望，而且议会似乎没有平等地对这些计划进行评估。

维也纳确实已经在思考如何才能让公园和公共体育设施更受女孩们的欢迎，这在很大程度上要归功于伊娃·凯尔及其同事们的努力。因为凯尔表明，要想做到这一点，关键是早期的投入。当被问及城市该如何让女孩保持活力时，凯尔告诉我："这很简单，你只需要和她们交谈，观察她们，问问她们想做什么。"

凯尔说，要想改变因性别而造成的活动差异，其中一种方法是避免建造功能单一、有围栏的场地，比如足球场或篮球场。"我们把它们叫作笼子"，她说，"这真的很像丛林法则，因为在这个'小笼子'里只有一个游戏场地，所以最强壮的人会占据上风。"于是，凯尔和她的同事们建造了一个"W"形场地，其中有很多独立的小型活动空间。这样一来，不同的群体就可以同时玩耍了。除了一扇必须打开才能进入场地的大门，如果能够开放更多的入口，那么产生的变化可能更加微妙。

"在对女孩子进行观察后，可以发现她们明显更胆小，但她们也想看比赛，"凯尔说，"因此需要提供一些座椅设施以及女孩们可以独处的安静角落，这有助于不那么自信的群体参与进来。如果有多个开放的入口，那么较弱势的群体就更容易参与进来。然而，目前这些露天活动场的设计更符合男孩们的兴趣。"

凯尔说，就特定的运动项目而言，维也纳的女孩往往更喜欢打排球或者走绳（slacklines）。"在这些活动中，你可以与对手保持距离，不会与他们有近距离的接触，"凯尔解释说，"这才是女孩们真正喜欢的一点。对她们来说，这也是女孩们的集会和社交活动，女孩们可以三五成群地以半保护的姿势坐在一起聊天，这样一来，她们既可以了解正在发生的事情，又能有一点私人空间。"

至于建设滑板公园，或许这就是弗洛姆以及许多其他英国城镇采取的所谓"性别中立"的措施。凯尔认为这些滑板公园能够反映出城市规划者对有关性别与活动问题的重视程度。"我们仍处于这场讨论的开始阶段，"她说，"滑板公园现在非常受欢迎，它们占据了很多公共空间。但是，这又是一项男性非常感兴趣的活动，也是一项难度系数很高的运动。女孩们有时会很害羞，如果能够给她们提供更多可以单独使用的空间，那就太好了。"

接下来应该怎样做：

对于大多数人而言，能够使他们受益最多的方式是主动出行。想想你的出行方式是什么，你能用步行或骑行代替一些短距离的乘车出行吗？你能骑车上下班或者往返学校吗？在这里可以列出的关于如何让骑行更快乐的建议实在太多了，你可以向已经在骑车的朋友或同事寻求建议。比如，选择在更安静的后街骑行。如果你把手机固定在车把上，许多相关的手机应用软件可以给出详细的骑行规划。

保持苗条还不够：
不运动与肥胖的不同之处

当汤姆·沃森（Tom Watson）第一次下决心让自己变得活跃起来，努力改变他所担心的会让他走向死亡的生活方式时，他是从最基本的运动开始做起的。那时，这位工党议员已经在其所在的政党担任了4年的副领袖。从20多岁起，他的体重就已超标。现在他50岁了，体重大约140千克，并被诊断患有肥胖症。沃森告诉我，他在刚开始实施运动计划的时候尝试多走一点路，并承认在此之前并没有步行的习惯。"以前，我觉得步行5分钟就已经很多了，因为我会觉得这是在浪费时间，"他说，"既然出租车能更快地把你送到某个地方，为什么还要步行呢？我一开始的目标是每天走5000步，但这对我来说是一个相当大的挑战。起初，我尝试从议会走到我住的公寓，但刚走完一半的路程我就会因为体力不支而感到头晕。"[1]

当我再次和沃森交谈时，此时距离他开始运动已经有两年半的时间了。在此期间，他减掉了大约50千克，并换掉了几乎整个衣柜的衣服。即使退出议会后，他也一直很忙碌，因此我们在电话中进行了交谈。当我们通话时，他刚刚离开在伦敦考文特花园附近举办的一场订婚仪式，正大步走向东边3千米外的白教堂，去参加另一场订婚仪式。

沃森说，他现在的目标是每天走12 500步。"一周内我可能有5天都超过了这个目标"。前一天晚上，在伦敦北部与一位朋友共进晚餐后，他花了一个多小时步行回到泰晤士河以南的公寓。"当你在城市中散步时，城市就会向你敞开怀抱，"沃森说，"现在散步对我来说绝对是一种享受，能散步一小时真的太棒了。现在，我与运动的关系已经完全不同了。"

沃森在自传《瘦身》(*Downsizing*)[2]中讲述了他的减肥过程，这本书可读性很强，研究很透彻。正如沃森在这本书中所说，促使他下决心改变生活方式的是几年前的一次聚会。一位他之前从未见过的医生客人告诉沃森，考虑到他的体形偏胖、腹部脂肪较多、皮肤经常出汗并且去厕所频繁，他很可能患有 2 型糖尿病。事实证明这位医生是正确的。随着后来体重的减轻和活动量的增加，沃森的糖尿病病情现在已经完全缓解了。沃森告诉我，在他开始改变生活方式之前，他首先做了"相当深刻的反省"。他说："我确信，如果我不做出改变，那么等待我的只有死亡，时间会让人意识到这个问题的严重性。于是我开始思考：'好吧，如果不想死，我应该做些什么？'"

最终，沃森对自己提出的问题做出了回答，并且这个回答触及了超重和不运动之间错综复杂的关系的核心，本章将对此进行研究。在逐渐变得活跃的同时，沃森还彻底改变了自己的饮食习惯，包括摄入的食物量和食物种类。他戒掉了各种糖类食品和加工过的碳水化合物，并采用所谓的"生酮饮食"(keto diet)减肥法。但这种减肥法需要摄入高比例的脂肪。其支持者认为，这种方法不但可以帮助减肥，还可以改善身体与胰岛素的关系。胰岛素是 2 型糖尿病的核心问题，因此一些营养学家敦促人们谨慎采用这种减肥方法。"生酮饮食"是一种备受争议的减肥法，我不打算提供具体的建议。从某种程度上说，沃森决定采用哪种饮食方式是无关紧要的。更普遍的观点是，身体活动和减肥并不是一码事。是的，经常活动身体不仅有助于保持健康的体重，还可以帮助人们逐渐减轻体重。但是，正如我们稍后所看到的，除非实行相当极端的、几乎全天的运动计划，否则单靠运动并不足以使沃森的身体出现如此巨大的变化。除了经常活动外，还需要减少卡路里的摄入量，比如改善饮食结构、养成健康的饮食习惯等。

说到这里，就要提到另一个关键的问题，也许是本章最重要的一点：减肥在某种程度上来说是次要的，当然在健康方面也是如此。在我们这个对肥胖导致的全球公共健康危机感到担忧的时代，这种说法可能听起来不合乎常理，甚至被当成歪理邪说，不过这并不是说减肥无关紧要。在所有的条件都相同的情况下，那些医生所谓的体重正常的人群的健康状况要普遍好于超重的人群，尤其是当超重的人被诊断患有肥胖症的时候。

但体重并不是衡量健康与否的唯一标准。首先，正如我们马上会看到的那样，由身体质量指数（BMI）这一标准衡量出的体重并不是健康状况的唯一标准。越来越多的研究表明，其他衡量指标，比如腰围大小和体脂的分布，也可以用于判断健康状况。此外，许多研究表明，如果超重的人能积极活动的话，也可以从活动中受益，尽管在严重肥胖的情况下，运动带来的好处往往会减少。最后，一些研究表明，总体而言，比起身材苗条但缺乏活动的人来说，经常活动但体重略微超标的人要更健康，这也许是最具争议的观点。

虽然这种"肥胖但健康"的说法仍然受到一些学者的质疑，但毫无疑问的是，对于超重的人群来说，锻炼身体和其他任何人一样重要，甚至可能更重要。然而，对于已经出现肥胖症迹象的人来说，要想变得活跃起来可能特别困难。正如汤姆·沃森回忆的那样："想象一下，你背着重达50千克的帆布背包，这是很累的，并且你的身体活动也会受到限制。"对于一些想要活跃起来、体重较重的人来说，他们还会在实际生活中面临一些障碍。例如，一些自行车的建议承重为最高120千克，这将把沃森排除在外，并且许多家用跑步机也存在类似的情况。

但也许最大的问题是耻辱感。肥胖是一个极其复杂的问题，就像不运动那样，是由各种各样的因素造成的，而这些因素是个人无法控制的，尤其是那些生活在贫困环境中的人。这是另一个涉及面广且非常复杂的话题，关系心理学和生活环境，超出了本书讨论的范围，但它是必须要注意的一个普遍现象。举一个重要的例子，在我们这个时代，越来越多的食品是经过精加工的，而且往往往含有高果糖玉米糖浆等成分。这些食品由企业巨头生产，它们确保这些产品摆在超市货架上的醒目位置，并大量向家庭销售。

汤姆·沃森说自己以前是个"糖瘾者"，他对食品工业给人们带来的糟糕的饮食习惯进行了严厉的抨击："我现在一走进超市，就可以看到整条货架上摆满了零营养、高热量、高度工业化的加工食品。以前的我看到包装就会很有食欲，但现在的我对它们完全视而不见。你会发现，我们对于某些食物做出的反应无疑已经根深蒂固。"

沃森在书中讲述了作为一名政客，他在制定政府决策时是如何受到了来自"制造高糖食品的巨头"的影响。这引起了我的共鸣，因为即便我只是一名记者，我也亲眼目睹了这是如何运作的。几年前，当我在为发表一篇与食品公司游说行为有关的新闻报道做准备时，一位收费高昂的律师代表其中一家公司发来了律师函。这位律师代表警告说，如果我们发表这篇文章，那么我们将会面临可怕的后果。我有幸为一家拥有优秀律师团队的报社工作，他们很快就能看出威胁是毫无根据的。虽然这件事只是一个小插曲，但我们通过此事可以看到来自这些巨头的阻力。

科学家们针对这种所谓的致肥"食境"（foodscape）给人们的饮食方面带来的其他影响展开了研究。在英国剑桥郡的一个地区，一项研究计算了人们的住所和工作场所方圆一英里范围内，以及通勤途中的外卖店数量，结果令人震惊。该研究发现，平均每个人的住所周围以及通勤途中有9家外卖店，工作场所附近有14家。除了外卖店的数量之多外，该研究还发现，在5000多名受访者中，如果将他们按照其周围环境中外卖店的数量多少进行划分，那么周围环境中外卖店数量最多的那25%的人群患肥胖症的概率要比周围环境中外卖店数量最少的那25%的人群高出2倍多。[3]这项研究开始于2014年，那时使用手机应用软件叫外卖的服务还没有普及。但现在，你甚至不需要离开家就可以来到这个致肥的世界，因为它就在你的口袋里。

然而，社会对超重的偏见普遍存在，这种偏见会使相关人群感到羞耻。当谈到身体活动时，这些人的羞耻感就会变得越发强烈。美国一项研究在对去健身房的超重人群进行调查后发现，那些身体肥胖的人会尤其感到耻辱，进而影响了他们运动的积极性。当他们被问及为什么会对去健身房感到畏惧时，他们是这样解释的："我担心别人会嘲笑我，或者对我评头论足。""我担心自己的体重会弄坏健身设备。"[4]

汤姆·沃森回忆起他在30年的时间里是如何习惯性地羞辱自己的："我过去常常说，我认识的最懒惰但工作最勤奋的人是我自己。我觉得自己就像所有的讽刺漫画中所描述的那样，又懒又胖，但矛盾的一点是，我每天工作18小时，每周工作7天，这让我感到很困惑。有一种二元的观点认为，健康、减肥及幸福感取决于个人。是的，归根结底，这是一个非常深刻的个人决定——你的饮食习惯及运动方式，但当下的这个环境对你来说是不利的。"

鉴于很多强有力的证据表明，无论人们胖瘦，多运动都有助于改善人们的健康状况，但这种观点令人深感担忧。加拿大安大略省皇后大学的罗伯特·罗斯（Robert Ross）博士是世界上研究超重和运动之间相互作用的领头人之一。虽然罗斯强调，他的研究工作在官方上并未包括行为科学，但他认识到许多超重和肥胖人士将会面临人们的偏见，尤其是当他们开始运动时。"在一些人看来，肥胖是最后一个合理的偏见，"罗斯对我说，"当人们看到超重或肥胖的人，就会自然而然地给他们贴上'懒惰''不为他人着想'诸如此类的标签。对于大多数人来说，没有什么比这种做法更离谱的了。如果我们想让超重和肥胖的人群变得活跃，摄入营养均衡、健康的食物，那么我们就必须让这些有利于健康的选择变得更加容易。这不是懒惰的问题，而是在今天这样的环境下做到这一点有多难的问题。"

罗斯说，这种偏见尤其针对女性："虽然这只是我个人的观点，但我确实认为这种偏见是存在性别差异的。对于一个腰部稍粗的男性来说，如果他头发花白，抽着雪茄，你可能会认为他是一家公司的首席执行官。但是，如果一位女性的腰部稍微粗些，那么人们就会说她'懒惰'，或者'不漂亮'，这真是太惭愧了，并且我们已经在研究过程中发现了这种现象。"[5]

衡量标准不止一个

这里需要说明一下 BMI 的含义，因为这是衡量是否超重的标准。这个指标是用体重（千克）除以身高（米）的二次方得出的。有很多网站都可以帮助计算 BMI。一个常用的体重指南规定，BMI 低于 18.5

的人群属于体重过轻，在 18.5~25 的人群是健康的，在 25 及以上的人群属于超重。超重人群又被分为 4 个级别，每个级别分别对应不同的健康风险。BMI 在 25~30 的人群被列为超重或"肥胖前期"。肥胖又分为 3 个级别：BMI 在 30~35、35~40、40 及以上。而在 40 及以上的这个级别有时被称为"极端"或"严重"肥胖。

在这里，必须强调的一点是：虽然 BMI 被视为一套"标准"的衡量方式，但这种衡量方式的制定是以欧洲白种人的身体状况为基础的。对其他种族的人群来说，出现健康风险的临界值可能有所不同。这种衡量标准给亚裔带来的影响最大，不论是南亚裔，还是东亚裔。因为对于亚裔而言，出现健康风险的临界值较低。例如，美国一项针对女性和 2 型糖尿病患病率的大型研究发现，在长达 20 年的研究过程中，BMI 相同的亚裔女性患糖尿病的风险比白人女性高出两倍。西班牙裔和非裔美国妇女的患病风险也略高，但程度不同。[6]造成这种差异的原因尚未完全明确，尽管有观点认为这是因为亚洲人（尤其是南亚人后裔）的体脂要比 BMI 相同的欧洲人高出 5%。[7]因此，现在世界卫生组织建议，对于亚洲人而言，超重的临界值应该是 23 而不是 25，肥胖症的临界值是 27.5 而不是 30。[8]

另外，还需注意的一点是，关于运动的好处可能超过体重带来的危害的观点，实际上只在体重较低的人群中得到了论证。如果你的 BMI 是 40，那么这意味着一个中等身高的英国男性的体重超过了 120 千克。从长远来看，这个数字不利于身体健康。要想长期受益，BMI 如此之高的人群需要减肥，并且要多运动。

显而易见的是，超重是一个日益严重的世界性问题，并且其严重程度令人震惊。在英格兰，近 2/3 的成年人的 BMI 过高。其中，估计有 35％的人超重（BMI 在 25~30），另外 28％的人属于肥胖。[9] 不过英格兰的情况并不是最糟糕的。在苏格兰，40％的人超重，29％的人患有肥胖症。[10]

此外，这种情况因年龄而异，且在男性中更为常见。在 55~64 岁的英格兰男性中，超过 80％的人超重或患有肥胖症。[11] 同时，这也与经济和社会困难密切相关，特别是在女性中表现得更加明显。在英格兰排名第五的贫困地区，35％的男性和 37％的女性患有肥胖症。在最富裕的地区，这一数字分别降至 20％和 21％。[12] 与在第 3 章中提到的风湿性心脏病相比，超重可能不是一种明显与贫困有关的疾病。但证据已经非常确凿，将超重描述成一种与意志力有关的疾病是错误的（更不是与贪吃或者懒惰有关），这对改善病情毫无帮助。

这种现象在儿童中也越发常见。目前，28％的英格兰儿童（2~15 岁）超重或肥胖，其中 15％被列为肥胖。[13] 在世界范围内，尽管各国的超重程度仍存在差异，但情况普遍没有好转。2016 年，世界卫生组织预估，全球有 39％的成年人超重或肥胖，其中约 13％被列为肥胖。该组织表示，1975 年至 2016 年，全球肥胖率几乎增加了两倍。儿童和青少年超重率的上升甚至更为显著。1975 年，在 5~19 岁的人群中，只有 4％的人超重，其中肥胖人数占 1％，而 2016 年的数据分别为 18％和 7％。[14]

2016 年，在一次关于这场危机的演讲中，时任世界卫生组织总干事的陈冯富珍博士指出，在短短几十年的时间里，全球的营养状况已经"从体重过轻人群比肥胖人群高出两倍，变成目前全球肥胖人数多于体重过轻的人数"的情况。陈冯富珍说，这种向她所谓的"全民肥胖"的转变是一场"慢动作灾难"。[15]

有研究表明，世界不同地区的肥胖状况仍存在相当大的差异。

2014 年发表于《柳叶刀》的研究表明，汤加至少有 50％的男性属于肥胖而不仅仅是超重，科威特、基里巴斯、密克罗尼西亚、利比亚、卡塔尔、汤加和萨摩亚的女性也存在同样的状况。儿童和青少年的肥胖程度存在差异，比如基里巴斯、萨摩亚和密克罗尼西亚有超过 30％的女孩属于肥胖，而孟加拉国、柬埔寨和老挝等国中，女孩肥胖的比例不到 2％。这个多达 140 多人的作者团队悲观地指出，他们"在过去的33 年里并未发现肥胖率出现显著下降的国家"。

他们说："这引发了一个问题，即是否很多或者大多数国家都会达到像汤加或科威特等国那样高的肥胖率。"但他们也补充了一个让人略微充满希望的观点，那就是鉴于在一些发达国家，肥胖率的增长速度似乎已经放缓，并且这种现象尤其在年轻人中表现得更明显，这样看来，肥胖率可能已经在几个国家达到了峰值。[16]

近几十年来，在经济发展迅速的国家，特别是在中国，超重是一个特别令人担忧的问题。最新的估计显示，46％的中国成年人和 15％的儿童超重或肥胖。[17] 中国的超重人口的数量可能是最多的，但印度的情况也并不乐观。2019 年的一项研究发现，突然停止运动的生活方式以及摄入高卡路里的食物意味着多达 30％的印度成年人患上了肥胖症。[18]

当然，这一切意味着包括医疗系统在内的许多领域都要付出巨大的经济代价。英国国家医疗服务体系的数据显示，仅在英格兰，每年就有 71 万人因肥胖入院，无论肥胖是主要因素还是次要因素。[19] 此外，肥胖还与几十种疾病有关，从关节炎到心脏病或肺炎；超重对孕妇和胎儿健康也有影响。要想计算出总的经济成本是非常困难的，但由总部设在伦敦、负责收集相关方面科学知识的世界肥胖论坛（World Obesity Forum）开展的一项研究估计，到 2025 年，全球与肥胖有关的总成本将达到约 9500 亿英镑。[20]

新型冠状病毒疫情的大暴发再次强调了超重与普遍较差的健康状况之间的联系。需要再次说明的一点是，这本书写于英国新冠肺炎疫情最严重的时期，许多公共卫生的教训才刚刚浮现。但在中国和欧洲的研究中，有一种现象反复出现，那就是肥胖患者因感染新冠肺炎病毒而需要住院治疗以及死亡的可能性更大。

关于能量平衡

整个世界是如何发展到这一步的？60 多年前，最早对初露端倪的肥胖危机提出警告的专家让·梅耶尔（Jean Mayer）从广义的角度做出了极具说服力的回答。梅耶尔是一位法裔美国营养学家，他曾经就肥胖问题为三位美国总统提供过建议，是本书中另一位成就非凡但现在几乎已被遗忘的人物。梅耶尔是营养研究领域的真正先驱，他所处的时代面临着转型问题。当时，美国穷人需要额外的粮食援助，另一些人虽然营养充足却越发不活跃，梅耶尔对这两种现象都提出了警告。同杰瑞·莫里斯一样，梅耶尔的人生经历本身就令人震惊。他于 1920 年在巴黎出生，1940 年作为炮兵中尉作战时被入侵的德国人俘虏，后来从战俘营中逃脱。在之后的战争中，梅耶尔为法国地下组织工作，之后成为一名英国特工，与自由法国军队以及后来在北非和欧洲的盟军并肩作战，并在戴高乐将军位于伦敦的军队服役，最终荣获了包括十字勋章和抵抗勋章在内的 14 枚勋章。

战后，梅耶尔娶了一名美国女子，并在耶鲁大学攻读研究生课程，成了一名营养学家，之后又成了一名研究如何应对海外饥荒的著名专家。但他也研究了平衡饮食和活动水平的重要性，以此作为预防肥胖的一种方法。他的一位同事说，"人类的肥胖被视为某种性格缺陷所导致的结果"。[21] 因而梅耶尔的这种方法在当时特别有远见。他的研究发现，人们倾向于通过摄入更多的食物来补偿增加的运动量，反之则不然：当一个人变得不那么活跃时，他们的食欲通常不会减少到与之相匹配的程度。这就造成了学术上所谓的"持续的正能量平衡"，也就是持续摄入的卡路里比消耗掉的更多，进而导致超重。

梅耶尔注意到，即使是 20 世纪 50 年代的美国人，活动的频率也远比上一代要少。因此梅耶尔于 1955 年提出警告说，许多美国人正面临进退两难的困境，因为他们的身体似乎无法适应摄入量的减少，并从减少的摄入量中获得满足感。

"在很多情况下，要想适应现代环境并且不发胖，这意味着一个人要么必须加大运动量，要么终生忍受轻微甚至极度的饥饿感。"他在《肥胖与瘦弱的生理基础》(*The Physiological Basis of Obesity and Leanness*) 一书中写道："如果第一种选择，也就是多运动对一个人来说是困难的，那么记住，第二种选择，也就是终生忍受饥饿会更加困难。如果依靠这种方法来解决因久坐不动而导致的超重问题，那么只会延续过去的惨败。"[22]

之后的几十年证明了梅耶尔是正确的。虽然相对适度、均衡的饮食对于保持健康的体重是必不可少的，但简单地暗示人们少吃一点并不能真正解决问题，他们的活动水平也需要提高。正如我们看到的，尽管少数人已经参与到了有规律的、剧烈的、有组织的运动中，但由于日常的生活环境发生了如此大的变化，以至于活动总量还是有所下降。

全世界范围内的超重也许是关于摄入量与消耗量的争论中一个必然存在的问题。奇怪的是，虽然人们通常认为现代人比之前几代人摄入的卡路里更多，但这是有争议的观点，而且部分取决于你问的是谁。一项基于美国人口普查数据的研究计算出，2010 年美国人平均每天摄入的热量为 2481 千卡，比 1970 年的同龄人高出 20%，食物的构成也发生了很大的变化。比如，虽然人们摄入的糖类食品有所减少，但食物中高果糖玉米糖浆的含量大大增加了。[23] 相比之下，一项关于 1980 年至 2013 年英国食品消费的研究计算出，尽管卡路里的摄入来源从家中的饭菜转向餐厅食物、外卖、饮料和小吃，但实际上总摄入量有所下降。研究人员认为，更多的外出就餐导致食品支出增加，这在一定程度上导致了一种错觉，即人们吃得更多了。[24]

然而，另一个复杂的问题是，根据人们自己所说的摄入量来进行任何评估都是一件危险的事情。2018 年，英国政府的一项统计研究调查了人们自己所说的摄入量，并在准确地测量了实际摄入量后发现，人们往往严重低估了摄入的卡路里。男性宣称的平均日摄入量为 2033 千卡，女性为 1584 千卡，均远低于 2500 千卡和 2000 千卡的建议摄入量。但研究人员发现，男性实际平均每天摄入的热量为 3119 千卡，女性为 2393 千卡。[25]

从某种程度来说，这种争论已经偏离了主题。如果人们不够活跃，除非他们能相应地减少食物的摄入量，否则他们的体重就会随着时间的推移而增加。在这里，时间是一个关键因素。持续的正能量平衡本不需要很多的能量，但如果这种状态持续几个月甚至几年，那么一个人的体重将会显著增加。根据罗伯特·罗斯与他人合著的一本关于肥胖症的书中的计算，如果一个人每天只比所谓的"维持体重所需的能量"多摄入 10 千卡，那么这个人的体重将在一年的时间里大约增加 500 克，而这实际上是目前美国中年人体重的平均增幅。[26]

你可以想象得到，获得 10 千卡的热量只需要摄入很少的食物，也许是一口巧克力棒，或者是半茶匙蛋黄酱。更乐观地说，走一小段路就可以消耗掉这些热量。就像让·梅耶尔在肥胖危机刚开始时指出的那样，作为改变生活的一种方式，多活动往往比少吃更有用。

大量的研究结果已经证明了梅耶尔的观点是正确的，即当日常活动减少时，食欲往往不会随之减少。苏格兰的一个研究项目招募了6名20岁出头、身体健康，但不怎么活动的男性受试者，把他们当作"实验室中的小白鼠"，进行为期两周的实验。在这段时间里，受试者们都是在一个所谓的"全身热量计"中度过的。这个密封的仪器看起来像一个来自太空时代的吊舱，可以从里面测量他们消耗的氧气和产生的二氧化碳，从而精确计算总能量消耗。在试验期间，受试者们能够在三个固定的用餐时间从菜单中选择他们想吃的食物，并且想吃多少就吃多少。食物是通过一个密闭的舱门送来的，这个过程让他们看起来更像实验室中的小白鼠了。

这两周之间的不同之处在于，其中一周，每个志愿者都被要求不能活动，使他们每天的身体活动水平（PAL）保持在1.4，或者说静息状态。如果你还记得第2章的内容的话，那么你就会知道1.4相当于一个人处于几乎静止状态时的身体活动水平，仅略高于躺在医院病床上的病人。实验周是随机选择的，并且受试者没有被告知实验的目的。在另外一周里，这些受试者需要按照要求，每天在密封的吊舱里使用健身脚踏车锻炼3次，使他们每日的身体活动水平达到1.8，而这个数字可能会在体力工作中出现。

也许正如你所预料的那样，活动周和静止周消耗的能量之间存在很大的差异，但研究人员发现，受试者们两周的食物摄入量大致相同。虽然他们在活动周消耗的卡路里稍多，但他们也摄入了更多的、像软饮料这样的高热量液体。学者们还指出，"随着久坐测试的进行，能量摄入并未出现下降的趋势"。

在人为静止的一周里，过量进食的程度令人震惊。在久坐的一周里，受试者的平均过剩能量要略高于 3600 千卡，如果这种状态持续一年以上，足以使体重大幅增加 25 千克。有趣的是，实验发现，受试者在活动期也会吃得比他们需要的稍多一些，尽管只是一点点，当然，这一结果可能只是简单地表明，许多年轻人习惯于在不费力气或不花钱的情况下尽可能地多吃一些。[27]

关于能量的摄入和消耗之间的不平衡是一个令人着迷的研究领域，而且这种不平衡会因人而异。另一项研究让一组男性和女性在 16 天中使用健身脚踏车或跑步机进行三种逐渐加大强度的运动，并再次比较他们的能量摄入和能量消耗。相关研究结果表明了两件事：一是身体通常不会完全消耗额外摄入的能量。平均来说，该研究中的受试者只消耗了额外摄入的能量的 30%。另一件事是，这绝不是一个普遍现象。因为在该研究中，虽然受试者中有大约 50% 的人吃得更多了，但是另外 50% 并没有出现这种现象。[28]

这说明了研究人员所谓的"补偿者"与"非补偿者"之间的差异。虽然我不希望在这个已经详细划分到原子层面的世界里再人为地进行分类，但如果可以的话，我认为人们可以分成两类，比如说，那些认为在短途航班上将飞机座椅向后倾斜是可以接受的人，以及那些认为这种行为应该受到监禁惩罚的人，但补偿者和非补偿者的想法确实引起了强烈的共鸣。我坚信自己属于前者，因为我喜欢运动，我认为多运动可以让我更多地享受自己喜欢的食物，并且我的身体成分也不会受到影响（接下来你就会看到，这并不是一个绝对正确的想法）。这并不是说我认为与我感觉不同的那些人是错的，只是他们似乎采用的是另外一种略微不同的身体语言。

对衡量工具的崇拜

所有这些研究基本上都得出了相同的结论。无论现代的饮食结构发生了怎样的变化，事实证明，世界各地身体活动的普遍减少在随之出现的肥胖危机中起到非常重要的作用。由肥胖带来的风险和不运动所导致的风险存在很大程度上的交叉，但这些健康风险的范围和强度并不完全相同。

在先前提到过的罗伯特·罗斯与他人合著的关于肥胖的著作中，有一张非常富有说服力的图表，上面列举了与超重相关的各种健康风险，并用一到四个数量不等的向上的箭头表示肥胖引起的风险程度。一个箭头表示风险增加25%~50%；两个箭头表示风险增加200%；三个箭头表示风险增加约350%；四个箭头表示风险增加超过400%。四个箭头的警告是针对2型糖尿病的，而三个箭头涉及肺栓塞（肺部的一种血块）、关节炎和慢性背部疼痛。两个箭头对应的是冠心病、高血压、肾癌和胰腺癌及胆囊病。最后一个单独的箭头对应的是哮喘、结直肠癌、老年女性的乳腺癌，以及中风、心力衰竭和早逝等严重的健康问题。[29] 当然，健康风险的大小在一定程度上取决于体重的轻重。许多研究表明，一旦BMI达到30左右，特别是40（严重肥胖的临界值），风险就会成倍增加。

除此之外，肥胖还与发病率有关。而发病率将影响人们独立生活并保持健康的能力。美国的一项研究衡量肥胖在15年的时间里给健康带来的影响后指出，虽然死亡率实际上有所下降，但这可能在很大程度上归功于医疗保健的改善，而因超重造成的损伤和残疾的人数正在增加，并且这种后果越来越多地出现在更年轻的群体中。[30]

关于体重带来的健康风险，还需要考虑另一个重要的问题，也就是"重"在哪里的问题。越来越多的研究表明腰部脂肪特别重要。内脏脂肪，或称腹部脂肪，虽然仅占身体总脂肪含量的10%左右（其余为皮下脂肪，即皮肤下方的脂肪层），但它是许多健康问题的关键所在。脏腹膜中存在脂肪细胞，并且包裹着肝脏和胃等器官。内脏脂肪为何会如此危险，目前尚未完全明确。一种被称为门脉理论（portal theory）[31]的观点认为，内脏脂肪通过门静脉将能够引发炎症的物质传递到肝脏，进而引起胰岛素抵抗，以及肝脂肪变性（也就是所谓的非酒精性脂肪肝），而肝脂肪变性本身就会带来一系列潜在的健康风险。另一种观点的依据是内脏脂肪能够释放细胞因子，细胞因子是一种向细胞传递信号的分子，也能够引发炎症。

这就是为什么肥胖领域的研究者越来越多地使用腰围或腰高比等指标来衡量超重带来的潜在健康风险，而不只是使用身体质量指数即BMI。BMI可能是一个不怎么灵活的衡量指标，特别是因为它无法将肌肉和脂肪区分开来。因此，正如一些橄榄球运动员会告诉你的那样，一个非常健康、非常强壮的职业运动员的BMI可能超过25。如果按照BMI的衡量标准来看，这意味着他们是超重的。

2020年，该领域的十几位专家发表了一份声明，而罗伯特·罗斯正是这份声明的主要作者。该声明建议政府和医疗从业者少关注BMI，多关注腰围。该声明称："对于降低男性和女性的健康风险而言，一个至关重要的治疗目标是减小腰围。"此外，该声明还警告说，在一些国家中，腰围数字似乎仍在增加，但BMI已经开始趋于稳定，这可能会掩盖与肥胖有关的健康危机的严重程度。[32]

罗斯对我说，他坚信腰围可以作为衡量与体重相关的健康状况的重要指标。"我们的证据清楚地表明，你不用大幅度减轻体重就可以减小腰围。如果你现在正在减肥，那么你的腰围不会增加，因为我从未见过任何减肥人士的腰围会增加。我会用我自己裤子的尺码作为体重的衡量标准。说真的，我已经有30年没量过体重了，我不知道自己具体的体重是多少，但我的裤子会让我知道自己的体重状况。"他强调，BMI仍然是一个有用的衡量标准，只是最好不要单独使用，"我并不提倡将BMI完全弃之不用，如果你想将一个成年人所面临的与肥胖相关的健康风险进行分级，那么就要将这两种衡量标准相结合。"[33]

腰围是衡量2型糖尿病的一个特别重要的衡量标准。2型糖尿病的发病率呈增长趋势，是一种与缺乏活动和肥胖关系最为密切的疾病，并且可能成为全球公共卫生的最大危机。据估计，世界上几乎有1/10的人口患有糖尿病，且绝大多数为2型糖尿病，其中几乎一半的患者像汤姆·沃森那样，在未确诊之前就已经患病。如果将未确诊的病例考虑在内，那么患有2型糖尿病的英国人将高达400万。[34]此外，超重会给健康带来风险，这一点是毋庸置疑的。正如我们在本书第2章中看到的那样，相关机制很复杂，目前尚未完全明确，似乎是由细胞因子和其他能够引发炎症的物质的增加所导致的，并且这些炎症可能会引发胰岛素抵抗。

同样，健康风险在很大程度上与内脏脂肪有关，因此腰围的重要性不言而喻，这一点在许多研究中都有所体现。一项重要的欧洲研究项目在对超过25 000名成年人进行了平均9年的跟踪调查后发现，腰围每增加一厘米，患上糖尿病的风险就会增加8%。令人震惊的是，研究人员发现，BMI 在 25 以下但腰围超标的人群患糖尿病的风险增加了 3.6 倍，而 BMI 在 25~30 但腰围正常的人群的患病风险增加了 2.6 倍。[35]

强有力的证据表明，健康风险会随着腰围的增加而增加。2014 年的一项元研究汇集了在平均 9 年的时间里，来自超过 65 万名各年龄段成年人的数据。研究发现，在排除其他因素后，BMI（20~50）相同的情况下，腰围越粗，死亡的风险就越高。该研究论文的作者们指出，这意味着即使是正常体重的人群，也应该将腰围作为一种监测潜在健康风险的衡量标准。[36]

如果一个人只关注身体质量指数，那么将会出现另一个问题，正如我们将很快看到的那样，通过多运动来减肥可能是一个漫长、艰辛且往往令人感到沮丧的过程。但是，即使一个人的身体质量指数顽固地保持不变，他们的健康状况仍然可能在改善——腰围的减少通常能够说明这一点。

"实际上，我们经常听到这样的话，"罗伯特·罗斯说，"有人会走过来说，'哎呀，罗斯博士，虽然我有良好的饮食习惯，坚持体育锻炼，但我并没有减到我想要的体重。但有趣的是，不论是我的裙子还是裤子都更加合身了。这都怪那该死的浴室秤（让人只关注体重）'。我开玩笑说，摩西（希伯来人先知）带着两片药和一个浴室秤下山了。我们崇拜这些东西。有些人用体重秤测量体重后，如果上面的读数不是他们所希望的，他们就会垂头丧气，尽管他们采取了有益健康的行动。这样真是太遗憾了，因为他们真的错失了一个可以变得健康的机会。"

那么，健康的腰围应该是多少呢？该问题的答案与 BMI 在某种程度上类似，因为它在不同的种族群体中存在差异。对于成年白种人来说，这个标准是由格拉斯哥大学的迈克·利恩（Mike Lean）教授于 1995 年首次提出的，如今仍然被视为衡量的标准。无论其身高或 BMI 是多少，只要男性腰围超过 37 英寸*，女性腰围超过 31.5 英寸就会存在健康隐患，应该减少腰围尺寸。[37] 英国国家医疗服务体系指南称，一旦男性腰围超过 40 英寸，女性超过 34.5 英寸，那么"出现严重健康问题的风险就会非常高，应该去看医生"。[38] 对于南亚人或东亚人来说，这一数字再次略有下降，这两个地区的男性和女性出现健康风险的腰围临界值分别为 35.5 英寸和 31.5 英寸。

正如罗伯特·罗斯所指出的，关注腰围与运动的意义在于，比起 BMI，人们往往能更快地看到影响。减肥时，许多人会惊讶地发现，如果没有同时调整饮食，要做到这一点需要付出多大的努力；如果你的目标仅仅是保持体重，那么建议的运动量又将是多少。是的，政府推荐的每周至少 150 分钟的中等强度活动或等量活动将会给人们的健康带来无数好处。但是减肥，甚至保持体重不变，可能并不在其带来的好处之中。

近 20 年前，一些来自活动和体重研究领域的顶级专家发表了一份声明，他们提出了一个共识：要想保持体重不变，人们需要每天至少进行 45~60 分钟的中等强度活动。如果一个人曾经肥胖，但已经瘦下来了，要想保持现在的苗条身材，就需要更多的运动量，比如每天运动 60~90 分钟。[39]

那么，在没有同时改变饮食结构的情况下，需要多少运动量才能显著减轻体重呢？为了回答这个问题，我们必须求助于也许是身体活动研究领域有史以来最引人入胜的，也是最令人震惊的一项研究。该

---

* 1 英寸 =2.54 厘米。

研究于 1982 年在保加利亚开展，随之呈现的学术论文无疑会带有一种非常浓厚的东欧色彩。这份论文如今已属罕见，因此我不得不从大英图书馆订购了一份复印件。

研究在保加利亚的索菲亚市开展。其领导机构是名字听上去有点诡异的"卫生与职业健康研究所"。该机构追踪调查了 32 名来自所谓的"肥胖患者疗养院"的女性的经历。在为期 45 天的研究过程中，这些女性平均减掉了 12.4 千克，约为她们体重的八分之一。与此同时，她们的体脂率从 38% 下降到了 31%。在研究期间，她们平均每天摄入 2780 千卡，这些热量已经远远超过了正常情况下保持体重不变所需要的热量，而她们居然还减掉了这么多的重量。

这些女性是怎么做到的呢？当你进一步阅读这项研究时，就能找到答案了。他们每天都要进行一项持续约 10 个小时的锻炼计划。这些被称为"志愿者"（我对这种描述表示怀疑）的女性每天的集体训练计划包括：15 分钟的体操活动、1 小时的"站立练习"、1 小时的器械体操、2 小时的"散步和长跑"、3 小时的"体育和竞技游戏"，以及最后 1 小时的所谓"治疗性舞蹈"，这种说法听上去很隐晦且让人感到不安。此外，这些女性还进行了个人锻炼，包括游泳、网球和更多的"长跑"。如果这还不足以摧垮她们的精神，那么还有每周一次的"徒步旅行"，最初是 20 千米，之后每周增加 5 千米。

这项研究称，结果是"体重和体脂率出现显著的下降"。这也许并不奇怪，因为研究发现参与者平均每天消耗了 3700 千卡。[40] 相比之下，2019 年针对荷兰足球甲级联赛运动员开展的一项研究发现，这些运动员平均每天的体力消耗是 3300 千卡。[41] 作为一种活动方式，这种惩罚性的锻炼计划肯定能减肥。但要想融入日常生活可能不会那么简单，更不用说吸引人了。

正确的观点

　　这项研究想要表达的观点似乎相当明确。除非你在可预见的未来里，在日常生活中执行一个相当极端的运动计划，你才能取得明显的减肥效果。如果你想取得显著的成效，那么你需要同时解决饮食和身体运动两方面的问题。同样，我不打算讨论如何才能最有效地减肥。但需要强调的是，这往往非常具有挑战性，就像想要保持减肥后的体重不会反弹那样困难。大量研究在对体重反弹的问题进行调查后似乎达成了共识，也就是在一年左右的时间里，大多数节食者的体重或多或少会出现反弹。这在很大程度上似乎来自身体与生俱来的抵抗力，这种抵抗力是几千年来身体为了应对食物缺乏而不是过剩而建立起来的，目的是应对反复出现的能量负平衡，并且利用新陈代谢的变化（如提高食欲）进行反击。

　　汤姆·沃森的书是一本有用的实录，它记录了在相当短的时间内减掉大量体重所需的巨大努力。沃森称自己有点强迫症，他阅读了无数个关于饮食的科学研究，完全戒掉了糖，买了一套电子秤，并将其与手机同步。用他的话说，就是从"看着体重曲线随着时间的推移而下降"中获得满足感。除了彻底改变自己的饮食习惯，他的活动计划不仅包括步行，还包括增加骑行以及去健身房锻炼的次数。有一段时间，他对自己要求极为严格，每周会花 3 天的时间去他所谓的"极其昂贵"的健身房里举重。他说，结果令人惊叹："我把它描述为在我负担不起的健身房里得到一个我不配拥有的身体。但在这两个月里，我整个生活的中心都是健身房以及健身房中的营养品，但这并不是我的目标。"

沃森的健身方式表明了现在人们越来越关注基于重量的活动以及有氧运动，以此作为对抗超重的一种方式，尽管其结果似乎并没有体现在 BMI 上，而是更多地表现在腰围的减少和体脂率的降低上。此外，还有另一个潜在的好处。正如一些研究指出的那样，像跑步或骑自行车，甚至是快走这样的有氧运动，对超重或肥胖的人来说也许都很困难，而举重可能更为可行。

不论是在健身房还是在日常的生活中，进行某种形式的负重运动似乎能有效控制 2 型糖尿病病情。此外，大量研究结果表明，负重训练可能会像有氧运动那样，给人们的健康带来好处。这在很大程度上似乎是因为大量的骨骼肌对维持身体健康起着重要的作用。骨骼肌是人体在餐后摄取大量葡萄糖的部位，在这里出现的胰岛素抵抗似乎是导致 2 型糖尿病开始发病的其中一个因素。此外，锻炼肌肉还有助于改善线粒体功能以及脂肪的处理，而这两者都可以降低患糖尿病的风险。

所有的这些运动方式都是有用的，但不论是从 BMI、腰围尺寸，还是两者结合的方式进行衡量，超重人群的处境与之前并没有什么不同。那么，假设他们没有时间、资源和精力来尝试汤姆·沃森式的转变，也没有机会进入大约在 1982 年组织的保加利亚健康 / 惩罚营地，那么变得更健康的途径是什么？从目前的研究来看，越来越明确的答案是，不论是在日常生活中还是通过锻炼，他们应该都尽可能地变得更加活跃，同时养成健康的饮食习惯，并在一定程度上让体重问题顺其自然。

罗伯特·罗斯说，应该敦促人们多运动，因为这将给他们的健康带来全面的影响，而且你要知道，无论你想瘦多少，这个过程都可能会很慢，并且需要多运动。"如果你能一周 5 天、每天锻炼 60 分钟，那就已经很不错了，"他说，"而且如果你少吃点，能瘦下来吗？绝对可以。但许多超重和肥胖的成年人会说：'会的，我会瘦下来，但是瘦的过程很慢，我希望能尽快瘦下来。'

"我理解这种心情，如果有人希望在未来 2 至 3 个月内迅速减重，比如减掉体重的 5% ~10%，那么他们可能需要在进行锻炼的同时减少卡路里的摄入，从而实现快速减肥。这样说来，我们还需要从世界各地收集多少相关的信息，来证明快速减下来的体重很难保持。从一个成功开展的随机对照试验中得出的大量证据表明，大幅减掉的体重会在 6 个月甚至 12 个月后逐渐反弹。长此以往，他们的体重在几年后又会回到起点。"

罗斯说，部分原因是人体为了应对持续的能量缺乏而做出的生理反应："但对普通成年人来说，更重要的是在明显减少卡路里摄入的同时，一周多进行几次 45 或 60 分钟的身体活动。但是在今天的这种环境中，要想做到这一点非常困难，大多数成年人是无法做到的。"

应该提醒人们，更好的心肺健康"与发病率、疾病和死亡风险的大幅降低有关，而与浴室秤上的数字无关"。罗斯说："同时，这并不意味着减肥是一个糟糕的想法。毫无疑问，身体活动是成年人为了保持任何有意义的减肥成效而必须采取的重要措施之一，我认为关键词是'保持'。如果你在减肥的过程中减掉了一些体重或腰围，这对你有好处；但如果你没有减掉，对你仍然有好处。"

如今公共卫生的专业人员也传达出了这样的信息。他们站在一线，与不活动和体重交织在一起的危机作斗争。其中就有贾斯汀·瓦尼博士（我们在之前的章节看到过这个名字），他曾在英格兰公共卫生局负责成人福利，现在负责制定伯明翰的公共卫生政策。

"也许我们面临的一个问题是将肥胖和缺乏运动混为一谈,"他说,"我希望人们多运动的原因有很多,坦白说,肥胖并不是其中一个原因。这是因为身体活动不仅有助于人们保持健康的体重,还可以帮助人们减重,但如果人们不调整自己的饮食习惯,是瘦不下去的,因为这不符合减肥的原理。虽然我不喜欢这句话,但'你无法拒绝一条玛氏巧克力棒'与当前的现状不远。"[42]

肥胖且健康

所有的这一切终于把我们带到了活动／体重世界中最具争议的角落,这个争议被赋予了一个朗朗上口(如果不是完全令人满意)的名字——"肥胖且健康",或者,用一个稍微礼貌一点的说法——"体'重'且健康"。这是一个不完美的术语,因为正如我们已经看到的,即使你超重,但还没有达到肥胖的临界值,如果可以改善身体健康状况,也是值得做出努力的。但如果你进一步探究这个观点,争议就出现了:"超重但活跃"比"苗条但不活跃"要更健康吗?有个人坚信这是事实,他就是我们在本书前面遇到的南卡罗来纳大学的资深学者史蒂文·布莱尔,他是几十年来研究不运动问题的最杰出、最有影响力的学者之一。

布莱尔进行了大量的研究,分别比较了与健康状况、与体重相关的死亡率。他于 1999 年发表了一篇较为著名的论文。相关研究通过跑步机测试,对近 22 000 名不同年龄的男性的健康状况进行了评估,并测量了他们的体脂率。之后,布莱尔及其团队在为期 8 年的随访中分析了 400 多个死亡病例的数据,研究发现,身体不强健且瘦削的男性的死亡风险是体脂率相同的健康男性的两倍,并且他们的死亡风险也要高于那些肥胖但健壮的男性。[43]

后来，布莱尔在与他人合作的一项研究中评估了同样的关系。这项研究不仅测量了体脂率，还测量了身体质量指数和腰围尺寸。该研究发现，与体脂率相比，BMI 与腰围更能有效地预测早逝的概率，但一个人的健康状况（同样是在跑步机上测量的）甚至更为重要。研究人员将 2600 名年龄均在 60 岁以上的参与者按照其体质水平的不同，由好到坏分成 5 组。通过为期 12 年的研究，结果发现，其中体质水平最差的一组参与者的死亡风险要比最佳的那组参与者高出 4 倍。研究还发现，在体质水平最佳的那组中，即使是 BMI 介于 30~35 的肥胖人群，其死亡风险也要低于那些体重正常但不活跃的人。[44]

布莱尔对大量的质疑声音不屑一顾，他认为，许多得出其他结论的研究往往会要求参与者亲自评估自己的健康状况，或者基于参与者自称的活动水平。"你不可能对跑步机撒谎，"他在电话里兴高采烈地对我说，"人们认为我绝对是疯了，尽管我们不断地发现同样的研究结果，但人们仍然不断地攻击我、批评我。在我们所做的研究工作中，经过多年的随访可以发现，体质状况中等的肥胖人群死亡的可能性是体质状况不佳但体重正常的人群的一半。但这并不是说我们应该忽视肥胖，我们需要用有效的策略或者诸如此类的方式去预防和治疗它。坦率地说，肥胖不像不运动那样，是一个严重的公共卫生问题，因为缺乏运动会导致身体素质低下。"

现年 80 岁的布莱尔承认，他在这场争论中存在一定的个人利害关系："老实说，我这个人个子不高、秃顶，还有点胖，但我很健康，一年能走 500 万步。我一生都在锻炼身体。我设定了一个每年走 500 万步的目标，并在我 70 岁生日的那天开始行动起来。从那以后，我每年都能实现这个目标，但我并没有因此变瘦。"[45]

对于布莱尔的研究成果，学术界有很多反驳的声音。其中最著名的是 2004 年哈佛大学学者发表的一篇论文，该论文使用了哈佛大学与美国护士共同开展的一项大规模、长期的研究数据。相关研究跟踪调查了近 12 万名女性平均 24 年中的健康状况，该研究除了发现超重和缺乏运动会带来健康风险外，还发现肥胖但活跃的女性的死亡风险比那些 BMI 低于 25 但不活跃的女性要高出 30%。[46]

关于这个问题的争论已经持续了 20 多年，你可以多花些时间来研读各种研究论文。当涉及日常生活，而不是学术观点的对错时，该问题在某种程度上来说是有点无关紧要的。哈佛大学在对美国护士的健康状况进行研究后得出了一个非常直接的结论："体重的增加（超重）和身体活动的减少是两种不同的、能够有效预测死亡风险的因素。"即使是史蒂文·布莱尔也会赞同这一点，并且你会发现罗伯特·罗斯和汤姆·沃森也有类似的共识，或者实际上，任何研究过这两种逐渐常态化的流行病之间的交集的人，都会达成类似的共识。

毫无疑问，不论是用 BMI 还是腰围来衡量健康状况，超重（尤其是当超重转变为临床定义的肥胖后）都会对你未来的健康状况不利。最近，新型冠状病毒疫情的暴发似乎已经用惨痛的教训证明了这一点。因此，本章并不是号召人们完全不顾超重的潜在风险。但我希望至少能说服一些人从不同的角度看待体重：体重是生活环境的产物，不能让它成为人们追求健康的障碍。

与我刚开始做这项研究时相比，现在我做出的努力多少会带有一点私人目的。我年轻时一直很苗条，并且因吃得多但不长肉而"出名"。然而，不可避免的是，随着我步入中年，过去绝对苗条的身材现在变成了我所认为的中等身材。

尽管如此，"中等"仍然是一个广义词。正如我们在上一章中看到的那样，从官方的标准来看，尽管我不如几年前那么活跃，但仍然属于相当活跃的那类人。我在国会大厦工作，这是一个工作时间不固定、经常举办酒会，并且拥有补贴食堂的地方。虽然这里可能不是一个官方认为的致肥环境，但老议员会警告新议员要提防因为体重增长过快而患上"威斯敏斯特肥"（Westminster Kilo）。尽管如此，我还是未能幸免。最近，我在我的医生诊所中进行了哮喘病的常规检查。看过我病历的护士指出，我比几年前要重2千克。

为了测量体脂率，我参加了在上文提到的罗汉普顿大学的健康测试，当时仍不以为意的我被置于一个仪器的内部。这台仪器是一种名为 BodPod 的高科技设备，外观像个金属罐，看起来有点像20世纪50年代的外星飞船的翻版。当你在里面静坐时，它就可以通过被身体置换出的空气测出肌肉和脂肪的含量。几天后，结果出来了。最大摄氧量的数字下面是体脂率，当我看到这个数字时，我暂时忘记了因为最大摄氧量的下降而给我带来的失望：读数显示我的体脂率高达30%。对于中年男性来说，比10%多几个点是不错的，20%以下都是可以接受的。但是高达30%的体脂率意味着我不仅超重，而且肥胖。

我既感到震惊，又有点害怕，并且还有些困惑。首先是震惊：我想，尽管我经常骑车，但我的体脂含量明显还是很高。我仔细阅读了关于如何减脂的网页，并开始制订一套包括跑步、举重在内的运动计划和汤姆·沃森式的无碳水化合物的饮食方案。

但最让我感到困惑的是，即使重了2千克，我的BMI还是22.5，仍然完全在健康范围内。并且不论是穿着衣服还是在浴室的镜子里，我的体形都看起来相当苗条。此外，从我有记忆以来，我买的裤子腰围都是一样的，31英寸（略小于79厘米），这符合罗伯特·罗斯所说的一切正常的标准。这到底是怎么回事？

一部分原因是为了解决我的困惑，也有一部原因是出于我个人的希望，也就是给所谓的体内肥胖找到一个不同的答案，于是我阅读了一些关于BodPod测量准确性的学术研究。但是大部分研究认为BodPod的测量是准确的，即便有一些研究指出BodPod的测量结果偶尔会出现异常读数。

我想听听另外一种声音。目前国家为了应对新型冠状病毒疫情而采取了封锁措施，因此唯一的方法是老式但仍被广泛使用的皮褶厚度测量法。这种方法使用弹簧卡尺来测量身体几个特定部位被挤压的皮肤的厚度，并按照网上的图表将总毫米换算成体脂率。我买了卡尺，并尽可能按照各种网站的说明去做，但得出了一个截然不同的答案：体脂率为15%，不是很瘦，但绝对在健康的范围内。

我感到更加困惑了。最后，我给罗伯特·罗斯发邮件阐述了我的困境。我问他，我应该相信什么？哪种方法更准确？让世界上最顶尖的超重和活动研究专家来评判我的肥胖问题，这听起来似乎有些夸张，甚至还有点厚颜无耻，但他在电话里似乎很友好。

罗斯非常亲切地回答说，这是一个复杂的领域，取决于多种因素。BodPod在其软件中使用定制算法将测量结果从空气置换量转换为读数，他说："最重要的是，所有现场测量身体成分的方法都必须通过设计将某些属性转换为全身脂肪值和（或）去脂体重值。"他将一位同事的研究论文的链接发给了我，这篇密密麻麻、长达9页的论文说明了许多可以分析身体成分的不同方法，其中包含各种图示、表格和公式。[47] 为了稍微简化研究想要传达出的信息，该论文指出：当谈到体脂时，你得到的答案在一定程度上取决于你问的是什么问题。

我开始明白了。于是，我在另一封给罗斯的邮件中写道，也许我可以这样认为，如果我的腰围一直没什么变化且处在一个健康的范围内，那么这就表示我现在的健康状况可能还不错。两分钟后，他在一封非常简洁的邮件中肯定了我的想法。

用我差点患上肥胖症（尽管仍未解决）的经历作为本章的结尾再合适不过了。是的，人们很容易对自己的体重状况掉以轻心，如果你的活动水平真的像我那样下降了一点，那么你并不能指望你的食欲会相应地下降。但归根结底，如果你保持活跃，那么你很容易迷失在各种各样的衡量方法中。

如果说还需要传达出什么信息的话，那就是打消这样一种想法，即如果你超重了，努力锻炼是没有多大意义的。尽管很少有人能取得像汤姆·沃森那样的减肥效果，但更多人可以从罗伯特·罗斯的精神中受益：活动起来，暂时忘掉体重秤，看看会发生什么。

接下来应该怎样做：

体重与肥胖之间的关系错综复杂。如果说，当我在写这一章的时候，有什么观点引起了我的共鸣的话，那就是让·梅耶尔的观点：如果要在永久性减少食物摄入量和多运动之间做出选择，那么选择后者往往要更容易、更有趣。

危险的日常生活习惯

如果你碰巧在一个主要由公共卫生专家参加的会议上发表演讲，那么在演讲结束时，你会发现这些专家都站起来为你鼓掌，此时你肯定会感到心满意足。但不要太过得意，这可能只是一种所谓"积极鼓掌"的现象，意思是说听众们之所以会起身为每位演讲者鼓掌，并不一定是因为演讲者很出色，而只是为了提醒听众在演讲间隙活动一下身体。这些专家比其他任何人都更深入地研究过久坐的后果。你是否注意到，当他们不得不连续坐20多分钟时，他们就会开始变得有些心神不宁？我猜你应该已经注意到了。

　　像大多数人那样，我已经意识到坐得太久会对健康不利。报纸的专题新闻标题宣称，久坐是新的吸烟方式。作为一个从事新闻工作20多年的人，我知道这种观点对我个人也有一定的意义，因为新闻工作者的大部分工作都是坐在椅子上完成的。几年前，一位学者向我解释了"积极鼓掌"的概念，这个概念给我留下了特别深刻的印象。虽然当时我在心里告诉自己必须减少坐着的时间，但我并没有把这种想法真正落实到行动中。

　　与第5章的重点，也就是步行、骑自行车和爬楼梯这些活动方式相比，久坐可能是现代世界精心谋划的、用来破坏人类这种活跃生命体的生物遗传的手段。但是，就像刚刚提到的那些活动领域，人们也可以在久坐这个领域做出最有利于提高生活质量的改变。需要注意的是，标题"久坐是新的吸烟方式"夸大了事实。因为与烟草不同，椅子和沙发每年不会使约1%的使用者死亡。[1]但毫无疑问的是，如果人们在之后的几十年里不改变久坐的习惯，那么这将给人们的健康带来极其不利的影响。久坐通常与更为常见的不活动同时发生，并且两者引起的许多健康风险存在重合的部分，但久坐是一个不同的问题，而且往往没有得到正确的解读。这比单纯地一屁股坐在座位上要复杂得多。久坐的类型并非都是一样的，一些久坐类型肯定要比其他久坐类型更糟糕。

首先，让我们了解一下基本术语。久坐行为，与通常所说的"不活动"有所不同，因为这个术语描述的不是缺乏运动或锻炼，而是一个人经常长时间坐着或俯卧。从临床的角度来看，有些人可能属于久坐的范畴，却不属于不活跃的范畴。比如，他们可能会每天早上跑一段相当长的距离，然后骑车去上班，之后在办公桌前坐10个小时。另一个不太常见但在现实生活中仍然可以见到的情况是，一个人不属于久坐的范畴，但仍然被归为不活动的范畴。比如，一个站在商店收银台后面的工作人员，他在一天中几乎不怎么活动。

坐着（或躺着）并在此期间不怎么活动的行为都属于久坐的范畴。久坐行为在学术上的标准定义是"在清醒状态下，当处于坐、靠或躺姿时，以能量消耗小于或等于1.5梅脱为特征的所有行为"。[2]尽管1.5梅脱要比人体正常运转所需的能量高出50%，但这个值已经很小，并且可以满足大多数伏案工作所需的能量。一项研究在经过测试后发现，人们不论是打字还是玩电子游戏，平均运动强度都不会超过1.5梅脱，唯一的例外是挥舞着手柄玩一种名为任天堂Wii的游戏机。相比之下，站起来的这个动作会立刻使梅脱值达到1.6。[3]

对于绝大多数现代人来说，久坐似乎是一种再自然不过的现象了。但值得一提的是，椅子的普遍使用是在现代才出现的（更不用说习惯性久坐了）。英国学者威巴·克里根－里德（Vybarr Cregan-Reid）在其精彩的著作《灵长类动物的变化》（*Primate Change*）中记录了数千年来人类身体随着不同生活方式的改变而发生的变化，并在这本书中指出虽然椅子已经存在了数千年，但在过去的几百年里，它们是如此罕见，以至于人们经常将椅子与权力或权威联系在一起。正是出于这个原因，人们使用"椅子"这个英文单词作为大学中的高级头衔。[4]

在更遥远的过去，当人们想休息一段时间时，他们通常会蹲在地上。这种方式在今天偶尔也会看到，但一般只出现在东亚和东南亚的部分地区。大多数坐惯了椅子的成年人会觉得蹲着不舒服。从我曾经为了避开电视摄像机的视野范围而选择蹲在湿漉漉的人行道上记录政客的发言的痛苦经历来看，我知道自己在不改变姿势的前提下蹲不了几分钟。克里根－里德认为，多年的日常久坐已经使大多数人的髋屈肌（关节周围的肌肉带）缩短，以至于他们的骨盆将永久性前倾，即使在站立时也是如此。他认为，正是这个原因导致背部疼痛在许多国家十分常见。[5]

椅子作为人体默认的支撑物，其兴起表现在两个方面。在家庭中，使用织物制成的舒适软垫出现在 18 世纪初，特别是在法国宫廷中十分常见，但高成本和普遍潮湿的房屋限制了其最初的传播。更具影响力的是工业革命以及需要坐着办公的、城市化劳动力的诞生。从英国的人口普查数据中可以看出劳动力的转变速度。1851 年至 1871 年，文员的数量从不到 4.4 万人激增至 9.1 万余人。虽然在一个拥有超过 11 万名铁匠和 100 多万名仆人的时代，办公室中坐班的人仍然占少数，但发展趋势是显而易见的。1851 年，英国有近 150 万名农场工人和牧羊人，然而在 20 年后，这一数字下降至 98 万。[6]

现在呢？在许多国家，不论是工作日还是休息日，人们每天大部分的时间都是坐着。之所以坐着的时长有所不同，是因为很多数据都是人们自己估计的。不过各种调查表明，英国人每天坐着的时间普遍高达 9 小时，[7] 这一数字与澳大利亚等地的估计数据相似。[8] 英国国家医疗服务体系提供的最新数据稍微不那么惊人，约 1/3 的成年人在每个工作日坐着的时间不低于 6 小时，周末的时间略长。一项国际研究在分析了来自 20 个国家及地区的数据后发现，人们平均每天坐着的时间为 5 小时。但这个数字是因地区而异的，比如葡萄牙、巴西和哥伦比亚报告的数据要低于这一数字，而挪威、日本、沙特阿拉伯以及中国的台湾和香港地区提供的数据表明，人们坐着的平均时间超过了 6 小时。[9]

当研究人员实际检测而不是简单地询问人们坐着的时间后发现，人们实际坐着的时间要多于他们自己估计的时间，这似乎是一个普遍现象。美国研究人员招募了 8000 多名中老年人，让他们在为期最多一周的时间里，白天都戴着一个运动监测设备。研究发现，坐着的时间平均占据了人们白天时间的 75% 以上，总计超过 11 小时。相比之下，一些研究对象要稍微活跃一些，他们会花大约 3 小时站起来或者四处走走，并且进行了大约 18 分钟中等或剧烈程度的运动。作者指出，这组数字可能高于美国的平均值，因为大约一半的数据是在令人不寒而栗的"卒中高发带"（Stroke Belt）收集的。"卒中高发带"是指包括阿拉巴马州、肯塔基州、田纳西州、北卡罗来纳州和南卡罗来纳州在内的东南部州，在这些州中，中风和早逝的风险都特别高，而这种状况

173

与贫困程度以及不活跃、久坐的生活方式密切相关。[10]

尽管"积极鼓掌"这个概念让我开始思考久坐带来的后果，但坦白说，我并没有立刻付诸行动。因为在了解到这个概念后不久，我就进入了政治新闻行业。当时正值英国脱欧公投之后，那段时期涉及了两次大选、两次首相更迭，以及几乎持续不断的戏剧化和混乱状态。于我而言，我确实感觉自己在办公椅上坐了很长时间，在电脑上敲出事态的最新进展。但是我究竟坐了多长时间呢？

因此，我再次将自己作为研究对象。为了确保数据的可靠性，我不能仅靠估计数据，所以我决定寻求某些科技产品的帮助。面向大众市场出售的活动跟踪器能够评估一个人每天坐着的时间，但它们往往都有缺点。正如我们从前面章节中提到的关于步数的数据中看到的那样，手机应用程序依赖于携带设备的人。但更重要的是，在记录活动时，智能手机以及可以戴在手腕上的传感器，比如 Fitbits 和我借来测量心率的佳明智能手表，都使用了内置的加速度计，即测量加速度和运动的传感器。要想弄清楚一个人是坐着还是站着、是在走路还是在跑步，就必须对这些原始数据进行解读。然而，从某种程度来说，这取决于设备在身体上的位置。因此，手机充其量只能判断出大概的步数，更不用说坐着的时间了。此外，可穿戴的运动传感器在这方面也有其局限性。在写完本章前一部分内容的休息时间里，虽然我仍然坐着，但我花了约一分钟的时间来回摆动我的左臂，于是运动传感器屏幕上的每日步数又多了100多步。因此，我需要找到能够用于实验室的高精确度设备。

通过在网上搜索，我找到了一家名为 Sens 的丹麦小公司的网站，该公司生产的微型设备看起来有点像商场衣服上的塑料防盗扣，但要小得多，只有 7 克重。[11] 使用时，要用专门的胶布将它们贴在膝盖以上的大腿外侧。之后，该设备通过测量加速度和角度，就可以对行走、站立、坐下以及其他行为做出准确评估。此外，这种设备具有防水功能，可以放在腿上保持几天甚至几周的时间。出于好奇，我试着向网站上的邮箱地址发送了一封电子邮件，解释说我不是一个希望购买数百个传感器的大学研究员（他们通常的客户），而是一名只想购买一个传感器的作家。哦，是的，我真不知道自己在做些什么，我猜他们不会想卖给我的。

然而几天后，该公司的联合创始人卡斯珀·莱克加德（Kasper Lykkegaard）回复了一封电子邮件，他们很乐意以低廉的价格卖给我一台设备，并提供全面的技术支持。他甚至还安排了一次视频通话，以便告诉我如何连接传感器以及访问数据。这个设备可一次性存储多达两周的数据，并且这些数据可以通过智能手机软件下载到公司网站上。如果你是一名专业人士，那么你可以从加速度计记录的原始数据中，或是从设备的角度随时间变化的图表中看到相关信息。

对我来说幸运的是，该网站将所有的这些信息转换成了易于理解的 24 小时滚动条形图。每小时以 15 分钟为间隔分成不同的区块，并滚动上升。根据佩戴者的行为，这些区块又被分成不同的颜色带。蓝色代表站立，橙色代表行走，黄色代表所谓的间歇性行走（也可以称之为闲逛）。最令人满意的颜色是表示跑步的亮绿色以及表示骑自行车的深绿色，而坐着或躺着则用单调的灰色表示。

依旧幸运的是，我在英国暴发新型冠状病毒肺炎疫情之前就收到了这个传感器，因此我在正常的工作模式中佩戴了几周。然而，当你想观察某种事物时，它必然会发生变化，这是科学观察中的一个常见现象。于是，我决定把这个设备绑在腿上，然后试着忘掉它的存在。这个传感器太小了，所以我在实验的过程中很容易忘记它。当然，我不能排除忽然间想起它，而这可能会让我更有可能打破长时间坐在椅子上的状态。但总体来看，我觉得自己的工作状态与往常没有什么不同。

尽管我知道，作为一名新闻工作者，我站着的时间本应该很多，但当我查看结果后发现，图表上表示久坐的灰色仍然要比预期的多出很多，其中工作日和周末之间的对比更为明显。后者表现为偶尔的久坐，主要集中在用餐时间，在晚上的晚些时候也是如此。但在大多数情况下，图表上的灰色会不断地被代表行走和站立的颜色所打断，甚至还会出现短暂的、表示跑步的亮绿色，这主要是因为那时我和儿子正在公园踢足球。

相比之下，即使考虑到我骑车上下班是用深绿色表示的，但与工作日相关的图表颜色仍然要单调得多。最近，英国脱欧余波带来的影响以及与新型冠状病毒疫情有关的新闻压力使我在这段时间非常忙碌。即便如此，与我在威斯敏斯特做记者的这4年的其他时间相比，我在这段时间其实并没有更加忙碌。因此，传感器的数据应该是具有代表性的。也正是因为如此，我才会对这个结果感到非常沮丧。

是的，从图表上可以看出在威斯敏斯特每天都有规律的散步时间。因为在几周前，唐宁街的官员们改变了与首相发言人进行每日两次简报会的地点，他们将开会的地点从国会内部改为唐宁街11号的一间办公室，这意味着需要多走10分钟的时间。我们曾抱怨过这种不便，但我在回顾自己的活动记录后发现，这段步行让我的图表中出现了一段相当长的、表示行走的橙色。即使是在互联网时代，为了保证时效，如果是在第二天发行的报纸，那么最迟也要在前一天傍晚前递送相关稿件。因此，在午饭后的两个小时，同事们经常会看见我一动不动地坐在办公椅上打字。总体来说，从差不多下午 2 点到晚上 6 点半的整段时间都是长长的灰色。

当我看到自己在不同时间的身体活动能够以一种生动、通俗易懂的形式呈现在眼前时，这既令人着迷又令人震惊。除此之外，我们也可以从中看出，如今在办公室之外的许多地方也存在久坐的情况。举个例子，在我去哥本哈根采访扬·盖尔那天（我们在第 5 章中看到过他的故事），我花了大部分时间在城市里散步和骑车，把图表涂成了令人满意的橙色和深绿色。但当我坐在两地之间的航班上时，图表上便是一段长长的、连续的灰色。

Sens 的这款软件允许使用者以图表的形式下载每天的全部数据，其中包括所有运动的总和以及步数。公正地说，情况喜忧参半，尤其是对于工作日而言。在工作日，我会骑半小时左右的自行车——实际的通勤往返时间大概是 35 分钟，但是在红绿灯和路口的等待行为将被视为站立。我的步数通常会超过 1 万步。在哥本哈根漫步的那天，我居然走了两万步，但在这之后就是坐着了。说到这里，我们可以从数据中看出两个问题。首先，站着或步行并没有改变久坐的现象。正如我们将在稍后看到的那样，这种模式很危险。

此外，还存在的一个问题是，坐着的时间很长。虽然传感器并不区分坐着和睡觉，但会捕捉到每一个坐着的时刻，从短暂地坐下来到长时间地坐在办公室里。对我来说，这真的很有意义。即使不考虑躺在床上的时间，我在每个工作日不活动的时间也高达 9 小时，甚至更多。即使在看起来很忙碌、很活跃的周末，不活动的时间也很容易达到五六个小时。

按照官方对久坐的定义，我确实属于久坐不动的那类人。但我也很活跃，至少从政府给出的指南来看是这样的。就像我们在第 5 章中看到的那样，单是我上下班的路程就让我远远超过了建议运动量。但从健康的角度看，后者是否抵消了前者？我需要弄清楚这一点。

扔掉你的电视机

从生理学的角度来看，久坐对健康不利的很多原因与不活动会带来健康风险的原理相似。但是在某种程度上，前者的原因要更为简练。通过阅读前面的章节，我们知道了规律运动能够帮助你的身体运输、分解不同类型的脂肪，包括高密度脂蛋白胆固醇——一种"好"的胆固醇，以及与较差健康状况相关的变体，主要是低密度脂蛋白胆固醇和甘油三酯。

久坐的问题在于它会使人体中最大的几块肌肉，特别是腿部和背部的肌肉经历一个所谓的"下调"的细胞过程。在这个过程中，它们产生的某些蛋白质的数量会变少。这些肌肉之所以被称为"红肌"，是因为这些肌肉中有丰富的毛细血管，并且能抵抗疲劳。此外，这些肌肉中还有含量极高的脂蛋白脂肪酶，这种酶在分解甘油三酯时起着重要作用。

低强度活动，比如站起来或四处走动，是一种促使脂蛋白脂肪酶分解甘油三酯的生物信号。如果一个人久坐不动，那么人体就不能正常分解这种脂肪，进而增加超重以及患心血管疾病的风险。一个不能正常分解甘油三酯的身体也更有可能无法正常分解葡萄糖，而这将诱发 2 型糖尿病。

从最基本的生物学层面上来看，这些风险已经在可能会令人感到不适的实验中得到了证明。在这些实验中，科学家们使老鼠的后腿在超过 11 天的时间里都悬空在地板上。经过研究，科学家们发现这些腿部肌肉未被使用的老鼠的脂蛋白脂肪酶的浓度明显低于那些没有接受实验的老鼠。[12]

虽然研究人员不允许用完全相同的方式对待人类志愿者，但当人们在阅读一些学术论文时，有时会很难发现这些实验之间有什么不同。许多研究使用了所谓"卧床休息"的方法，也就是让实验对象除了每天进行基本的身体活动外，尽可能多地躺着，从而研究久坐行为会给人体带来什么样的影响。在 1968 年的一项实验中（如果是在今天，那么这项实验可能会因逾越道德底线而无法进行），5 名年轻的美国男性志愿者连续在床上躺了 20 天。研究结束时，他们的健康状况比实验开始时下降了约 1/3，甚至连他们的心脏也萎缩了 11%。幸运的是，研究人员随后让这些志愿者参加了为期 8 周的健身计划，从而消除了这些不良后果。[13]

从整个人口层面来看，已经有充分的证据表明久坐将引发多种健康风险。一项发表于 2018 年的大规模研究对超过 12.7 万名美国男性和女性进行了平均 21 年的跟踪调查，并根据他们在非工作时间坐着的情况对其进行评估。比起平均每天坐着的时间不到 3 小时的人，那些平均每天坐着的时间不少于 6 小时的人的健康前景要差得多。这项研究得出的结论是，习惯坐着的人不仅死亡风险会更高，罹患其他疾病，比如心血管疾病、中风、癌症、糖尿病、肾脏疾病、慢性阻塞性肺病、肝脏疾病、消化问题、帕金森氏症、阿尔茨海默病、肌肉骨骼疾病、神经紊乱以及自杀的可能性也要更高一些。[14]

这是一份很长的健康风险清单。可以说,在排除其他变量的情况下,久坐也可以算得上是不活动的典型代表。多年来,一个特别的学术研究焦点一直关注着看电视的危险,并且实验得出的结论几乎总是相同的,那就是一个人看电视的时间越长,这个人的健康状况就会越差。

英国的一项研究在对诺福克郡的 13 000 多人进行调查后发现,在其他因素都相同的情况下,看电视的平均时长每增加一小时,这些研究对象的总体死亡风险以及患心血管疾病的风险就会分别增加 5% 和 8%。[15] 有研究表明,相关风险还存在加剧的可能性。美国的一项研究在对超过 22 万名 50 岁以上的人进行了平均 14 年的跟踪调查后发现,与每天看电视的时间不到 1 小时的人相比,那些每天看电视的平均时间超过 3.5 小时的人在研究过程中出于各种原因死亡的风险要比前者高出 15%。研究人员指出,每天看电视的平均时间超过 3.5 小时是 80% 美国人的常态,这占据了他们全部休闲娱乐生活的一半时间。而对于那些每天看电视的平均时间超过 7 个小时的人来说,死亡风险增加了 47%。除此之外,这些人还更有可能出现 8 种健康风险:癌症、心血管疾病、慢性阻塞性肺病、糖尿病、流感(或肺炎)、帕金森、肝脏疾病和自杀。"在看电视行为受保护的地方,很多死亡原因并不明确。"相关研究报告的作者补充说道,但这种补充似乎没有什么必要。[16]

领导诺福克郡研究的是来自剑桥大学的研究员、流行病学家凯特琳·维恩代勒(Katrien Wijndaele)博士。她表示,与其他久坐行为(如在办公室伏案工作)相比,看电视带来的后果要更加严重。她说,有几种理论可以解释为什么会出现这种情况,这些理论至少有一部分是正确的。她解释说,一种可能性在于,正如前面提到的那样,长时间看电视"只是那些生活方式不健康的人更容易表现出的一种行为",并且很多研究无法恰当地对其他那些有害健康的行为做出解释。当人们看电视时，他们更有可能接触到不健康食品的广告，这可能会影响他们的饮食结构，进而增加其他有害健康的行为所带来的风险。

从生物学的角度来看，人们看电视的时间大多集中在晚上，通常是在人们吃完一天中最丰盛、含糖和脂肪最多的一餐之后。正如我们从前面的内容中所了解的，在这种所谓的餐后状态下，不活动会使人体分解脂肪和糖分的能力变差，进而对心血管系统产生长期影响，并有可能使人们进入糖尿病前期。

最后要说明的一种观点是：所有的久坐行为对健康而言几乎都是有百害而无一利的。之所以研究发现长时间坐着看电视的行为带来的后果更严重，是因为这是人们唯一能够正确报告的行为。"我们发现人们更容易回忆起看电视的行为，因为这种行为是以一种非常习惯的方式进行的。"维恩代勒说，"人们基本上都会记得他们看过的节目，因此他们可以相当准确地报告看电视的时长，相关数据要比其他久坐类型更准确。坐着是我们一整天都在做的事情。人们记不住自己是什么时候坐下的，什么时候再次站起来的。因此，当你让人们估计他们坐着的总时长，或是回忆起其他更具体的久坐类型时，他们会很难回想起来。如果必须要估计出坐着的总时长的话，那么根据看电视的时间估计出来的数据要更加可靠。这就解释了为什么久坐和看电视的联系更为密切。"[17]

无论电视是否受到了诋毁，人们普遍认为并非所有的久坐行为带来的后果都是一样的，有些久坐行为可能比另一些久坐行为更有害，这也许是显而易见的。比如，像任天堂 Wii 这样基于运动的游戏会使人的运动强度超过 1.5 梅脱，而其他电脑游戏则不会，这不足为奇。因为无论你当时有没有坐在沙发上，挥舞手臂都比用拇指按键需要消耗更多的休力。

职场中也存在类似的情况。在《灵长类动物的变化》一书中，威巴·克里根－里德引用了在撒丁岛开展的一项研究。该研究表明，生活在那里的女裁缝的健康状况普遍良好，尽管她们的工作需要久坐。研究人员发现，这似乎是因为她们使用的是脚踏式手动缝纫机，腿部的运动使这些女性达到了足够的运动强度，因此她们的小腿肌肉特别发达。[18]

从更广泛的角度来看，也有观点认为闲暇时间的久坐比上班时的久坐对健康更不利。2016 年丹麦的一项研究发现，与在办公室之外也经常坐着的人相比，那些在办公室经常坐着但在家里坐得较少的人更有可能拥有更好的身体素质、更小的腰围。[19]瑞典学者的一系列研究对"被动的"久坐（如看电视）和"主动的"久坐（如阅读或坐在电脑前）进行了区分。[20]

这里可能会"误伤"到一种久坐的类型，尤其是许多研究表明，也许正如你预料的那样，工作场所中的久坐更多地与中产阶级的工作联系在一起。相比之下，穷人更倾向于看电视。

然而，也有观点认为，不同类型的久坐之间的差异远不止于此。英国研究员詹姆斯·莱文（James Levine）在美国度过了其职业生涯的大部分时间，他经常呼吁人们关注久坐的危险。莱文著有一本名为《站起来！》（Get Up!）的书，[21]这本书一半是科学的自传，一半是对现代诅咒的抨击——他将这种现代诅咒称为"受到椅子掌控"（chairdom）。莱文显然很享受自己在学术上特立独行的角色，他在书中回忆了一次失败的实验是如何引发火灾的，他若无其事地补充说："好吧，这不是我第一次炸毁实验室了。"[22]

莱文在二十多年前发表的一篇论文中首次概述了他的研究突破，

他将其称为"非运动性活动产热"（non-exercise activity thermogenesis），简称 NEAT。他在该论文中指出，即使是在静止不动的情况下，人们无意识做出的一些举动也会消耗很多能量，比如跺脚、甩胳膊、抖腿以及做其他小动作，比如把头发梳到后面，或者拿起一本杂志快速翻阅。莱文使用了一种所谓"神奇衬裤"的高科技设备来追踪人们的行动，这非常符合他的个人主义作风。这种设备装有传感器，可以检测到人们在做的事情。

莱文在最初发表的论文中指出，即便都是坐着，那些坐着时动来动去的人消耗的能量要比坐着一动不动的人高出 50% 以上。尽管前者消耗的能量非常少，大约每分钟消耗 2.5 千卡，但这些能量能够随着时间的推移而不断累加。[23] 在一年后的一项后续实验中，莱文招募了包括他自己在内的 16 名非肥胖志愿者。志愿者们将在为期 8 周的时间里，在维持自己体重的食物摄入量的基础上多摄入 1000 千卡。正如你所料，每个人的体重都增加了，增加的重量从大约 1/3 千克到超过 4 千克不等。在这件"神奇衬裤"的帮助下，研究人员通过再次测量志愿者的 NEAT 消耗后发现，他们对过度进食的反应也存在显著差异，比如高 NEAT 水平的人的体重增加得比较少。对于莱文来说不幸的是，这项实验表明他不属于高 NEAT 水平的人，不能随心所欲地想吃什么就吃什么。[24] 当然，NEAT 不只包括坐着期间发生的动作。过量进食的实验表明，体重增加最多的志愿者平均每天要比那些体重没有明显增加的志愿者多坐 2 个小时以上。此外，这项实验还表明了坐着的行为如何给人们的健康带来不同的影响。

对一个非专业人士来说，这可能与民间智慧相似，也就是比起容易长胖的人，身材苗条的人的"新陈代谢率更高"。但研究表明，这种想法似乎没有什么依据。基础代谢率，即人体在静止时消耗的能量，出于各种原因，比如性别和肌肉质量的比例，它是因人而异的。但实际上，超重和肥胖者的基础代谢率往往更高。[25] 保持苗条的能力并不是天生的，而是取决于运动量的多少，甚至是人们在日常生活中经常忽略的运动，比如经常站起来，或是其他一些小动作。

目前居住在巴黎的莱文告诉我，他的观点最初遭到了学术界的质疑。在最初的论文发表之前，他在一次会议上展示了其研究结果。在会议结束时，一位非常资深的学者（他没有透露姓名）站起来说："这完全是一派胡言！"

结果，莱文的论文被著名的美国杂志《科学》（*Science*）选中，并且这位持怀疑态度的学者在后来还与他合作完成了一个项目。莱文说，这个观点在如今很明显已经成为一个共识："我认为，现在更重要的问题是，我们如何真正在全社会实施这个计划。"

考虑到说服人们每天花几个小时的时间做些小动作是不现实的，莱文提出的解决方案是将活动融入生活的其他领域，包括主动出行。他认为，应该将不活动带来的危机与紧急气候问题的相结合视作一个彻底重塑城市的契机，使城市更有利于步行和骑行。他希望看到他的第二故乡巴黎能够实现无车化："当社会有大事发生时，很少是因为一件事情促成的，通常是几件事情的碰撞而产生的结果。"[26]

莱文的先见之明甚至超出了他自己的想象。就在新冠疫情暴发之前，我们进行了交谈。然而就在撰写本书时，为了应对因保持社交距离而引起的交通问题，巴黎市长安妮·伊达尔戈（Anne Hidalgo）已经将汽车从一系列市中心的道路上移走，并宣布将增设数百千米的自行车道。莱文的梦想可能就要实现了。

不要久坐不动

众所周知，久坐不仅增加了人们患糖尿病的风险，还会导致腰围变粗。如此看来，看电视似乎是一个特别重要的因素。一项由英国和澳大利亚联合开展的项目得出结论，由久坐看电视引起的糖尿病风险是工作中久坐的两倍。[27] 瑞典开展的一项长期研究显示，测试对象在16岁时看电视的程度与他们在43岁时易患糖尿病的生物学指标之间存在明显的联系。[28]

大卫·邓斯坦（David Dunstan）教授是墨尔本贝克心脏和糖尿病研究所身体活动实验室的负责人，他领导过许多与糖尿病相关的研究，是世界上研究久坐不动危害的顶尖专家之一。他说，这种联系存在"合理的生物学依据"："久坐会导致肌肉不收缩，不利于整个葡萄糖的运输过程。我们知道，仅仅是肌肉运动本身就可以极大地帮助分解血液中的葡萄糖。流行病学文献中有充分的证据表明，除了饮食等生活方式因素外，规律的身体活动是降低2型糖尿病发生概率的重要因素。"[29]

尽管我在办公椅上坐了很长时间，但据我所知，我没有任何与糖尿病有关的临床症状。但是，考虑到我久坐的时长，以及我那异常高的体脂读数（尽管这种衡量标准备受争议），这似乎都增加了我患糖尿病的风险。久坐与肥胖之间也存在联系，许多研究将久坐的生活同各种与肥胖相关的指标联系起来，不论是BMI、腰围还是体脂率。

那么，我可以做些什么呢？似乎存在某种行之有效的方式来确保我不会持续坐很长时间。这是另一种方式，正如詹姆斯·莱文在研究中强调的，并非所有的久坐都一样。就不活动科学而言，这仍然是一个相对较新的领域。但现在有强有力的证据表明，改善因久坐引起的生物学问题的最佳方法之一是确保时不时地活动一下身体，不论是站起来，还是去散步，甚至只是去喝杯茶，或者和同事聊聊天。

澳大利亚的一项研究让一组中年志愿者佩戴了运动传感器（大量研究久坐健康风险的学术工作似乎发生在澳大利亚和英国），以此评估他们中断久坐的频率。在该研究中，中断久坐意味着至少活动一分钟。研究发现，尽管坐着的时间相同，那些起身次数较少的人患糖尿病以及腰围变粗的风险会更高。实际上，当按照志愿者起身的频率将他们平均分成 4 组后可以发现，起身次数最少的一组志愿者的平均腰围要比起身次数最多的那组志愿者多出 6 厘米。[30] 然而，风险似乎还在增加。后来，美国的一项研究在对近 8000 名美国中年人进行调查后发现，不论久坐还是持续久坐都会引起早逝的风险，并且那些持续久坐的人会出现更多的健康风险。[31] 必须补充的一点是：虽然简单地站起来确实使用到了腿部和背部重要的肌肉，但它并不一定足以让人摆脱久坐的影响。英国的一项研究在测量了饭后久坐的人的胰岛素和葡萄糖水平后发现，那些每半小时走动几分钟的人的胰岛素和葡萄糖水平有所改善，但对于那些单纯站着的人来说则没有什么明显的影响。[32]

吉纳维芙·希利（Genevieve Healy）教授是澳大利亚昆士兰大学公共卫生学院的研究员，她领导了一些开创性的研究，这些研究表明了打破久坐状态会带来的好处。她说，初步的研究结果证实了她作为一个"观察型流行病学家"的猜测。她告诉我："我曾经很喜欢坐着，能够高兴地坐一整天，并不会因此感到烦躁。虽然我的领导不喜欢一直坐着，但是他不得不坐着参加很多会议。所以我想知道：'他和我的健康结果会有什么不同？如果给人戴上检测设备，那么在对所有生物标志物进行检测后是不是就能有所发现？'这里还存在一些常识，比如当你在电影院看电影，或者长时间待在车里或者飞机上，你可以感觉出来当你处于这种久坐状态与你经常站起来时的区别。所以我称它为一些常识科学提供了证据。"[33]

从某种程度上来看，希利的领导属于高 NEAT 水平的人，这种类型的人很容易坐立不安。除了跺脚，他们还会时不时地站起来四处走动。希利对我说，她现在已经改变了自己的习惯："我最多只能坐 20 分钟，超出这个时间我就开始坐不住，因此我在工作时会使用一张坐站两用式办公桌。这使我的工作方式发生了巨大的变化，因为我可以在工作时选一种自己喜欢的姿势。我们在 10 多年前就开始采用这种工作方式，并且我们使办公楼里的其他人也了解到经常改变办公姿势能够带来好处。因此，当你站起来时，没人会感到惊讶，而且大多数人在会议期间都会不时地起身和坐下，因为大家都习以为常了。当有人发言时，人们也会时不时地起身和坐下，并且大家不会认为这是一种没有礼貌的行为。"

希利是研究在工作场所如何减少坐着时间的带头人。她在一间办公室领导了一个项目，其中涉及使用坐站两用式工作台。这些工作台既可以与传统办公桌的高度持平，也可以升起，以便人们站着工作。研究发现，在 3 个月的时间里，人们在工作日（每天 8 小时）坐着的时间平均每天减少了 3 小时（尽管在一年后这个数字下降了 45 分钟）。然而，通过阅读这项研究报告可以发现，取得这样的结果需要付出很大的努力，因为这不仅仅是安装新桌子的问题。首先是要与整个工作场所的管理人员召开会议，之后还要给每个人提供新办公桌的单独培训课程，以及定期的电话咨询，以确保人们能够正确地使用这些办公桌。[34]

她所在的大学正在支持一项名为 BeUpstanding 的全国范围的项目，该项目为那些希望减少坐着时间的工作场所提供基于网络的支持。虽然该项目不如政府机构的实验那么全面，但相关结果仍然令人印象深刻。自 2017 年该计划启动以来，约有 350 个工作场所加入，人们在工作日坐着的时间平均减少了 9%，也就是说平均每个工作日少坐 40 分钟。

"对于一个主要针对教育和文化变革的项目来说，这个结果是相当不错的，"希利说，"很久以来，澳大利亚的许多媒体都在谈论久坐这个问题。由于我们做了很多领先的研究，所以很多工作场所都安装了坐站两用式工作台，但这并没有带来观念上的转变。他们投入一笔钱，买了工作台，然后人们就会问：'这些是做什么用的？我为什么要用它们呢？'因此，尽管投资了这么多，但是他们并没有物尽其用。"

另一种选择是重新配置工作场所，以确保人们能够经常站起来，并至少走动一下。正如我们在上一章中所看到的，重新配置工作场所的部分内容涉及建筑的设计，比如谷歌将洗手间和工作区分别置于一楼和二楼。但正如希利解释的那样，解决方案可以比这简单得多："其中最受欢迎的一种策略就是制定不坐在办公桌前吃午餐的规则。这种策略是免费的，并且人人都可以做到。这也有助于营造一种文化氛围，在这种文化氛围中，大家可以面对面地进行交流，从而建立起更牢固的关系。"鼓励人们在办公室多站起来不仅可以让他们更健康，还能促进同事间的沟通与交流，这是一个常见的观察结果。

BeUpstanding 项目的一个重要原则是，员工可以选择最适合自己的方法。希利最喜欢的一个例子是在一个呼叫中心，她在那里帮助实施了一个减少久坐的项目。她回忆说，那是一个"压力非常大的环境"，辱骂电话出现的次数相对频繁。"他们团队采用的一种方法是，当有人接到辱骂电话时，他们就会通过站起来的方式摆脱这种电话造成的困扰，"希利说，"很明显，这意味着其他人可以看到他们的遭遇，也就是接到了谩骂的电话，从而对他们予以安慰。所以，站起来实际上对减压以及减少久坐的时间都能产生明显的效果。"

正如你可能预料到的，詹姆斯·莱文对如何阻止坐着办公有许多想法，如改变打印机的位置，将一个部门的打印机置于大楼的不同区域，又比如，重新设计开放式楼梯间周围的办公室，为人们提供步行以及与同事聊天的动力。

莱文认为，通常来说，实施起来最简单、花费最低的方法往往是最有效的。在他现在工作的巴黎科学智库，在走动中完成的会议或电话可以在共享的办公日历上标记成绿色。莱文对我说，他与我的通话也在其中，因为他与我一边通话，一边在办公室里走来走去。他说，这种做法不是"一种提醒，而是一种义务"。不同部门之间相互竞争，都希望自己部门的"绿色"会议比例最高。此外，这里甚至还为员工提供了专门的可佩戴挂绳，上面写着"步行会议正在进行中"。当你戴上这种挂绳后，就不用担心自己的私人谈话会受到打扰或者被其他人不小心听到。"我们谈到的这些方法都不需要花什么钱，"莱文说，"相比之下，围绕楼梯间建造一整栋大楼则是一项大工程。"[35]

对于那些没有在这种具有前瞻性的环境中工作的人来说，当然也可以借助一些技术手段来提醒自己多运动。比如，我为撰写这本书而借来的、能够记录心跳次数和步数的运动手表。如果我连续坐了一个小时，它就会在我的手腕上通过震动以及发出"哔哔"的声音作为警告（大多数这种设备都有类似的内置警报）。对我来说，我经常发现自己的反应是从椅子或沙发上跳起来，然后在房间里走来走去。此外，还有很多应用软件或程序可以通过发出警告或在电脑上弹出窗口的方式提醒人们经常站起来，这种方式的花费要更低一些。一些研究初步表明，这种提醒可以帮助人们变得更加活跃。但目前还不能确定的是，这是否只是一种额外的工具来帮助那些已经决定多走动的人。

有专家担心，太多关于坐下来的争论最终都没有抓住要点。贾斯汀·瓦尼博士是我们在上一章中提到过的健康专家，他现在负责伯明翰的公共卫生工作。他警告说，这个话题"过度关注"了在办公室工作的中产阶级，但他们往往不是坐着时间最长的人。

"最需要活跃起来的人不是那些在办公室里久坐不动的人，"瓦尼说，"而是那些因为感到孤独所以选择长时间坐在家里看电视或玩电脑的人。归根结底，这有点像是戒咖啡或者戒酒。如果有人对我说，'好吧，那么现在你就别刷《皮卡德》(*Picard*)或者任何一部让你着迷的电视剧了'，我会感到非常气愤，并让他们滚开。我们需要认清现实，知道什么是我们能够改变的，什么是我们改变不了的，我觉得人们很容易混淆这一点。我们应该更多地专注于让每个人每天都活跃起来，并且不在乎运动的形式。"[36]

从全民运动的角度来看，瓦尼很可能是正确的。但是，如果你像我一样，是一个经常坐着工作的人，这并不意味着你应该忽视这个问题。在我的研究过程中，每当我与研究不活动的学者或研究员通电话时，我总会问他们的面前是否有一个可升降的办公桌，他们的答案都是肯定的。

我对自己做出的一个基于活动的承诺是，当我写完这本书时——假设政府在那时已经放宽了针对新型冠状病毒疫情的封锁政策，让我能够经常回到我在威斯敏斯特的办公室——我会提议让报社给我提供一张坐站两用式办公桌。到目前为止，我还没有这样做，部分原因在于这种办公桌对我所在的工作场所来说不够实用。国会大厦可以算得上是一个相当不错的工作场所，但是它所提供的一些办公设施非常基础，特别是为媒体留出的位于上层走廊的办公室。我们报社的办公室是一个相当狭窄的房间，我担心这种坐站两用式办公桌根本无法放入现在的办公角落。或者当我试图抬起它时，很可能会撞到一个古老的书柜。然而在其他地方，这种书桌正变得越来越普遍。詹姆斯·莱文则更进一步，发明了跑步机办公桌。这是一种站立式办公桌，看上去就像一台室内跑步机，你可以在传送带上边走边工作。这种工作方式对健康有好处，并且已经拥有了一批忠实用户。尽管一些报告指出，它会让喝咖啡变得有点危险。

另一个复杂的问题在于，在我撰写本书期间，越来越多的人开始居家办公，并且这种状态可能会持续几个月，甚至更长，因为公司意识到他们可以省下一笔相当可观的办公楼租金。如果说办公室里的人体工程学问题很难对付，那么在厨房餐桌或卧室里创造一个有利于运动的工作环境就更具挑战性了。

但是对于久坐生活，我还有一个问题：如果我恢复了以往每日骑行往返于家与威斯敏斯特的话，那么骑自行车产生的能量消耗是否会消除久坐所导致的所有健康风险呢？

有研究表明，它似乎至少可以减轻部分影响。迄今为止，最详尽的答案可能来自 2016 年《柳叶刀》上的一篇研究论文。这是一项由挪威、澳大利亚和美国合作展开的元研究，它从几十篇关于久坐和不活动的风险的论文中收集数据，研究对象超过 100 万人。该研究发现，对于那些身体活动量居于前25%的人来说（仅凭我的通勤时间就能使我进入这个类别），每天坐着不到4小时的人和每天平均坐8小时以上的人的早逝风险没有什么不同。[37]这对我来说是个好消息。

但是，我想再次确认一下。因此我给大卫·邓斯坦教授发送了一系列从我的活动追踪器中下载的图表，上面显示了我在威斯敏斯特办公室里度过的一个相当典型的工作周和一个周末的情况。我问他，我应该担心到什么程度？几天后，我收到了邓斯坦教授的回复，他从图表中猜到我没有一张坐站两用式办公桌。"你的这种模式对于一个办公室职员来说是相当典型的，除了你非常活跃之外。"他欣慰地说，甚至还在我每天平均超过10 000步这件事上加了一句："做得好！"这个数字得益于每天两次的唐宁街新闻简报会，以及国会大厦的古怪布局，这意味着我需要步行5分钟去取咖啡或者吃午饭。

然而，从图表中也可以看出一些需要改进的地方。邓斯坦注意到，尤其是在工作日，我有长达2小时几乎一动不动。他写道："人们应该试着每隔30分钟就休息一下，这是一条普遍的建议。你基本上能做到这一点，但也有几个时间段没有做到。我们把这几个时间段称为'危险区'，并试图让人们关注这些时间段并做出调整。"[38]

这些话很容易引起共鸣。是的，我的通勤路程，再加上活动追踪器所显示的那样，我步行的时间可能比我意识到的要更多，这确实对健康有好处。但是连续坐2个小时，这对于充满血液、富含脂蛋白的腿部和背部肌肉来说是非常长的时间。此时，它们基本处于休眠状态，这大大降低了它们在分解糖分和脂肪中的重要作用。因此，是时候做出改变了。

尽管我不想把我从那时起的工作和写作生活说成一场革命，但我确实怀着像詹姆斯·莱文那样的热情，减少了大部分坐着的时间。我被"逐出"办公室，没有坐站两用式办公桌，更不用说跑步机式办公桌了，我不得不随机应变。这本书的大部分写作是在离我住处相当近的一间借用的公寓里完成的，因为那里暂时无人居住（因此也没有什么家具），我才有机会借用一下。我带来了一张旧桌子和一把椅子，在那里度过了很长一段的写作时光。但只要有可能，我就试着把东西混在一起，比如把笔记本电脑放在任何高度合适的表面上，包括厨房的操作台面和前门旁边的内置橱柜的顶部，并根据需要，用一摞厚厚的身体活动教科书来调整高度。当我在打这些字的时候，电脑正摇摇欲坠地靠在窗台上。当我稍微用力按下一个键时，电脑就会摇晃起来。我做这些的时候都是有意识的，有时还会收到智能手表"哔哔"的提醒声。但幸运的是，当我完成写作时，这可能已经成为一种习惯。

我说过，这本书并不是一本健康指南。我也意识到，有很多读者可能已经相当活跃了。如果是这样的话，那么当你读完这一章后就要抓紧付诸行动了。也许你已经通过步行、跑步、骑自行车或其他方式（如跳尊巴舞）进行运动，并且远远超过了每周150分钟的建议时长。但要记住，久坐会带来风险，并且很容易被忽视。毕竟，坐下来是一件再简单不过的事。

接下来应该怎样做：

考虑到新型冠状病毒肺炎疫情带来的诸多影响，即使在封锁结束后，许多人可能会更频繁地居家办公，这对避免久坐来说也许是一个挑战。

如果说很少有公司会配置坐站两用式办公桌的话，那么拥有这种办公桌的家庭就更少了。鉴于去厨房做午餐不像走到三明治店或食堂那样费劲，所以，如果有可能的话，试着找到在家办公的方法。我最近购买了一个可折叠的笔记本支架，价格相当便宜。当我在桌子上把它调到合适的高度时，我就可以站着打字了。我试着坐一个小时，站一个小时来交替办公。

08

青春、年龄以及运动
为什么会影响人的一生

可以说，近年来英国儿童身体健康状况的改善得益于一项举措，而这项举措的出现纯属偶然。2012年，一位名叫奈杰尔·布坎南（Nigel Buchanan）的退休律师在苏格兰中部城市斯特灵的圣尼尼安小学做志愿者。这位79岁的老人除了成立课后象棋俱乐部以及教孩子们吹便士哨外，还在他位于市郊的大房子的庭院里开展了户外探险课程。

在注定不寻常的一天，他和校长伊莱恩·怀利（Elaine Wyllie）在礼堂里看着一群学生上体育课。怀利讲述了当时发生的事情："奈杰尔转身对我说：'看看这些孩子，伊莱恩，他们的身体不健康！'我有点吃惊，但也明白他为什么会这样说。部分原因在于他经历过另一个时代，也就是战争年代，那时的孩子与现在的孩子不同。"之后，怀利向学校的体育老师提到了布坎南的观点，并询问她这种观点是否正确。怀利回忆道："体育老师说：'我在五所学校教书，只有身体健康的人才能适应。我发现，除了那些参加跑步俱乐部以及经常踢足球的学生，多数人在体育课的热身活动中就已经筋疲力尽了。是的，孩子们不够健康。'"

不久之后，怀利需要为一个由9~10岁的学生组成的班级上体育课。于是，她决定亲自确认一下孩子们的身体状况："当时是2月，但天气很暖和，所以我想，'要不让孩子们绕着场地跑跑步作为热身，看看他们的状态如何'。然而，跑完步的学生们的状态就像电影《烈火战车》

（*Chariots of Fire*）中的两个极端。有五六个学生是跑步俱乐部的成员，他们的状态还不错，似乎可以跑一整天。但是，其余学生在距离终点很远的时候——这是一个像普通足球场一样大的场地，周围环绕着一条小路——就已经气喘吁吁，累得直不起腰来。"

怀利感到很震惊。但与此同时，正如她所说的那样，布坎南的正确观点让她感到有些"恼火"。所以，当体育老师回来的时候，她们制订了一个计划：让她教的班级每天都绕着学校的同一片场地跑 15 分钟。此外，她们还向学生请教如何才能做到这一点。一个男孩说，他的祖母是通过参照路边灯柱之间的距离，走跑交替地进行锻炼而变得健康的。因此，她们让学生通过参照跑步途中樱桃树之间的距离，走跑交替地进行锻炼。怀利说，她们的想法是在一个月内复盘该项目："我想，不会有什么复盘了，这个项目最终会以失败收场。"

然而，她判断错了。虽然大多数孩子在最初几天都筋疲力尽，但在第一周结束时，这些孩子都充满了活力，上课时注意力也更加集中。很快，其他班级也想参与到这个项目中来。不久之后，全校学生都开始每天跑步了。她回忆说："在开始跑步的第一个月，孩子们的身体状况和心理健康有了显著改善。在接下来的一年左右，他们的身体成分和体重也发生了变化。"[1]

这就是"每日一英里"计划的前身。"每日一英里"这个名称的出现也出于偶然，它源于最先开始跑步的那些学生想知道自己究竟跑了多远。结果发现，一圈跑道长约 0.2 英里（约 320 米），学生们平均每天跑 5 圈（1 英里，约 1.6 千米），每个年龄组的学生跑的距离都差不多一样远。从教师的岗位上退休后，怀利成为一家慈善机构的负责人，她希望越来越多的学校可以实施"每日一英里"计划。这家慈善机构还得到了能源巨头英力士（Ineos）的赞助，我和怀利见面的地方就是在英力士位于哈罗德百货公司拐角处低调奢华的伦敦办公室。

对于成年人来说，跑步 15 分钟在很大程度上就会被视为正式运动。但怀利强调，对于孩子们（尤其是小学生）来说，情况并非如此："我们并没有试图让孩子们做运动，而只是让他们变得活跃起来。这意味着我们需要让孩子们在一个安全的场地释放他们的天性，做他们喜欢做的事情。"几周过去了，圣尼尼安的孩子们养成了"每日一英里"的习惯。这项计划规定，孩子们不需要准备特殊的装备，于是他们总是穿着校服在户外跑步。这项计划也带有一种社交属性，孩子们可以一边跑步一边聊天。因为这不是跑步比赛，所以跑步的速度取决于孩子们的意愿，甚至不跑也可以。不过据怀利说，不跑步的孩子很少："偶尔会有孩子不想跑步，但是当他们在旁边站了一分钟后，他们就开始走了，接着就跑了起来，情况无一例外，都是如此。"

这样做的目的是尽可能让更多的学生参与到该计划中。身体有缺陷的学生也可以参与进来，如果有需要的话，他们会得到帮助。怀利说，事实证明，这项活动在自闭症儿童中很受欢迎。她说，学生们能通过"每日一英里"，在学校获得 15 分钟的"快乐、新鲜空气、自由和朋友"。"他们很快就会开始期待这个计划，并且会问'每日一英里什么时候开始？'此外，实施这项计划并不是为了逃离教室。与我那个时代相比，学校对孩子们的吸引力要大得多。即便如此，孩子们喜欢并需要'每日一英里'。"

如今，英国有 7000 多所小学都开展了"每日一英里"活动，并且这项活动也传播到了其他 70 多个国家。随着规模的扩大，新的发现也随之而来。如果老师们愿意，他们也可以参与进来。而且事实证明，这可以为孩子们提供一个倾诉问题的好机会，不论是关于他们的学校生活还是家庭生活。

怀利说，研究还表明，在学校采取的干预措施中，"每日一英里"是少数几种违背教育中常见的"马太效应"原则的措施之一。据观察，如果你实施了一个旨在帮助那些能力最差的学生的计划（如在阅读方面），那么该计划最终往往会拉大成绩差距，因为那些已经做得很好的学生比那些做得比较差的学生进步得更快。但是，研究发现身体活动与健康的剂量－反应曲线非常陡峭，这意味着"每日一英里"计划的最大受益者是那些在一开始时身体健康状况最差的30%的儿童。[2]

"这些事情之所以会发生，是因为这项措施与孩子们的童年有关，与运动和体育课都无关，"怀利说，"孩子们因为喜欢这项活动，所以才能坚持不懈地做下去，这就是问题的关键所在。只要这个计划有一丝成功的机会，我就会坚持下去。尽管只是过去了一个月，但我们已经在无意间发现了一些突破。这让我们知道了该计划是可持续的，是通用的，是可以被普及的。就像《E.T. 外星人》中，外星人来到主人公埃利奥特身边那样，'每日一英里'来到了我们身边。如果布坎南先生没有说孩子们的身体不够健康，那么我就不会坐在这里，所有的这些也就永远不会发生，这一切都要感谢他偶然说出的那句话。"

怀利是一个非常鼓舞人心的人。即便我可能已经是她的第1000位听众，但她依然热情而又真挚地讲述着她的故事。虽然"每日一英里"计划取得了巨大的成功，但在某种程度上，这个计划是失败的征兆。一个典型的10岁孩子不应该在慢跑几分钟后就累得气喘吁吁、直不起腰来。如果说日常活动的逐渐消失是一场全球危机，那么孩子们的健康状况可能是最令人担忧的一个问题。在儿童时期，特别是在青春期前的小学阶段，孩子们应该经常活动——不是参加体育运动，而是自主探索、自由活动并且获得快乐。然而，无数的现代儿童无法做到这一点。

这其中的原因有很多，比如人们对风险的厌恶使孩子们不能随意四处活动。与此同时，汽车交通的主导地位给户外游戏带来了真正的危险，因此父母认为保证孩子安全的唯一方法就是开车接送他们。这样一来，就形成了一个恶性循环。同时，越来越紧张的学业课程占用了孩子们游戏和运动的时间。因此，他们在本应最活跃、最喧闹以及最"无法无天"的年纪，却只能一直乖乖地坐在那里。

正如我们看到的那样，在英国，关于成年人不活动的统计数据相当不乐观，大约 1/3 的男性和超过 40％ 的女性甚至没有达到每周 150 分钟中等强度活动的最低建议水平。[3] 对于儿童来说，情况还要糟糕得多。英格兰在 2015 年调查发现，只有不到 25％ 的儿童达到了每天一小时的中等到高强度活动的要求。[4] 这是一个全球性问题，青少年的处境尤其危险。正如我们在第 1 章中看到的那样，全世界 80％ 的青少年不够活跃，几乎所有国家的年轻人的健康前景都令人担忧。[5]

然而，从某种程度上来说，这种情况更为复杂。比如，虽然奈杰尔·布坎南坚信前几代的孩子们更加健康，但这一点可能很难得到证明。此外，一些研究对那些认为儿童的有氧代谢能力（aerobic capacity）在不断下降、身体活动水平与可衡量的身体健康状况存在明确联系的观点提出了质疑。

除此之外，其他研究都支持布坎南的观点，并指出孩子们的身体状况明显在迅速下降。2014 年，一项研究评估了埃塞克斯郡 10~11

岁儿童的有氧健康状况，并将其与 2008 年和 1998 年同一年龄组的测试进行了比较。结果显示，孩子们的健康水平不仅下降了，还出现加速下降的趋势。[6] 另一项使用同一组数据的研究发现，虽然 1998 年与 2014 年之间的孩子们变得更高、更重了，但他们的肌肉力量水平显著降低。[7]

由于缺乏直接可比的数据，与像布坎南这种在战争时期长大的一代人进行直接比较是非常困难的，更不用说与更早的一代相比了。为了克服这种障碍，一些研究人员试图研究那些采用传统生活方式的现代年轻人。与我们在本书前面看到的对阿米什人的研究相似，一组加拿大研究人员评估了来自旧秩序门诺派（Old Order Mennonites）社区儿童的健康状况，并将他们与过着更典型的现代生活的同龄人进行了比较。像阿米什人那样，门诺派拒绝一切现代技术。研究发现，孩子们每天活动两三个小时，主要是走路和做农活。不出所料，与生活方式更现代的人相比，他们通常更苗条、更强壮、更健康。有趣的是，力量测试发现门诺派儿童唯独在做俯卧撑时表现得比较差。研究人员推测，这只是因为他们以前从未听说过俯卧撑，更不用说尝试去做了。[8]

有氧运动和肌肉力量的不足可以很快得到弥补。正如伊莱恩·怀利发现的那样，即使是经常不活动的儿童，他们身体的适应能力也是令人满意的。一个人在儿童时期的运动情况（其中一些运动可能会影响心血管功能）对其成年后的身体状况起着至关重要的作用，因此让孩子们活动起来事不宜迟。丹麦的一项研究测试了约 750 名 9 岁儿童的健康状况，并在 10 年后再次对他们进行测试。研究发现，即使考虑了过敏和遗传等因素，身体健康状况最差的儿童在接下来的 10 年中出现哮喘症状的可能性也要比那些身体状况最好的儿童高出 4 倍。[9] 虽然不活动本身并不会导致哮喘，但对于有患病风险的儿童来说，身体健康状况较好者则似乎不太可能患上这种疾病。

也许运动最重要的长期影响是对骨骼的影响。正如我们在前几章中看到的那样，骨骼能够适应反复施加给它们的负荷，这种效应被称为沃尔夫定律，是以提出该理论的19世纪德国解剖学家朱利叶斯·沃尔夫（Julius Wolff）的名字命名的。骨骼承受的负荷大小对骨密度状况起着重要作用，而骨密度是预示晚年脆弱程度的一个关键指标。这是因为我们的骨骼强度约有70％受制于骨密度，骨密度不足会引起骨质疏松症。

一个人的骨密度在很大程度上是在儿童时期积累的，尤其是在青少年时期，并且往往在成年初期达到峰值。骨密度的大小取决于身体运动施加在骨骼上的力量大小。研究表明，被称为健康骨骼重塑的过程在2000~4000微应变单位进行得最好，[10]这意味着儿童时期应该经常跑步、跳跃和走路。这对女孩来说尤其重要，因为她们在长大后更容易因骨骼脆弱而受到影响。但她们并没有这样做。青春期恰恰是数百万儿童，尤其是女孩变得不那么活跃的时候。十几岁的女孩不仅不太可能比男孩活跃，并且这种因性别产生的差距还在扩大。

2019年，世界卫生组织在《柳叶刀》上发表的一项大型研究汇集了146个国家及地区的数据并得出结论，在全世界范围内11~17岁的孩子中，约有80％的人缺乏活动。该研究发现，虽然不活跃的男孩的比例在过去15年中从80.1％下降到了77.6％，但女孩的比例一直稳定在约85％，也就是说在活动方面的性别差异超过了7个百分点。此外，英国的数据与这一全球趋势大致相符。[11]

导致青少年（尤其是女孩）活动水平低下的因素长期存在并且错

综复杂，正如我们在第 5 章中所看到的那样，这种现象往往与更适合男孩需要的建筑环境有关。从更深层次的文化角度来看，一些最合理的见解来自所谓的定性研究。这些研究不是基于原始数据，而是深入探索了人们的动机。在 2000 年，英国的健康教育局（现在已经解散）根据对 5~15 岁儿童及其父母的深入访谈编写了一份精彩的报告，其中记录了随着女孩年龄增长，性别对她们的活动带来的影响。一位 6 岁的小女孩在谈到到处跑来跑去给她带来的乐趣时说道："我感觉自己好像停不下来了。"

随后，有两个 15 岁女孩表达了她们的观点，其中一个女孩说："我不喜欢这样做。""这样做太累了。"她的朋友补充说。[12] 造成变化的原因多种多样，但主要是与根深蒂固的社会态度有关，尤其是性别刻板印象对女孩们造成的压力。早前对伦敦东南部年轻人的一项研究也发现了类似的原因。一名 15 岁的女孩说，她和她的朋友们几年前就放弃了学校的无挡板篮球运动（netball），因为她们认为这种活动很"幼稚"。研究人员发现，这种态度很常见："女孩们根据在成长过程中了解的规范，认为成为一名女性通常意味着体育运动在她们的生活中没有那么重要。"[13]

然而，只是接受这种现状而不作为是不行的。2019 年，撰写世界卫生组织关于青少年缺乏活动报告的作者要求政府采取紧急行动来解决这种情况，特别是对女孩而言。"年轻人有玩耍的权利，应该为他们提供实现身心健康和幸福权利的机会，"他们说，"80% 的青少年没有体验到规律的身体活动带来的乐趣，以及给社交、身体和心理健康带来的好处，但这绝非偶然，是由政策选择和社会环境所造成的。"[14]

在学校坐着的时间

许多这样的政策选择都会体现在学校中。孩子们一周有 5 天去学校，并且一年中 75％的时间都是在学校里度过的，因此他们在成年后形成的许多社会和文化规范都来自课堂和操场。那么，学校是如何告诉孩子们活动的重要性的呢？这个问题的答案在一定程度上取决于你关注的是哪个方面。

我们可以在下一章中更加详细地看到，有少数几个国家正在努力让孩子们能够在学校活跃起来。芬兰有一个名为"芬兰移动学校"（Finnish Schools On The Move）的长期计划，该计划涉及很多方面，如孩子们的上学方式、在学校中的学习方式，等等。如何实现这个计划是由老师决定的，但除此之外也有一些倡议，比如：为了让学生能有充足的时间进行适当的身体活动而延长休息时间；将运动融入学习中，在数学课上通过做蹲起计数；学生们可以按照自己的意愿，或是站在教室里，或是坐在球上。另一个例子来自斯洛文尼亚，近 30 年来这个国家一直在监测儿童的健康状况。每所学校都有 2 个体育馆、室外操场和田径设施，甚至还可以使用一个由军事基地改建而成的、归政府所有的自然营地。如今，斯洛文尼亚被认为是世界上唯一一个儿童肥胖率出现下降的国家。

尽管体育课在英格兰是一门必修课，不过其数量并没有得到规定。此外，虽然政府建议中小学生每周至少上 2 个小时的体育课，但也不过是一条建议罢了。[15] 2018 年的一份报告发现，大约 1/3 的英格兰小学的课程表低于这一建议时间。[16] 原因各不相同，但通常是必修课的作业越来越多（主要是常规的学科）而导致学生们的时间不够用。特别是对于小学而言，需要通过关注语言和数学等技能来平衡不同家庭背景下的学术不平等，这是一个很有说服力的理由。不过许多人担心，这已经取代了对儿童身体健康问题的关注。

在苏格兰的所有学校中，每周两小时的体育课是强制的，[17] 但正如伊莱恩·怀利在那些 9~10 岁的孩子身上所看到的那样，这通常也不足以抵消因为在生活中其他方面缺乏运动而给孩子们带来的影响。怀利告诉我，排得满满当当的课程表使她起初怀疑是否有许多学校会占用"每日一英里"所需的 15 分钟："在每周长达 25 小时的课程中，1小时 15 分钟的运动时间显得弥足珍贵。"

尽管"每日一英里"计划在怀利任职的学校中取得了成功，但当她最初试图引起官员们的注意时遭到了质疑，这说明英国的教育系统普遍在提高身体活动水平方面存在惰性："这些官员都对这项计划不感兴趣。因为它不符合常规，所以我被拒之门外。"这一计划最终得以推广归功于两个因素。怀利回忆说：附近其他学校的家长在听说这一计划后"开始去敲校长办公室的门"。这是其一。另一个是，当圣尼尼安小学开始在全国范围内赢得越野跑比赛时，就连教育部门也开始关注起来。

身体健康水平低下不但会影响体育课，还会影响课堂学习。如果低年级的小学生每天大部分时间都坐在地毯上，那么过不了多久，他们就会安静地坐在小椅子上写作业，就像久坐不动的上班族的缩影。与此相关的久坐时间——尤其是随着孩子们年龄的增长——是身体活动研究领域一个相当令人担忧的主题。一篇在 2020 年发表的论文指出，尽管澳大利亚被誉为古铜色皮肤的运动员之乡，但实际上该国的活动记录与英国的活动记录相似，8~12 岁的学生有 60% 的时间都坐在教室里。研究人员指出：“自 20 世纪初以来，教室中的这种普遍现象几乎没有变化。”[18]

在儿童时期经常运动，除了能让人们拥有健康的骨骼和发育良好的心血管系统，还能对人们的未来生活产生重要的影响。如果一个成年人只知道汽车和椅子，那么说服他骑车上班或一天少坐一会儿就更难了。

我 9 岁的儿子在公立小学上学，这所学校在很多方面都令人钦佩。老师们都尽职尽责，工作非常努力，而且他们真正关心学生。为了让更多的孩子能够步行或骑自行车上学，该校在上下学的期间封锁了街道，做出了切实的努力。但我担心它是否真的完全理解了关于将身体活动融于学习的倡议。该校尚未引入“每日一英里”计划，尽管公平地说，这所位于伦敦的学校很拥挤，其唯一的草地运动场还是偶尔从隔壁费用高昂的私立学校借用的（这可能是出于后勤方面的考虑）。在我儿子的正式学年因新冠疫情封锁而缩短之前，他经常说，取消体育课是为了给学校生活的其他部分腾出空间，通常是为了完成学业任务。值得注意的是，他有时会在下午 3 点半放学，看起来有点压抑和不安。

所以我决定让他悄悄地参加一个短时间的实验。在征得他的同意后（事实上他对这个想法非常感兴趣），在实施封锁政策不久之前，他把我在上一章中用来监测自己坐着时长的丹麦制造的小型活动追踪器小心翼翼地贴在大腿上，被校服裤子盖住，并在学校贴了一整天。作为对比，他在接下来的星期六也会贴着这个追踪器。

也许你不怎么了解 9 岁男孩的生活习惯。他们总是在活动（即使没有活动也是在站着），只有当他们看屏幕、阅读或用餐的时候才会安静下来。然而，情况也并非都是如此。比如，我儿子喜欢在吃早饭的时候把麦片碗放在起居室的窗台上，一边翻阅足球杂志一边吃饭。

在下载了他贴着活动追踪器期间的数据后，我从周六的数据中看到了他在那天的生活方式。该图表以15分钟为单位绘制了一天的活动情况，它几乎完全被分别表示行走、时不时地行走和站立的橙色、黄色和蓝色的线条填满。从其中的一个间断明显可以看出，在这个周六他决定坐着吃早餐。但是，运动并不完全都是自发的。上午10点左右，当他和他的朋友们在公园里按照惯例上网球课时，一条鲜艳的绿色线条表明他在跑步。排除那天卧床睡觉的时间，他不活动的总时长只有2个小时多一点。

当我第一次看到他的学校生活的图表时，我感到非常沮丧，因为这一天的数据与周六那天的数据对比很鲜明。上学前和放学后的情况与周六相同——有大量的颜色表明他在活动。但是从上午9点到下午3点半，图表主要是表示坐着的单调的灰色。但这些灰色不是连续的，会被一些表示时不时活动的颜色所打断，特别是在休息时间和午餐期间。但除此之外，他一天的大部分时间显然是在椅子上度过的。不论是上午还是下午，他都有长达2个小时的时间几乎一动不动。总的来说，他每天坐着的时间加起来超过6个小时，是周末的三倍。

正如我们在上一章中所看到的那样，久坐不动可能是人们逐渐发展为2型糖尿病和肥胖症的开端。甚至对于少数儿童来说，他们很可能在不久的将来就患上2型糖尿病。然而，2型糖尿病一直被认为是一种人们在中年甚至年龄更大的时候才会患上的疾病。但我们在第4章中已经看到，在英格兰和威尔士，现在有近7000名25岁以下的人被记录患有这种疾病。几乎令人难以置信的是，他们中的一些人还在上学，甚至是在读小学。[19]

我不是老师，我只能试着想象把一个班级中的 30 个孩子集中起来，以确保他们都能全神贯注地学习。如果他们都能坐着学习，那么管理起来肯定会更加容易。但是，如果我们想让孩子们健康成长，并为他们天生对运动的渴望而感到高兴，这种做法便是不可取的。

受限的生活

当然，受限问题比在学校里久坐要复杂得多。近年来，公众对溺爱孩子的现象感到相当担忧。缺乏独立性意味着许多孩子无论去哪里都要坐父母的车。孩子们的身体活动受到监督和限制，失去了上一代人所拥有的漫步、探索和实验的能力。

这些担忧是有事实根据的。衡量儿童是否独立活动的一个指标是孩子们上下学的方式，然而统计数据表明，孩子们的主动出行有所减少。在英格兰，超过 40％的小学生是坐车上学的，尽管许多路程不到一英里。[20]澳大利亚详细统计了学生们上下学时的出行方式。研究发现，在 1971 年，悉尼 9 岁及以下的小学生步行上学的比例为 58％，乘车上学的比例为 23％。30 年后，相关数据分别为 26％与 67％。[21]

这种变化将会带来怎样的影响呢？同样，这篇文章也以机动车交通主导的城镇作为反面教材。家长对道路危险的恐惧是显而易见的，也是可以理解的。在全球范围内，发生在道路上的交通事故是儿童和青少年死亡的主要原因，比艾滋病、肺结核和痢疾等疾病导致的死亡人数的总和还要多。[22]在英国，70％开车送年幼孩子上学的父母认为汽车带来的危险是主要原因，尽管他们自己选择的交通工具也加剧了这个问题。[23]但是，这种出行方式不仅剥夺了孩子们的行动能力，也剥夺了他们不依赖父母行动的自由。

　　然而，至少在英国，统计数据似乎表明道路的安全性提高了。1930 年，尽管机动车数量大大减少，但仍有 1685 名儿童死于道路交通事故，[24] 2001 年的相关死亡人数为 219。[25] 2018 年的最新数据显示，这一数字下降到了 48。[26] 既然道路的安全性有了如此显著的提高，为什么人们仍然感到非常担忧？其中一个原因是，人们在决定出行方式时是基于感知到的危险，而不是统计数据。此外，还有另一种观点。

　　梅尔·希尔曼（Mayer Hillman），这位曾经激进的建筑师后来成为推动打造宜居城市的活动家。他在 1990 年发表了一项关于儿童独立程度和活动程度的研究，这项名为"一步不慎"（One False Move）的研究中的观点在今天仍然能引起共鸣。该名取自当时政府开展的一场交通安全宣传活动，宣传内容是一个孩子正在从路边走到马路上，标语是"走错一步，你就死定了"。希尔曼试图弄明白政府采取这种恐吓计策的原因，因为在那个时候政府已经在鼓吹道路已经变得很安全，死亡人数比 20 世纪 60 年代下降了 1/3。他指出，警方曾宣布英国的道路是欧洲最安全的。那么这究竟是怎么回事呢？

　　1971 年，与希尔曼进行合作的智库政策研究所（Policy Studies Institute）在英格兰的五个地区进行了一系列关于儿童独立程度和活跃程度的调查。希尔曼决定重新展开相关调查，得出的结果令人感到震惊。比如，在 1971 年，80％以上的 8 岁儿童被允许在无人陪伴的情况下上学。不到 20 年之后，这一比例下降至 10％。与此同时，被允许在马路上骑自行车的孩子的比例从近 70％下降至 25％，此外，同样的情况几乎出现在孩子们生活的各个方面。

　　希尔曼引用了作家罗尔德·达尔（Roald Dahl）讲述的一个故事。

1922 年，当他还是一个 6 岁的孩子时，他在威尔士几乎荒无人烟的道路上骑着三轮车与妹妹快乐地进行比赛。希尔曼指出，越往前追溯，一个成年人回忆起这种独立的、活泼的童年"美好时光"的可能性就越大。他认为，现在的孩子并没有更安全，而只是受到了更多的限制。希尔曼说："孩子们失去了自由，这让人们回忆起了'美好的旧时光'，也让事故统计数据描绘出了'美好的新时光'。街道并没有变得更安全，并且正如政府海报所宣称的那样，它们已经变得格外危险。正是孩子们以及他们的父母对这一危险做出的反应降低了道路事故死亡率。"[27]这一点至关重要。因此，部长们在谈及交通伤亡问题时含糊其辞，这便是可以理解的。现在的孩子们可能更安全了，特别是就马路的安全性而言。但如果这种安全主要是通过把孩子们关在家里来实现的，那么这就是一种得不偿失的胜利。

当然，如果希尔曼再进行一次这种研究，他就会发现目前对孩子们行动的限制比 1990 年要大得多。这并不是要责怪父母，只是要承认，我们的城镇和道路设计方式严重阻碍了向儿童普及活动的重要性。这一点很重要，因为在孩子们的生活中，一方面的活动习惯往往会影响到另一方面。有苏格兰学者在一项研究中让爱丁堡的一群十三四岁的孩子在身上佩戴了活动追踪器。研究发现，步行上学的孩子在闲暇时也比坐车上学的孩子进行了更多中等强度以及高强度的身体活动，甚至与乘坐火车或公共汽车上学的孩子相比也是如此。[28]

蒂姆·吉尔是活动和游戏方面的专家，在第 5 章中我们首次提到了他的观点。多年来，他一直在告诫政府现代生活的优先事项对儿童的健康和福祉产生了极为不利的影响，但通常都是徒劳。"很明显，孩子们外出玩耍的时间变少了，几乎全世界的孩子都是如此。住宅小区的设计是造成这一现象的主要原因。有确凿的证据表明，车速和车流量都是导致孩子们减少户外活动的因素。如果从历史的角度来看，几乎可以说，20世纪孩子们与城市之间的故事是儿童与汽车之间的战争。简单地说，结果是孩子们输了。"

吉尔指出，这种现状不仅使儿童喜欢的游戏变少了，而且游戏的类型也变得固定和单一。随着汽车将孩子们逐出街道，他们不得不使用操场和其他人工空间。他说："操场的历史表明，它们最初出现在城市是为了应对交通问题。150年前，在工业化和第一次城市化浪潮中，孩子们还可以在街上玩耍。当汽车开始出现时，人们开始意识到'孩子们不能继续在街上玩耍了'，但是他们仍然需要一个可以玩耍的地方，于是人们创造了操场。"[29]

吉尔著有一本名为《无畏：在规避风险的社会中成长》（*No Fear: Growing Up in a Risk-Averse Society*）的书。他在这本书中指出，除了汽车带来的影响外，现代世界已经开始对孩子们的普通活动充满恐惧和不信任。他引用了西米德兰兹郡的一个案例，在这个案例中，三名12岁的孩子因爬上公共土地上的樱桃树而被逮捕，并被采集了DNA样本，并且警方以反社会行为作为理由对这次逮捕进行了辩护。

吉尔认为，儿童不仅需要进行身体活动，有时还需要在有风险的环境中活动，并且这种环境在设计时没有排除掉危险、障碍和不确定因素。他引用了丹麦景观设计师赫勒·内贝隆（Helle Nebelong）的一段能够引起共鸣的话："当攀爬网或阶梯之间的距离完全相同时，孩子就没有必要思考把脚放在哪里。标准化是危险的，因为如果游戏变得简单，那么孩子便不用担心自己的动作，但它不适用于一个人在一生中可能会遇到的所有棘手的情况。"[30]

一切都是我们的选择，比如让孩子们在有监督的情况下短暂地去露天活动场所，或者把他们关在车里，或者让他们在学校的课桌前安静下来。因此，当孩子们长大成人后，他们就会对这种事情习以为常。这并不是在责备父母或老师。在每一次关于日常活动的讨论中，当谈到现代的孩子们变得日益被动、缺乏活动以及天性被压制的问题时，要结合他们所处的物理环境与教育环境。此外，当谈到孩子们的健康前景，或者享受经常活动所带来的福利时，我们会让孩子们感到非常失望。

将变老作为一项计划

在本书中，一个重要的主题是，如果想让人们经常进行身体活动，就需要让这种活动融入人们的生活中（或者说不是一种刻意安排的活动）。用公共卫生术语来说，就是让身体活动成为日常生活的一部分，而不是一种很难实现的休闲活动。但是，在我研究撰写这一章时，我正在当地的一个健身房里接受拉伸、深蹲和各种举重形式的入门训练。这到底是为什么？

接下来我将介绍"让身体活动成为日常生活的一部分"所带来的一个好处：能够在老年时保持活跃。当然，有些人在六七十岁或者年纪更大的时候，通过做自己的事情而产生了日常的运动量，比如骑自行车和散步，或者做园艺。但对许多人来说，这根本不可能发生，特别是因为主动出行往往与通勤联系在一起。然而，许多老年人拥有的一个优势是他们有更多的闲暇时间。这就是为什么很多研究活动与老龄化的专家会建议人们把健康地变老看作一项计划，而不是一项任务。

身体活动非常重要，人们每周都要为其留出时间。当人们退休时，他们需要围绕工作以外的事情来制定一个新的日程表。指导意见指出，为什么不将一些正式锻炼作为新日程表中的一部分呢？

然而，这一建议并没有被采纳。如果说儿童大规模缺乏活动预示着健康危机已迫在眉睫，那么对于世界各地日益增多的老年人而言，这一危机已经到来。英国有一些基于年龄的不运动统计数据，这些数据非常全面，并且令人担忧。在所有年龄段中，只有62%的成年人达到了最低建议运动量，正如你可能预料的那样，达到这一标准的年轻人的比例更高，35岁以下的人达到了72%。但随着年龄的增长，这一比例在急剧下降。对于55岁左右的人来说，只有57%的人达到了足够的活动量，到65岁时，这一比例下降至55%。在75岁以上的人中，能够达到最低活动量的人不足1/3，超过一半的人完全不运动。[31] 久坐不动的情况也是如此，据官方估计，65岁以上的人平均每天要坐10个小时。[32]

对于这种情况，你的反应可能是：好吧，那又怎样？老年人确实会变得更虚弱，精力也不如以前。许多人一想到祖父母，脑海中就会浮现出这样的画面：一个人坐在塞满东西的扶手椅里，手里端着一杯茶。如果退休了，难道不应该休息一下吗？

事情没那么简单。从现在的情况看，65岁算不上老。英国的预期寿命超过80岁，[33] 90岁及以上的人口大约有60万，并且这一数字每年都在增长。[34] 但正如我们在第4章中看到的那样，普通女性遭受某种损伤的年龄比预期寿命几乎要早21年，普通男性的相关数据是超过16年。[35] 医学的进步正在帮助全球人口延长预期寿命，但延长的这段寿命是要付出代价的。一些研究表明，对于英、美的普通人来说，在额外增加的时间中，有 40% 的时间是在养老院度过的。[36] 每个国家都承担不起这项费用，与此同时，每个人也不想有这样的经历。

这场危机正从两个方面逼近。人们在越来越年轻的时候变得不爱活动并且经常久坐不动，这意味着他们更有可能在六七十岁的时候患上一种或多种与不活动有关的疾病，最常见的是 2 型糖尿病或心血管功能低下。但是，随着年龄的增长，活动往往会变得更少，这加剧了人们目前所面临的状况。

这在一定程度上是由缺乏有氧运动所造成的。老年人的活动指南与其他成年人的活动指南相同，即每周至少进行 150 分钟的中等强度运动。如果是高强度运动，那么就应该是这个时间的一半。[37] 但随着人们年龄的增长，活动指南中经常被忽视的另一个方面变得越来越重要，也就是加强肌肉训练。人们的肌肉质量会随着年龄的增长而渐渐流失，这就是所谓的肌少症（sarcopenia），这种疾病会严重影响人们独立生活的能力。对于老年人而言，他们可能会失去高达 40% 的肌肉。[38] 这很可能是长期缺乏使用以及年龄的增长所造成的，但这是可以避免的。事实上，缺乏运动导致的变化与衰老导致的变化（特别是肌肉萎缩）非常相似，因此一些研究人员认为，在某种程度上我们会错误地将前者当成后者，但许多与年龄有关的衰退只是由身体长期缺乏活动造成的。

大量研究表明，进行重量训练不仅可以提高肌肉力量，还可以改善身体平衡状况，减少跌倒的可能性。此外，它还可以帮助减缓骨密度的下降，而骨密度是使人们长寿的另一个关键因素。此外，还有证据表明这种训练有助于改善关节炎。关节炎是一种通常会引起严重关节疼痛和炎症的疾病，大约 20% 的英国人在中年以后都会受到这种疾病的影响。[39] 因此，现在为老年人提供的所有运动建议几乎都包含每周至少进行两次力量训练。美国的指导方针特别指出，这些训练应该"包括所有主要的肌肉群"。[40] 与此同时，还有关于改善平衡和提高柔韧性的建议。英国国家医疗服务体系的官方指南列出了力量锻炼的方式，比如提沉重的购物袋，或者做一些像挖土这种高强度的园艺活动。[41]

然而，并不是所有人都住在离商店不远的地方，或者拥有一个花园。这时，正式的力量锻炼就可以发挥作用了。它们可以是一些简单的运动，比如俯卧撑和仰卧起坐，或者是将力量和柔韧性相结合的活动，比如瑜伽和普拉提。另一种选择是去健身房，尽管这些地方仍然令人生畏，但越来越多的健身房正努力变得更受老年人的欢迎，并为此配备了员工和设备，这使得人们对力量训练的印象有所改变。因为提到力量训练，人们的脑海里就会出现一个汗流浃背的壮汉在练习举哑铃，并发出哐啷哐啷的响声。

就这样，我出现在当地的健身房里。虽然我距离退休和肌肉的完全流失还有一段时间，但我将自己作为实验对象，询问健身房的工作人员是否可以把我当作一名60多岁的顾客，并向我展示我将会经历的锻炼方式。这家健身房位于当地图书馆的地下室，由一家名为Better的非营利社会企业经营，该企业在伦敦各地经营着许多休闲中心。他们特别擅长推动所谓的积极老龄化，并组织了一年一度的"55岁以上人士的奥运会"，连锁店中的各个健身房会在这项活动中展开竞争。

阿利斯泰尔·英比亚（Alistair Imbeah）是一位热情、可靠的教练，他带我参加了一节示范课。他告诉我，他通过个人和集体的形式，与很多上了年纪的健身爱好者进行了合作。令我印象最为深刻的是，如果像他所说的那样，他的客户大多数都是 60 岁以上的人，那么这些人一定非常健康。英比亚先是带我进行了基于健美操的平板支撑和深蹲训练，这让我通过骑行得到锻炼的双腿也感受到了这次训练的力度。但是，最令我大开眼界的是当我们开始练习举重的时候。房间里有许多常见的阻力器和闪亮的金属杠铃，并且杠铃的摆放是按照尺寸从小到大进行排列的。但他使用的砝码质感较软，并且重量不会让人望而却步。由于这些砝码主要是用柔软的衬垫制成的，所以即使你把它们掉在脚上，也不会感到很疼。除此之外，还有不带把手的加重袋，这种设计有助于改善手的握力，这是另一个经常随着年龄增长而退化的问题。力量训练很有挑战性，到了第二天我还会感到有点疼痛，但没有人会对这种训练望而却步。

永远不会太晚

对于上了年纪后才开始健身或者进行其他形式的活动和锻炼，很多人会默默得出结论，在经历了几十年的不活动后再这样做，可能没有什么意义。然而这就大错特错了。无论在任何年龄段，经常活动都能带来益处。无数的研究表明，即使对于年纪较大的测试对象而言，进行有氧运动或抗阻力训练，再加上改善平衡和提高柔韧性的运动，不仅可以减缓因年龄增长而导致的身体退化，还可以逆转这种情况，增加人们独立生活的可能性。

有些人到了中年以后才开始运动，并且发现自己其实很擅长运动。本书的第 3 章提到，拉尔夫·帕芬伯格直到 40 多岁才开始跑步，但不久他就能在 3 小时内跑完马拉松。我最喜欢的后起之秀的例子可能是关于约翰·凯斯顿（John Keston）的，他是一位相对不太知名的英国演员兼歌手，在与皇家莎士比亚剧团一起在百老汇演出后定居美国。虽然他在舞台上没获得过什么名气，但他因为晚年在体育方面的非凡成就而声名鹊起。凯斯顿在 50 多岁时决定尝试进行几次有趣的跑步来改善高血压，那时的他还没有任何运动经验。然而事实证明，他不仅是一个优秀的跑步爱好者，而且状态似乎没有受到年龄的影响。70 岁时，他以不到一分钟的差距而错失成为该年龄组第一个 3 小时跑完马拉松的人，并创下了几十项退伍军人纪录。[42] 最后一次听到他的消息是在三年前，当时他虽然已经 92 岁了，但仍然每周跑 4 次，一次跑几千米。[43]

好消息是，你不需要通过跑马拉松（更不需要在不到 3 个小时的时间里跑完马拉松）才能感受到在晚年进行活动所带来的健康益处。值得记住的一点是，在体力消耗方面，中等程度和高强度是相对而言的。随着年龄的增长，达到相当于 3 梅脱的运动强度所需的体力消耗必然会减少。正如我们在第 2 章中看到的，即使 70 多岁的美国人每天走几千步，也能获得健康益处。越来越多的证据表明，对于上年纪的人而言，相对较少的运动就能带来很多的好处。

此外，经常活动所带来的好处绝非只有身体上的。许多活动专家认为，这可能是活动研究中最令人感到兴奋和发展最快的领域：越来越多的证据表明，经常运动不仅可以预防阿尔茨海默病和其他形式的痴呆，还能全面提高认知功能。一些研究甚至表明，它可以逆转随着年龄增长而出现的大脑萎缩现象。

匹兹堡大学心理学教授柯克·埃里克森（Kirk Erickson）是世界上研究活动如何帮助延缓大脑衰老的顶尖专家之一。他告诉我："我们认为，越早开始活动可能越好，大多数事情都是如此。但这并不意味着从现在开始运动就晚了，这一点很重要。我的一些研究对象会说，'呃，我从来没有运动过，现在开始运动对我来说可能已经太晚了'。而我想告诉他们，永远都不会太晚。令人遗憾的是，有时人们会认为他们正处在一个无法改变的轨道上，什么也做不了。"[44]

但几十项研究清楚地表明，一个人在老年时越活跃，就越健康，活得更久的可能性就越大。我们已经看到，有研究表明活动可以通过限制端粒（染色体的末端）的缩短来延缓衰老过程。我们之前看到过的研究估计，这将使人们的寿命延长约 9 年，也有其他的研究表明这个数字可能更多。英国的一份研究报告称，在测量了一群人的端粒长度后发现，那些最不活跃的人"与那些活跃的人相比，在生理上可能要老 10 岁"。[45]

美国的一项研究曾对 4000 多名 60 岁以上的研究对象进行了健康测试。12 年后发现，那些在健康测试中排名前 40% 的人死亡的可能性是排名后 20% 的人的一半左右。[46] 同时，一项长达 21 年的研究发现，加州一家跑步俱乐部有 15% 的老年会员在研究期间死亡，而在不跑步的同龄人中，这一比例为 34%。更令人震惊的是，当涉及因年龄增长而导致的残疾时，那些不跑步的人平均只需要 2.6 年就开始发现他们在做一些日常事务时变得困难，而跑步爱好者是 8.7 年。[47] 值得注意的一点是，要想保持终身健康，不能只靠以前的活动状况。因此，人们必须保证经常活动，才能感受到运动带来的好处。

独立生活能力的下降可以通过多种形式表现出来，既可以是精神上的，也可以是身体上的。英国的一项研究试图预测未来所谓的多重疾病发病率，也就是一个人患有多种慢性病的情况。该研究发现，在

2015 年，超过一半的 65 岁及以上的英国人患有两种或两种以上的疾病，比如关节炎和高血压（两种最常见的疾病），以及糖尿病、癌症和痴呆症。到 2025 年，这一比例预计将增加到近 2/3。[48]

影响独立生活能力的另一个关键因素是骨骼强度，这一点对于女性而言尤其重要，因为她们的骨密度在绝经后会下降。骨质疏松症是一种由骨密度低下引起的慢性疾病，是老年人受伤甚至死亡的主要原因之一，估计全球每年有 900 万人因此骨折。骨质疏松症研究小组表示，60 多岁、70 多岁以及 80 多岁的女性受到这种疾病影响的比例分别是 10%、20% 和 40%。[49]

正如我们在前面所看到的，很大一部分的骨密度是在青年时期形成的，但从现在开始运动也不会晚。大量研究表明，运动可以阻止甚至逆转与年龄有关的骨骼衰退，并降低骨折的可能性。运动能够预防跌倒，这是力量和平衡作用的结果，因此肌肉训练很重要。

伊利诺伊大学的大卫·巴克纳（David Buchner）教授是著名的不活动科学专家。他在美国疾病控制与预防中心负责研究身体活动长达 9 年，并担任小组主席，该小组撰写了美国政府首个有关身体活动的官方指南。他最近的大部分工作都与老年人如何通过力量锻炼和平衡训练来防止跌倒有关。

"这太神奇了，"他说，"我的意思是，通过做这些平衡练习和腰部力量训练，老年人的骨折风险降低了 40%。我们在这里说的不是奥林匹克运动员所接受的那种训练，而是进行适量的、有规律的身体活动，并且这种活动给上年纪的人也能带来同样的效果。"[50]

你能得多少分？

健康地变老包括很多因素，比如进行有氧健身、提高肌肉力量、改善平衡性及柔韧性，并且未患有慢性疾病。如果没有专业的医学知识，有时很难对这些因素进行评估。但是也有快速便捷的方法。也许最著名的方法是"坐立测试"，又被称为"椅子测试"。这种测试方法主要用来评估肌肉力量和耐力，以及平衡能力。在测试时，首先让测试对象笔直地坐在一个直背、无垫、无扶手的椅子上，双脚平放在地板上，双手交叉放在肩膀上。然后，他们必须在无人帮助的情况下站起来，然后坐下，并在 30 秒内尽可能多地重复。

60~64 岁的男性应该能重复 14 次，同龄女性大约为 12 次。随着年龄的增长，最低建议次数也在逐渐减少。研究发现，那些得分低于平均水平的人的死亡风险和跌倒风险会更高。[51]

其他的一些测试也可以很好地衡量人的寿命，比如握力。另一种衡量标准是，一个人是否能闭着眼睛单脚站立 30 秒。英国一项开展于 2014 年的研究证实了这种衡量标准，并在最近由电视医生兼媒体专家迈克尔·莫斯利（Michael Mosley）普及开来。[52] 这说明平衡能力在人们的晚年时起着重要作用，平衡能力差与日后可能患有痴呆症之间存在联系。

也许最彻底、最巧妙（虽然不太为人所知）的是由巴西医生克劳迪奥·阿劳约（Claudio Gil Araujo）设计出的一种类似"椅子测试"的评估方法。他在里约热内卢经营着一家诊所，自 20 世纪 70 年代以来一直专注于研究运动和锻炼。阿劳约说，他注意到一些老年患者（如跑步爱好者）虽然经常进行有氧运动，但柔韧性较差，或者全身肌肉力量不足，于是他开始对设计出一种能够对老年患者进行全面测试的方法产生了浓厚的兴趣。

在拥有体育博士学位的妻子的帮助下，阿劳约设计出了一种所谓的"坐下－起立测试"（sit-rise test）。虽然它比"椅子测试"解释起来稍微复杂一点，但在家里做起来更容易。它所需要的只是一个大约两平方米的平坦、防滑的空间。接受测试的人站在中间，光着脚，穿着不会限制他们行动的衣服。然后他们会得到看似很简单的指令："不要在意速度，试着坐下，然后使用你认为需要的最小支撑从地上站起来。"

这样做的目的是不借用手的力量，也就是不能把手放在地上或者放在膝盖上。如果你愿意的话，你可以交叉双腿，但是在起身的时候不能用脚的两侧作为支撑。这意味着当你站起来的时候，你的脚掌不能离地。满分是 10 分，坐下和起立各占 5 分，使用任何支撑物都会被扣 1 分，在测试过程中出现不稳定或失去平衡的情况会被扣掉 0.5 分。

这种测试听起来很简单，并且从很多方面来看确实如此。"坐下－起立测试"的美妙之处在于它一次就能测出很多风险因素。要想得到 10 分，你不仅需要拥有良好的柔韧性和平衡性，还需要有足够的肌力和爆发力，这些是不同的特质。简单地说，肌力是指你的身体能够移动某物的能力，不论是移动自己的身体还是一个外部物体；爆发力是指在尽可能短的时间内产生最大的力量，这对人们能否在晚年时保持健康来说尤其重要。

阿劳约在他位于里约热内卢的诊所里告诉我，当他开始使用该测试时，还发现这种测试方法可以间接地检测其他风险因素："我们意识到，当要求某人坐在地板上并从地板上站起来时，我们可以同时评估包括身体成分在内的几项指标。因为如果你超重，你就不能正常地坐在地板上，更不能顺利地从地板上站起来。"[53]

阿劳约的诊所在油管（YouTube）上有一个很容易搜索到的视频[54]，该视频展示了应该如何做这项测试。但要注意，它可能会让人上瘾。如果你让一个孩子做这种测试，那么他很可能会轻松地坐在地板上，然后不费吹灰之力地重新站起来。事实上，如果一个18岁以下的人不能得到满分，那么这种情况应该引起重视。但是，随着人们年龄的增长，各种疾病开始显现，进而影响得分。

比如，我认为我肯定能得到10分，即使一个特别严格的记分员可能会因为我在坐下的过程中不够优雅而扣掉0.5分。但是，即使我做到了这一点，"坐下－起立测试"也暴露了我的分数可能会随年龄的增长而下降这一风险。作为一个经常骑自行车的人，对于我的身材而言，我的腿很强壮，特别是股四头肌。股四头肌是大腿前侧的一大块肌肉，你在站起来的时候经常会用到这块肌肉。可悲的是，就像很多骑自行车的人一样，我没有做足够的拉伸运动，腿部和臀部的灵活性在逐渐减弱。虽然我仍然可以在没有支撑的情况下从地板上站起来，但我知道这主要是我腿部的力量克服了运动不足的问题。除非我开始改善柔韧性，否则我将永远得不到满分。关于这一点，我已经被警告过了。

阿劳约认为，他设计出的这种测试方法比"椅子测试"更有效，一部分原因在于它可以同时测量很多风险因素，还有一部分原因在于它避免了设备对结果的影响，比如人们与他们使用的椅子的相对高度不同。阿劳约说："我们找到的这种方法，可以计算出一个大家都能理解的简单分数。作为一名医生，很多时候我的病人会来问我：'医生，这些化验结果意味着什么？'这个分数可以告诉他们想要知道的答案。"

然而，这不只是一个能否在测试中得到满分的问题。阿劳约在20

世纪 90 年代末设计出了这项测试，只是为了用于评估老年患者的身体状况。几年后，一位到访的美国学者建议阿劳约将这一分数与死亡率记录进行比较。他和研究生们一起做了这项研究，结果发现了一个显著关联：一个人"坐下－起立测试"的得分越低，其死亡的可能性就越大。阿劳约说："那些得分为 0~2 分或 3 分的人，与得分为 8~10 分的人相比，他们的生存概率真的很低。"

第一批结果发现，得分为 0（这意味着这些患者需要帮助才能坐下去或者站起来）的约 200 名患者中，他们平均每年的死亡率为 4.3%，这个数字与某些癌症带来的后果一样糟糕。相比之下，对于 480 名 8~10 分的患者而言，尽管他们的年龄在 40~80 岁之间，只有 4 人在为期 8 年的研究期间死亡。[55]"这些研究对象都是普通人，不是来自马戏团或者其他什么地方。"阿劳约说。在这项测试中，有史以来得到满分的最年长的患者年龄是 73 岁。现年 64 岁的阿劳约热衷于跑步，他的成绩是 8.5 分——他在坐下的过程中因为摇晃而被扣掉 0.5 分，在起身时因为借助了举起的一只手而被扣掉 1 分。他自豪地告诉我，这个分数仍然表明他超过了 90% 的同龄人。

开发你的大脑

如果一个人想让自己在晚年时充满活力、能够独立地生活，那么体力方面的因素只占了 50%。痴呆症，特别是阿尔茨海默病，是老年人需要外界照顾的最常见的疾病之一。有观点认为，活动不仅可以减缓大脑衰退，而且在某种程度上可以逆转这种情况，这显然能够给人们带来好处。然而，在人口快速老龄化的情况下，全球每年估计新增

1000 万个痴呆症病例。从整个人口层面来看，这个数据令人震惊。[56]
目前，英国有 85 万痴呆症患者，总护理费用超过 300 亿英镑。[57] 到
2040 年，这两个数字预计都将翻倍。仅仅是为了解决这一问题，似乎
就足以让各国政府开始采取干预措施，普及终身的身体活动。

大多数人可能都知道，脑力锻炼，尤其是对于老年人而言，可以
降低患痴呆症以及出现其他形式的认知能力下降的风险。但是，尽管
人们对相关问题已经研究了几十年，对身体活动也能产生同样效果的
事实仍然知之甚少。随着大脑扫描技术的出现，这一领域的研究取得
了飞速发展。大脑扫描技术使科学家不仅可以测试身体运动引起的变
化，还可以对这些变化进行观察。

柯克·埃里克森领导了很多关于此类的研究，他清楚地知道证据
的重要性。"我们可以非常确定，多活动身体可以降低患上阿尔茨海默
病的风险，我对此很有信心，"埃里克森告诉我，"我还想补充的一点
是，有非常有力的证据表明，适量的身体活动有助于改善大脑的认知
功能。"[58] 关于大脑认知功能的研究，是当前研究中最引人入胜的领域
之一。在埃里克森领导的研究中，有一些随机试验表明，有氧运动不
仅能够改善记忆，还可以增加海马体的大小。而海马体是大脑的一部分，
与记忆和被称为执行功能的复杂脑力任务有关。[59]

埃里克森解释了什么是执行功能："举个例子，你现在有意关注
我说的话而忽视其他分散注意力的信息的能力，是执行功能的一部分。
你在短时间内保持工作记忆中的内容，以及处理这些内容的能力，也
是一种执行功能。你在不同任务之间进行切换的能力——比如在写一
封邮件的期间去完成另一份文件，然后继续写这封邮件——也许在工
作环境中，这也属于执行功能。"

当然，能够做到这些对于维持独立生活至关重要。"这是肯定的，"埃里克森说，"但不幸的是，执行功能是认知功能出现早期损伤的其中一个领域。"因此，通过经常进行适量的身体活动来改善执行功能非常重要。事实证明，经常进行身体活动至少可以减轻这种损伤，甚至可以将其改善到某种程度。埃里克森补充说："需要注意的一点是，这是一个中等规模的效应，这意味着你不会仅仅通过做运动就能将智商提高几分。"

此外，这种效应对可能会患痴呆症的人群尤其有益。痴呆症通常以记忆力丧失和高级认知能力下降为特征。一项研究将澳大利亚的一部分老年人作为研究对象，这些老年人的记忆开始出现问题，但还没有达到患有阿尔茨海默病的程度。该研究随机选择了其中 50% 的研究对象去进行为期半年的身体活动，而其他人则接受有关衰老的教育。在这一阶段结束时，测试阿尔茨海默病的量表显示，参加身体活动的那组研究对象的症状出现了一些改善，而另一组的症状明显变得更加严重了。[60] 就像老年人身体活动的许多要素一样，关键似乎是至少要做一些身体活动，而不要太在意这些活动是否足够剧烈或专业。例如，在刚才提到的阿尔茨海默病研究中，对于那些症状得到改善的老年人来说，他们最常见的活动类型就是散步。

埃里克森指出，这仍然是一个相对较新的领域。因此，当他开始做研究时受到了广泛的怀疑。因为人们不相信在不需要借助任何药物的情况下，只需要做到如此简单的事情，就可以有效地防治痴呆症。"近年来，我认为潮流正在发生变化，"他说，"现在，我们所拥有的大量数据再也不能被忽视了。此外，我们还要考虑到药物的成本，并且药物不能真正预防以及治疗许多神经系统疾病。当我去参加会议时，有时医药代表会站起来讨论他们失败的试验，他们甚至会赞成开展更多的工作来研究这些身体活动所带来的影响。"

这种想法非常重要，并且再次与本书的主旨相契合。在任何年龄段，我们都可以保持活跃。我们并不是真的在吃药，但是活动能够为我们的身体调制出一款特定的鸡尾酒，帮助我们降低患病的风险，增加肌肉力量和爆发力，改善平衡能力，以及增加大脑的大小并改善其功能。难怪制药公司开始意识到它们无法与之相竞争了。

接下来应该怎样做：

如果你有小孩，即使他们似乎一直在家里跑来跑去，也要想想他们实际的活动量是否达到了每天 1 小时的建议运动量。对于年龄更小的孩子而言，他们的建议运动量是每天 3 小时。如果你想健康地老去，那么不要忘记平衡、力量以及有氧活动的重要性。

社会工程学的力量

现在是上午 9 点刚过，气温为零下 13 ℃，下着小雪。尽管我身上裹了好几层衣服，包括一条保暖秋裤、一件厚实的滑雪夹克和两顶帽子，但我依然冻得牙齿打战。然而在我面前，一个被几周以来厚厚的积雪覆盖的学校操场上，发生了一件令人不可思议的事情：几十个孩子正在骑自行车。

我在约恩苏，这是位于芬兰东北部的一座小城，距离首度赫尔辛基约 250 英里（约 402 千米），离俄罗斯边境只有几十英里。这里略微小众，是"世界冬季自行车之都"之一。不可否认的是，约恩苏的冬天寒冷至极——在二月的一个晚上，当我从赫尔辛基乘火车到达这里时，气温是零下 16 ℃，并且在我逗留期间，气温从未超过零下 6 ℃——但仍然有 20% 的市民选择骑自行车出行。[1] 这是一年的平均骑行水平，在冬天，这一数字确实有所下降，不过这是可以理解的。即便如此，在我造访期间，人们骑自行车出行的现象依旧常见。他们沉着地沿着自行车道骑行（至少我认为隐藏在几厘米厚的积雪下面的是自行车道），车轮轧过路面的积雪，发出嘎吱嘎吱的声音。

假如不考虑天气因素，约恩苏的确有几个骑自行车的优势，其中一点在于这里几乎完全是平地。此外，城市的面积不大，布局紧凑，8 万人口中约有 3/4 居住在距离市中心 20 分钟的自行车车程内。当地有许多年轻人，其中约 10% 是学生。最后，这座城市的很多地方都是新建的。在 20 世纪 50 年代,人口只有 7000 人。因此,这里的街道很宽阔,有足够的空间用于修建自行车道。

但是该市对全年骑行的友好并非出于偶然。尤哈－佩卡・瓦尔蒂艾宁(Juha-Pekka Vartiainen)是市议会道路基础设施的负责人,他告诉我:"这里不仅有悠久的骑自行车传统,也有悠久的自行车规划传统。"[2] 这包括多年来为了远离机动车交通而建造的安全自行车道,不论是完全独立的车道还是作为宽阔的人行道的一部分。正如瓦尔蒂艾宁指出的那样,在一个一年只有几个月不会被白雪覆盖的城市里,仅仅把自行车道画在道路上是行不通的。自行车道也和公路一样,在每次下雪后都要进行修整,清理积雪。除雪机不是将雪完全清除并露出柏油路面,而是将雪磨平,并开出凹槽以增加车轮对地面的摩擦力。这听起来可能有悖直觉,但只要温度保持在冰点以下,就能创造出一个非常有抓地力的表面。约恩苏的大部分自行车使用的都是普通轮胎,而不是在许多其他寒冷城市里看到的带金属钉的冬季类型。

此外,还有另一个极其重要的因素在起作用。这不是一个地区性的特殊喜好;全年的体育活动,以及通过多种方式来创造活动是芬兰国家政府优先考虑的事项。就在我访问的那所小学里,老师们告诉我,大约 1/4 的学生全年都会骑自行车。诚然,在这个特殊的早晨,他们的人数可能比正常情况下要多。一名来自赫尔辛基的教练已经赶到,他正在带领学生进行雪地自行车训练,并开展一系列游戏,其中包括障碍训练和一场比赛。在比赛中,两支队伍试图在骑自行车经过纸箱时,用雪球击打纸箱从而让纸箱移动。

这是一项名为冬季自行车大会(Winter Cycling Congress)的开幕式,政治家、官员和专家聚集在一起,分享关于全年骑行的信息。大会每年将在不同的寒冷地点举行，是一场让主办城市引以为豪的低预算活动。它由志愿者委员会运营，并由主办城市提供场地。但这一次，大会比往常稍微奢侈了一点。除了一个宽敞的活动场地外，在毗邻该市一所大学的一座巨大的木结构室内运动场里，还有参观、游览，以及由市长主办的约恩苏艺术画廊的酒会。芬兰政府承担了大部分费用，包括许多与会者和媒体的机票和住宿费用，我也在其中。为什么会如此呢？这是因为这个国家非常重视运动，并且它希望全世界都知道这一点。

在抵达约恩苏的前几天，我造访了于 20 世纪 20 年代修建的芬兰国会大厦。它是一座简朴的、将古典主义与现代主义相融合的石头建筑，耸立在赫尔辛基市中心。在这里，我见到了芬兰家庭事务和社会服务部长克里斯塔·基鲁（Krista Kiuru）。她的工作内容包括疾病预防。顺便说一下，她是桑娜·马林（Sanna Marin）领导的政府中大多数女性部长中的一员，而桑娜·马林当上总理时年仅 34 岁。

对于芬兰政府为何如此热衷于推动日常体育活动，基鲁提出了一个有趣的论点，她说，就像这个国家出名并经过充分研究的教育系统一样，它不仅对公民有明显的好处，而且对于一个仅有 500 多万人口的小国来说，它可以成为一盏国际明灯。

"鼓励我们的公民积极生活，这是芬兰人基本的价值观。这在某种程度上可以看出，如果芬兰人民能够活跃起来，那么我们作为一个国家就可以变得更好。"基鲁与我在国会中进行了长时间的交谈，对话不时会被助理打断，提醒她下一场会议要迟到了，不过没有成功。

"我们没有石油，自然资源不够丰富。但我们能做的和我们在学校方面所做的事情类似，后者在世界各地都很有名。运动方面也是一样。

当我们谈论卫生系统时，我们谈论的是享有良好服务的平等权利。我们鼓励每个人都活跃起来，尽可能地保持健康。这和我们鼓励学校里的学生尽他们最大的努力，发挥他们的潜力是一样的。"[3]

这是一件鼓舞人心的事。毫无疑问，按照大多数的国际标准，就活跃人口而言，芬兰总体来说是一个成功的案例。在一项名不见经传、被称为"欧洲晴雨表"（Eurobarometer）的民意调查中，芬兰自称至少参加了一些运动或锻炼的人口比例通常最高，目前为87%。这项调查是欧盟范围内对成员国许多生活领域进行的大规模调查。英国的这一比例为63%，实际上高于平均水平。垫底的是保加利亚，该国只有不到1/3的人进行过正式的锻炼。芬兰在欧盟非体育性质的身体活动排行榜上也接近榜首，尽管它被荷兰和丹麦击败，但这两个国家都得益于其非常高的日常骑自行车水平。[4]

当然，荷兰和丹麦的自行车使用水平是几十年来中央政府主导的政策和支出决定的产物，这些政策和决定旨在促进主动的出行方式。在许多英国政客看来，这类事情可能会被归为社会工程学的范畴。但值得记住的是，这些变化的大部分动力来自公众。我们之前看到，荷兰的交通革命是由20世纪70年代的"停止谋杀儿童"道路安全大规模抗议活动引发的。哥本哈根在70年代晚些时候以及80年代也出现了类似的情况，因而政府不得不采取行动。

相比之下，芬兰公共卫生的变革更加引人注目。相关变革是由科学家和研究人员领导的，但也是一个明显的自上而下、几乎是家长式的事业。这些科学家和研究人员征求政治家的帮助，说服最初持怀疑态度的公众相信改革的必要性。作为社会改革的一个例子，它现在尤其能引起人们的共鸣，因为全球政府领导的对新冠疫情而采取的卓有成效的举措，可能已经提高了公众对干预性的公共卫生措施的容忍程度。在未来的几个月里，许多部长和市长将把目光投向少数几个成功改变公共卫生状况的国家，看看它们是如何做到的。如果他们以芬兰为例，那么就会发现，进行公共卫生改革的开端便是这场改革的关键部分。

与胆固醇的战争

当我与现代公共卫生的真正先驱之一芬兰医生普卡·佩斯卡的长谈接近尾声时，我提出了一个问题：他认为他设计和领导的项目能使多少人免于早逝？佩斯卡说，他和一些同事曾经计算过这个数字。最终发现，如果死亡率保持在 20 世纪 70 年代初他开始研究时的水平，仅在接下来的 30 年里，75 岁以下人口的死亡数就会增加 25 万。需要补充一点，这个计算并不是把整个芬兰都考虑在内，而只是考虑了其中一个地区，并且不是一个人口特别稠密的地区。我轻描淡写地告诉他，这是一个不错的职业成就。佩斯卡笑了。"这就是公共卫生，"他说，"当然，当我参与其中时，我相信我们可以取得成效，但我从未想到慢性疾病的流行趋势会发生如此巨大的变化。"[5]

这里有一个重要的观点需说明。佩斯卡试图遏制的与杰瑞·莫里斯博士面临的是同一个敌人：心血管疾病，特别是致命的心脏病发作。但佩斯卡并没有寻求通过身体锻炼来改变健康概率，至少在一开始时是这样的。他的首要目标是解决饮食和吸烟问题。佩斯卡的工作皆在让人们远离那些使他们过早死亡的习惯，事实上，这与现代社会努力提倡运动有着很大的相关性。在解决与生活方式有关的疾病的公共卫生领域里，他的案例可能是最著名、最有影响力的。

事情发生在芬兰相当偏远的北卡累利阿地区（North Karelia），约恩苏是其首府。在 20 世纪 70 年代初，这里曾是芬兰最贫穷的地区之一，经济发展严重依赖农业和林业。当时，北卡累利阿的冠心病死亡率居芬兰榜首，芬兰的冠心病死亡率是世界最高。死者中，男性占很大比例，而且往往是中年人。芬兰官员决定，必须采取一些措施。1971 年年底，他们成立了一个委员会，负责寻找扭转这一局面的方法。派往该地区的主要调查员正是佩斯卡，他的任务是拯救生命。

他回忆说："当时的我还是一名非常年轻的医生。在那时，这是一个极其疯狂的想法。在北卡累利阿，我们要解决的问题不是肥胖或缺乏运动，因为当地人都是农民和伐木工人，他们非常活跃。但他们的饮食结构绝对是疯狂的——大量的动物脂肪和乳制品脂肪，几乎没有蔬菜、水果。除此之外，他们还吸烟成瘾。这些都是我们要解决的问题。但原则仍然是一样的：如何影响人类的行为，不论是个人还是整个群体的行为。"

佩斯卡和他领导的团队经过多年的工作，基本上写出了如何改变公共卫生状况的现代指南。一方面是经过一番游说，芬兰通过了限制吸烟的早期立法，包括在 1976 年禁止所有的烟草广告。另一方面是开展一个规模庞大的公共信息素材项目，以及劝告、说服或以其他方式敦促在北卡累利阿的人们——主要是男性——戒烟和改变饮食习惯。

仅仅从 1972 年到 1977 年，佩斯卡的团队就为 1500 篇报纸文章提供了素材，约每天一篇，并分发了近 10 万张印有健康信息的父亲节贺卡。在吸烟问题上，他们开展了"成功戒烟"竞赛。此外，他们在每两个村庄之间安排了降胆固醇比赛，有 40 个村庄决定参加这场比赛。获胜的社区发现，成年居民的平均胆固醇水平在短短两个月内下降了11%。与此同时，当地政府试图帮助农民从以乳制品为主的农业转型，为他们种植浆果提供支持。

不管以哪种可以想到的标准来进行衡量，长期结果都令人感到震惊。在30多年的时间里，北卡累利阿地区35~64岁男性（这项研究的主要目标人群）的心源性死亡率下降了85%。许多癌症（尤其是与吸烟有关的癌症）的死亡率也显著下降，男女都是如此。其他数据同样令人印象深刻。男性吸烟率从52%降至31%。经常在面包上涂黄油的男性比例从80%多降至不到10%，而几乎每天吃蔬菜的男性数量增加了4倍。[6]

有观点认为，芬兰的成功在某种程度上归功于其独特的文化，即人们特别容易接受官方建议。对此，佩斯卡已经感到厌烦："当我在其他国家谈到这个问题时，人们的评论往往是：'哦，这对你们来说很容易，因为芬兰人好说话，这对我们来说行不通。'但在20世纪70年代，这些障碍是巨大的。改变人类行为在任何地方都是困难的，也没有什么灵丹妙药，这一切都是新事物。当我们说想做基于社区的心脏病预防时，心脏病专家会说：'你到底在说什么？基于社区的预防？我们甚至不知道如何在个体中预防它。'但问题是，如果你想改变某种行为，就必须在社会环境中进行改变。我认为这对身体活动来说也很重要。"

佩斯卡说，在20世纪90年代，随着研究人员发现超重的人数变多了，他们开始意识到随着工作模式的改变，缺乏身体活动正在成为一个新问题。尽管饮食要健康得多，但研究期间，人们的BMI还是增加了。

当我提到英国政客对这种基于生活方式的政策提出反对，嘲笑这是"保姆式国家"的做法时，他嗤之以鼻。"这是一个可怕的声明，"他怒气冲冲地说，"你还是可以随你的便。但你必须有一个健康的生活方式。大多数吸烟者都想戒烟。大多数超重的人都想减肥。基于生活方式的政策是支持人们做他们想做的事情。当你谈到保姆式国家时，我们也必须想到孩子。对于儿童，我认为不应该放任自流。学校和社会应该扮演引导孩子的角色。"

关于对其他国家的经验教训，北卡累利阿项目特别强调了两点。一个是社区参与的重要性，这有助于确保人们了解项目的成功会带来什么好处。例如，佩斯卡的团队与家庭主妇协会密切合作，因为在当时，几乎都是由家庭妇女来购买和准备所有的食物的。接触到家庭主妇很重要。尽管男性认为吸烟在一个普遍贫困的地区是一种难得的乐趣，但正是这些家庭经历了如此多男性过早死亡的后果。

20世纪90年代，一份由佩斯卡与他人合写的项目报告转载了一系列令人心碎的信件，它们都是由失去亲人的当地妇女寄给公共卫生团队的，其中一封信将心脏病描述为"我们的家庭诅咒"。另一封信告诉研究人员，她的丈夫死于心脏病发作："5年前，他的心脏病发作了，之后又发作了两次，最后一次时，他走了。他是个大烟鬼，吸烟无疑是导致他死亡的罪魁祸首，也损害了他的心脏。我希望这个项目能给许多人带来帮助，这样人们就不会在最好的年龄失去健康。"[7]

另一个教训是需要完全的政策支持。佩斯卡认为这需要时间。他当了一段时间的政治家，后来又担任了许多其他职务。"渐渐地，当事情开始发生变化时，政界人士变得更感兴趣了。我们很早就出台了烟草法案，制定了一些有关食品生产的规则。因此，政策很重要。但你如何打动政客们呢？这又回到了媒体上。我曾两次担任国会议员，理性的论点显然很重要，但真正打动政客的是当他们看到选民在行动的时候，因为选民就是国王。"

芬兰因其政府关心民众健康，重视平等以及拥有一个优秀的教育体系而在国际上备受赞誉。然而，一些芬兰人对此颇有微词，认为芬兰徒有其名，但这是可以理解的。他们指出芬兰存在严重的社会问题，其中包括随着反移民的右翼民粹主义政党，即正统芬兰人党的崛起而表现出来的重大政治分歧。该党目前是议会的第二大力量，但即便如此，它仍然被克里斯塔·基鲁所在的联合政府拒之门外。

从普卡·佩斯卡的工作开始到现在已经过去了将近50年，政客们显然已经听取了他的意见。基鲁告诉我，北卡累利阿项目被视为对芬兰其他地区的"挑战"，政治共识已经发生了很大变化。她说，就连正统芬兰人党也支持对公共卫生采取干涉主义的做法。

在其他政策方面，官员们的意见也几乎都是一致的。比如，每年花费5亿欧元为每个学童提供免费的营养餐，这是基鲁以前担任教育部部长时的职责。她回忆说，一位议员对这一费用提出异议。她的反应是带他去吃一顿饭。当看到营养餐是如此健康和美味时，这位议员改变了主意。基鲁说："这是让芬兰走向未来的东西。从长远来看，它将为我们节省资金。这是对人的投资，更是对孩子的投资。芬兰人基本上是相当积极的纳税人——如果他们能看到这样做会带来更大的好处。"

税收很重要。如果说芬兰的案例对我们有什么启示的话，那就是只有中央政府才有能力为巨大的变革提供所需的资金。1980年，芬兰通过了所谓的体育法案，为新的体育设施提供了大量的中央资金，并设立地方官员来监督这 过程。如今，从一个中央体育场地登记册上可以看到约 3 万个场馆，也就是说，几乎每 175 个芬兰人就有一个场馆。1999 年修订的体育法案将支持范围扩大到更多的日常身体活动中，为修建自行车道和当地小型公园提供资金。[8]

围绕活动所做的很多努力都集中在年轻人身上——冬季自行车大会在一所小学开幕并非巧合。在上一章中，我们听说了芬兰的"移动学校"，这是一项政府计划，旨在增加年轻人的运动量，例如提供让学生能够活动起来的课程，或者允许学生选择站着上课。

在约恩苏，我遇到了"移动学校"首席协调员之一的约纳斯·涅米（Joonas Niemi），他将讨论如何促进学生的主动出行。芬兰全年约有 65% 的儿童步行或骑车上学，在冬天以外的时间里，这一比例将上升至 80%。[9] 约纳斯在冬季自行车大会上谈到一个项目，在这个项目中，他的团队把摄像机借给学生，让他们拍摄上下学时的骑行过程，这样他们就可以指出途中有哪些令人担忧或不安全的地方。在学校内部，人们的目标是在每个上学日增加 1 小时的身体活动时间，其中包括在课堂中的活动时间。[10]

芬兰"移动学校"项目的一个分支——"快乐运动"（Joy in Motion），皆在向幼儿园派出团队，帮助教师促进活动。尼娜·科霍宁（Nina Korhonen）曾是一名幼儿园教师，现在是教育部该项目的负责人。她说，这与改变态度一样重要。"这真的不是很贵，让孩子们跑来跑去需要花多少钱？这不需要大手笔的投入，你只需要让教师改变他们的方法。当我接受教师培训时，曾被教导要保持孩子们的安静。而我们要告诉他们，孩子们到处跑是好事。"[11]

桑娜·奥贾耶维（Sanna Ojajärvi）是另一位鼓励年轻人付诸行动的公职人员。她与芬兰自行车城市网络合作（这是一个促进主动出行的跨理事会组织），内容包括在学校和幼儿园里推广骑自行车，3岁儿童也包含在内。奥贾耶维认为，对年幼的孩子来说，最好的推广方式是游戏，比如当她吹泡泡时，孩子们骑车追逐泡泡。她说："老师们担心的是孩子们会乱作一团。但通常没有人摔倒。即使一个小孩从自行车上摔下来，也很正常。因为如果你在学骑车，你就有可能会摔下来，但这并不危险。"[12]

重新设置童年

芬兰并不是唯一呼吁儿童应该多运动的国家。克里斯·赖特（Chris Wright）是英国青年体育信托基金的福利主管，和所有芬兰人一样，他对这一主题充满热情。他所在的组织在英格兰经济贫困地区的托儿所和幼儿园里开展项目，促进以运动为基础的学习，还试图说服父母让他们的孩子在其他地方跑来跑去。这是一项极其重要的工作。正如第1章的统计数据所显现的那样，目前只有9%的5岁以下英国儿童符合这个年龄段的建议运动量，也就是从他们能走路开始，他们每天应该进行至少3个小时的身体活动。[13]

迈恩黑德（Minehead）是英格兰西南部萨默塞特郡（Somerset）的一个沿海小镇，我本应该在这座小镇上的一家托儿所中看到其中一个正在实施的项目，但是针对新冠疫情的封锁政策打断了我的计划。赖特告诉我，迈恩黑德附近的地区是英格兰社会活动水平最差的地区。因此，这里是实施活动计划的重点区域。儿童早期的活动已被证明不仅对他们的身体发育至关重要，也是在其他领域取得进步的关键因素。

"早期的运动和游戏可以帮助孩子们培养识字能力、语言沟通能力、建立人际关系，以及让孩子们变得更自信。"赖特告诉我，"儿童从游戏和运动中获得的特质与阅读能力、握笔能力，以及能够坐下来完成任务的专注力有直接的关系。这是儿童成长的基础。如果他们不运动，那么事实会告诉你，他们没有得到成长。"[14]

在迈恩黑德这样的托儿所实施相关计划的两年后，赖特发现"孩子们不仅在活动水平上，而且在语言、形成积极关系的能力，以及对学习的信心和对自己的认知等方面，都有明显的不同"。

对于英国学校的课程明显缺乏对身体发展的兴趣这一现象，赖特持批判态度。即使在幼儿园，课程内容也可能是"相当单一"的，而且没有充分的游戏时间。赖特认为，这种情况必须改变："是成年人阻止了孩子们的活动，而我们要做的是释放他们能够活动的能力，并在某种程度上重新设置童年。如果说新冠疫情的这几周教会了我们什么，那就是运动可能比以往任何时候都更重要。你可以拥有这样一个教育系统，它既使孩子们拥有追求他们想要的职业和生活的能力，也能使他们拥有达到这些目标的基本健康要素。我认为，这种信息正慢慢开始渗透到整个教育系统中。"

和赖特谈话很鼓舞人心。但无论他的努力多么有说服力、多么有效，他的工作与尼娜·科霍宁和约纳斯·涅米等人所做的工作有一个明显的区别。后者是公务员，是政府系统的一部分，专门负责制定可以在日常生活中进行的活动。相比之下，青年体育信托基金是一家慈善机构。按照许多慈善机构的标准，它的资金相对充足，去年的总收入为1160万英镑，其中包括政府拨款和赞助。但从全国范围来看，即使只是公共卫生的一个方面，这样的金额实际上也是无足轻重，因为这笔金额还不到英国教育部预算的 0.02%。[15]该慈善机构经常发起运动，反对教育部本能的反运动做法。如果部长们给赖特一个有更多预算、足够的政治支持和足够的时间的官方职位，我相信他可以改变英国孩子们身体状况的未来。但从目前来看，这并不是一场公平的战斗。

当你审视像英国这样的国家是如何解决不运动的问题时，你会一再看到这种对比：它与芬兰那样的中央主导项目形成了鲜明对比，甚至与荷兰和丹麦数十年来对自行车基础设施的持续支出和支持形成了鲜明对比。英国也有成功的案例，但就像我们在前面看到的克里斯·赖特和"每日一英里"这个模范案例一样，它们都是由私人或慈善企业赞助的，偶尔依靠官方的帮助，或者像"每日一英里"那样，依靠跨国公司的赞助。

另一个值得注意的例子是公园跑，这个每周 5 千米的集体跑步活动自 2004 年开展以来，已经在英国和其他几十个国家传播，如今全世界的参与者已达到 300 万。公园跑之所以令人着迷，是因为它表面上是一项体育活动——在规定的距离进行计时跑——但它还形成了一种文化，使其受到从精英运动员到曾经不活跃的新手，以及那些仅仅以志愿者身份参与其中的人的欢迎。

公园跑的前身是"灌木丛公园计时赛"，这是一项由跑步爱好者保罗·辛顿－休伊特（Paul Sinton-Hewitt）发起的、旨在促进社交的活动，因为当时他受了伤并患有抑郁症。起初，这个活动只在伦敦西南部的唯一场地开展，且首次只有 13 名跑步者和 3 名志愿者参与，如今它已经发展成周六早上十分普遍的公园特色，并由一个积极推广身体活动的慈善机构运营。

公园跑的健康主管克里西·惠灵顿（Chrissie Wellington）表示，尽管名为公园跑，但与其说它是一场比赛，不如说是一场"由社区主导的、以活动为中心的社交活动"。她解释说："核心是，公园跑可以是你想要的任何东西，这一点真的非常重要。人们参加公园跑的目的多种多样。一些人只是为了赛后咖啡而来；另一些人则将其视为一种计时赛，把它作为一个目标或在规定时间内完赛的一种方式。因此，计时元素是公园跑的重要组成部分。尽管与自己或者他人进行竞争可能很重要，但这并不是'公园跑'存在的核心原因，因为其他身体活动也能做到这一点。"[16]

你不能随随便便就去参加公园跑。参与者，不论是跑步选手还是志愿者，都必须在网站上注册，并携带打印的条形码，每次参加活动时都会扫描这个条形码。这就创建了一个庞大的数据库，记录了参与者的人数、参加频率，以及他们跑步时的速度。注册表单中包含了一个关于当前活动水平的问题，这也有助于追踪那些改变了自己生活方式的人。惠灵顿的部分职责是利用这些统计数据，努力让更多的人接触到公园跑，同时还要处理每年 50 多个希望使用"公园跑"的数据库进行研究的学者和大学的请求。

现在约有 600 万人注册，即便超过半数的人从未参加过活动。惠灵顿说，这些数据显示，该活动正在吸引许多即将"开始运动之旅"的人，有高达 7％ 的人表示，当他们在注册时，他们是完全不活动的。"证据表明，那些不太活跃的人不仅通过公园跑增加了活动，而且他们的其他活动也增加了。"惠灵顿说。

这种好处甚至体现在志愿者身上，他们的职责通常使他们步行得比平时更远，在生活的其他方面也变得更加活跃。惠灵顿说，有证据表明，志愿者们的人生变化是最大的："这确实告诉了我们，公园跑并不仅仅给散步或跑步的参与者们带来好处。志愿服务即使不是更重要，但也同样重要。"

可以说，公园跑带来的显著成效再怎么强调也不过分。但需要再次提到的一点是，我们必须结合实际情况来看待这个问题。运营公园跑的慈善机构比青年体育信托基金的规模要小，年收入仅略高于400万英镑，并且离不开志愿服务及支持。就像"每日一英里"计划一样，其运作介于竞选活动与近乎官方之间，随时可能被叫停。此外，这家慈善机构与医生诊所建立了联系，因此全科医生可以为那些因不活动而患病的患者开出"参加公园跑"的处方。到目前为止，它已经与1500家全科医生诊所（约占英国全科医生诊所总数的1/5）建立了联系。另外，这家慈善机构在20多所监狱和少年犯收容所里也开展了公园跑活动，这与福利、康复以及健康密切相关。

所有的这些举措都令人钦佩，并带来了巨大的好处。但这些举措与其他国家政府所采取的更为集中的举措存在着根本的不同，因为后者可以将促进身体活动纳入官方政策。在这里，我再举一个关于芬兰的例子。当我决定与尼娜·科霍宁当面探讨她是如何让幼儿园变得更活跃时，我们将见面地点选在了中央图书馆。这座位于赫尔辛基的图书馆非常宏伟，拥有一个光线充足的现代化空间以及两家很棒的咖啡馆，我们坐在其中一家咖啡馆中进行了探讨。这座图书馆的做法非常具有芬兰特色，就像该国的其他图书馆那样，除了提供借书服务、供应美味的咖啡外，还可以免费预订会议室和录音棚，甚至还提供缝纫机和3D打印机。此外，你还可以借用运动器材，一些图书馆还会提供可以承载重物的脚踏式货运自行车。

但是，这并不意味着所有的国家都要采取这种模式。赫尔辛基的这座图书馆耗资近1亿欧元，这是选民需要达成一定的政治共识才能接受的税收水平。这些税收除了用于资助这样的项目，还需要支付"移动学校"项目中相关人员的工资，以及为 3 万多个体育场馆提供资金支持。

世界各地的身体活动项目的经验都说明了同一个问题：尽管克里西·惠灵顿和克里斯·赖特等人做出了杰出的工作，但如果想要真正让全民受益，那么仅仅依靠慈善机构是不够的，因为这是政府的职责所在。

打赢肥胖攻坚战

然而，芬兰并没有完全解决不活动的问题。尤其是对于年轻人而言，这在很大程度上仍然是一个持续的过程。第 1 章提到的身体活动报告单对 49 个国家及地区的儿童活动水平进行了一项规模庞大的研究（目前仍在进行中），并给芬兰在学校方面取得的成果评为 A。但这项研究同样指出，即便如此，在该国 9~15 岁的孩子中，只有约 1/3 的人能够达到每天的建议运动时间。这个成绩要好于英国，尽管不同的评分方式意味着无法将相关结果进行直接比较。在英国 5~15 岁的儿童中，只有大约 20％ 的儿童达到了最低活动量，但这个数字得益于低龄儿童普遍较高的活动水平。[17]

正如在第 1 章中提到的，就儿童活动这一方面而言，有一个国家脱颖而出：斯洛文尼亚。这个在 1991 年才正式独立的前南斯拉夫小国，因为成功提高了儿童的活动水平而闻名，并且它取得这一成就只用了一代人的时间。

从国家的统计数据中可以清楚地看到，斯洛文尼亚的进步非常快。

坦率地说，斯洛文尼亚的成人活动数据相当平淡无奇，和英国大致相同，约有60%的人达到了每周的建议运动量。[18]不过因为两国发布的数据是基于不同年龄段的人群，所以在这两个国家之间进行比较非常困难。相比之下，这份报告单在对49个国家及地区的儿童活动水平进行调查后，对斯洛文尼亚做出了迄今为止最高的评价。这份"成绩单"指出，在斯洛文尼亚6~19岁的人群中，超过80%的人达到了每天1小时的最低建议活动量。[19]

于是，我去了斯洛文尼亚的首都卢布尔雅那，想弄清楚这是如何发生的。这座城市基本可以分为两个部分，其中一部分是美丽静谧的老城区，周围环绕着宽阔、繁忙的道路以及建于20世纪60年代的老式办公室和公寓楼。当谈到日常活动时，这座城市的情况同样也是喜忧参半。这里有许多自行车道，约10%的出行是靠骑自行车完成的。我每天都骑着一辆公共自行车，在卢布尔雅那顺利且安全地穿梭于各种采访之间。然而，当你走出这个以步行街为主的老城区时，你会发现马路上的交通拥堵状况很严重。

在基础设施部负责推动可持续交通的波洛纳·德姆萨尔·米特罗维奇（Polona Demšar Mitrovič）说，在斯洛文尼亚首都以外的地方，更多的是以机动车为主，部分原因是公共交通状况糟糕，没有城市地铁系统，只有单轨城际铁路网和"糟糕"的跨国巴士。"十年前我来到这个部门时，它仍然被称为道路部，"她说，"这个部门的所有工作都是关于修建道路和高速公路的。当我们开始实施这个项目时，同事们称我为'绿人'，也就是疯子的意思。"[20]

德姆萨尔·米特罗维奇的职责是推广自行车和公共交通的使用，她直言不讳地谈到了她的部长级上司。她说，这一领域的大部分支持，不论是财政上还是政治上，都来自欧盟，而不是那些在她看来还停留在过去的斯洛文尼亚政客。"他们只想多修路，"她说，"他们没有意识到这需要更有效地利用现有的道路。在同一份寻求欧盟资助的文件中，我们既为推动可持续交通寻求资金，又为在卢布尔雅那环路上新建一条车道寻求资助。这种现象很奇怪，因为我们既希望多修建一条道路，让更多的机动车驶入城市，同时又想禁止机动车驶入城市的街道。"

事实证明，身体活动在其他领域中的推广更有成效。大概骑行20分钟，就可以到达另一座从远处看起来若隐若现的大楼。在这座大楼里，卫生部公共卫生负责人莫卡·戈贝克（Mojca Gobec）说，她看到一些政客已经开始有所关注。她所在的部门领导了一项为期10年的、大规模的全国性活动，其宗旨是促使人们多运动以及改善饮食结构。这项活动的名称为 *Dober Tek*，是一个双关语，用于斯洛文尼亚的餐前，意思相当于法语中的"bon appétit"（祝你有个好胃口），并且这个词的字面意思也与运动有关。

"我们的旅游战略基于斯洛文尼亚是一个充满活力、推崇健康与环保的目的地。"戈贝克说，"如果我们想要提供一个这样的地方，那么我们自然要努力过上这样的生活。我们已经取得了很大的进展，因为体育部门曾经把培养精英运动员、参加奥运会等视为头等大事。但现在，人们更多地开始关注日常的身体活动。"[21]

如前所述，根据斯洛文尼亚的身体活动记录，到目前为止，该国在促进儿童的身体活动方面取得的成就最大。与芬兰一样，这是多年来斯洛文尼亚政府主导干预的结果，但两国政府采取的举措有些不同。如果说芬兰的做法属于典型的北欧社会民主主义模式，那么斯洛文尼亚针对年轻人和学校所采取的举措则给人一种共产主义的感觉。事实上，这些举措确实源于南斯拉夫时代。

自 1982 年以来，斯洛文尼亚所有中小学的学生都要在每年 4 月接受标准化测量和测试：身高、体重和皮褶体脂，然后是 8 项体能测试，包括立定跳远、600 米跑、60 米跑和屈臂悬垂等。参与率很高，甚至高于儿童义务接种疫苗的参与率，并且这些测试结果会被添加到现在覆盖全国一半以上人口的数据库中。儿童的排名是根据全国百分位数进行的，这意味着现代儿童可以与 20 世纪 80 年代的儿童进行比较，在某些情况下，还可以与他们自己的父母相比较。

格雷戈尔·斯塔克（Gregor Starc）是卢布尔雅那大学的一名运动科学家，也是一个名为 Slofit 研究项目的共同负责人。他说，单是这个项目的研究结果就能促使人们采取行动。"当一些父母意识到孩子们的表现不如自己时，他们会感到震惊，从而意识到他们需要改变。一些家庭已经彻底改变了他们的生活方式。"斯塔克称，重点关注孩子们在学校中的活动是一个经过深思熟虑的政策决定，"我们可以看到，每当政府指望父母对孩子们的身体健康以及身体活动状况负责时，都会以失败告终，这就是为什么我们会把重点放在学校。正因如此，斯洛文尼亚目前是世界上体育教学质量最高的国家之一，并且拥有一流的基础设施。"[22]

正如上一章所述，斯洛文尼亚的每所学校都有 2 个体育馆、1 个室外操场以及田径设施。除了体育课外，每个孩子每年有 5 个"运动日"，并有一周的时间用来参加额外的户外活动。这些活动的举办地点通常是现由教育部管理的前南斯拉夫军事基地。斯塔克说："所有的设备都在那里，自行车、弓箭、滑雪板、攀岩设备，他们想要的全都有。"

这一切的成功使得斯洛文尼亚成为世界上唯一一个儿童肥胖率出

现下降的国家。斯塔克说："其他国家的肥胖率已经趋于平稳，但在我们国家，肥胖率从 2010 和 2011 年开始下降。肥胖率在降低，人们的身体素质在提高。"他解释说，尤其是女孩的健康状况得到很大改善，部分原因在于更广泛的社会变化。"当我还是个孩子时，我们在外面玩牛仔和印第安人的游戏，女孩只会做护士，照顾伤员。但是现在，她们什么都做，比如踢足球，想玩什么就玩什么。如今女孩们的健康水平要比她们的母亲高 20％。虽然男孩们的健康水平接近父亲，但仍然要比他们的父亲低 1％，不过他们正逐渐达到这个水平。如果我们在政治方面不做什么傻事的话，那么他们的健康状况将在 5 年内赶上来。"

然而，这并不意味着一切都进展得很顺利。尤其令人担忧的是，有一小部分儿童患有病态肥胖症（morbidly obese），而这部分儿童的比例并没有下降。斯塔克说，这是一个涉及面更广的问题："我们无法在学校解决这个问题。他们需要一种更加彻底有效的方法，并且可能需要整个家庭都参与进来。"

也许很明显但也值得强调的一点是：尽管国家在改善国民健康方面扮演着重要的角色，但政府不可能解决所有问题。尽管斯洛文尼亚可以为学校提供一流的体育设施，并花 30 年的时间监测人们的健康状况，但如果缺少家庭的支持，任何孩子都不可能变得活跃起来。对于普卡·佩斯卡来说也是如此。虽然他的团队可以说服官员，并且动用一切的政治手段来改善公众的健康状况，但改变的关键是说服北卡累利阿的家庭主妇们，因为她们可以通过在自己的家庭中做出改变来防止家中的男性患上心脏病。

与此同时，值得注意的是，最近身体活动水平得到显著改善的两个欧洲国家都采取了明显的干预主义措施。但是，这不可能解决所有问题。此外，尽管克里斯·赖特和克里西·惠灵顿等人勇敢地做出了鼓舞人心的努力，并给成千上万的人带来了切身的好处，但对于慈善机构和志愿团体而言，无论他们多么努力地融入官方公共卫生计划，都无一例外地未能取得同样的效果。因为，这是不现实的。

这是否意味着像英国这样的国家，注定要背负着因久坐不动的生活方式而造成的日益增长的个人和社会负担蹒跚前行？尽管普卡·佩斯卡可能对认为芬兰人很特别的这一观点不屑一顾，但其他国家能做出改变吗？目前，答案还不得而知。但有一件事很明确：其他国家已经表明他们有能力采取果断的行动。新冠疫情所带来的一个教训是，当政府为了保证人民的健康而采取直接干预措施时，情况确实能够很快得到改善。

接下来应该怎样做：

如果许多国家（如英国）并没有像芬兰或斯洛文尼亚那样鼓励人们进行身体活动，那么这可能是因为议员们没有真正意识到缺乏身体活动是一个问题。许多政客告诉我，汽车司机往往比那些经常骑自行车或步行的人更有发言权。因此，如果你想拥有一座更加人性化的城市，那么就需要让人们知道身体活动的重要性。

10

接下来应该做些什么？
开启健康新时代

我还清楚地记得，当英国首相鲍里斯·约翰逊（Boris Johnson）宣布英国将强制实施封锁政策以遏制新冠病毒传播的那一刻，我身在何处。就像过去几年中的许多重要政治时刻一样，当时我正弯着腰坐在笔记本电脑前（尽管这不是本书想要展示出的最佳画面），输入各种事实和引用，以便尽快使它们成为一篇新闻报道。

除了因极其重要的工作、购买必需品、需要医疗救助或进行某种形式的锻炼可以外出，政府命令民众在其他时间都待在家里。在当天早些时候，议会匆忙通过了一项没有任何反对声音也没有经过议员正式投票的法案。根据这项法案，如果民众没有遵循政府的命令，就会被罚款。这些规定的苛刻程度前所未有，即便是在战时也从未出现过。此外，这些规定还将威胁到数百万的就业机会，并使国民经济一落千丈。然而，公众却表现出了非常支持的态度。事实上，许多人早在几周前就希望实施这些规定。当然，所有的举措都是以拯救生命为前提而实施的。许多其他国家也实施了类似的措施，这很可能使数十万人（如果不是数百万人的话）免于因感染新型冠状病毒而死亡。

我在前面的章节中多次提到，本书写于英国实施封锁政策期间。事实上，本书的撰写过程与英国实施封锁政策的高峰期几乎完全重合。我每天都在记录政府在一场公共卫生灾难中接二连三的失败，而与此同时，他们中的很多人正勇敢地与另一场威胁生命的危机做斗争，这无疑很矛盾。

与不活动问题相比，新冠疫情的状况要更为严峻。根据最终说服约翰逊决定将民众限制在家中的科学建模显示，如果不采取任何措施，仅在英国就可能有 25 万至 50 万人因感染新型冠状病毒而死亡。[1] 由于引起本次疫情的病毒是一种新型冠状病毒，它的传播速度很快，所以政府做出了特别紧急的响应。相比之下，今晚瘫坐在沙发上的那个 20 多岁的年轻人，可能在几十年后才会感受到因缺少活动而引起的各种慢性病的影响。

尽管如此，我们必须记住的一点是，不活动绝不是唯一一个被忽视的公共卫生危机。在英国，每年有近 4 万人死于空气污染（其中很大一部分污染是由机动车尾气造成的），[2] 而部长们却为了避免被要求达到欧盟关于清洁空气的最低标准而打起了官司。[3] 同样，虽然几十年来因交通事故而伤亡的人数已大幅下降，但如果恐怖主义平均每天导致 5 人丧生，使另外 100 人因伤入院，并且其中许多人的伤势将永久地改变他们的生活，我敢打赌，这些伤亡数据极有可能不会被忽略，这种状况也不会成为一种常态。

早在新型冠状病毒暴发之前，政府对待国民健康问题的双重态度就让我感到很困惑。如今，这种情况更为明显。如果各国政府可以因为病毒的暴发而宣布国家进入紧急状态，那么为什么不能有更多的政府至少像芬兰或者斯洛文尼亚那样，认真和专注地对待不活动给全民带来的已经被证实的诸多不良后果呢？我决定利用工作之便，询问几位政客的看法。

在英国暴发新冠疫情之后，我与杰里米·亨特（Jeremy Hunt）进行了交谈，当时距离英国实施封锁政策还有几周时间。这位保守党议员曾担任卫生大臣近六年，是英国担任该职务时间最长的人。他在接替特蕾莎·梅（Theresa May）的英国首相竞选中，排名仅次于约翰逊，目前担任负责审查卫生健康问题的后座议员委员会主席。我对亨特非常感兴趣，因为他几乎是英国政客在对待不活动问题上的缩影：他会真诚地做出个人承诺，对相关问题表示非常理解，但当涉及落实应对措施时，你就会发现要么他的态度变得令人难以捉摸，要么这些措施会因为官方的不作为而无法落实。

亨特对自己的活动计划充满热情，他说，不再担任大臣的好处之一是能够再次自由地在伦敦骑行。他在政府部门担任的最后一个职位是外交大臣，而这使他24小时都受到警察的保护。亨特告诉我，虽然警察很乐意和他一起骑自行车，但安排起来很复杂。正如亨特所说的那样："我从来没能将我的骑车计划安排妥当。"

亨特自称是日常身体活动的"狂热信徒"，也是"每日一英里"计划的粉丝。作为年幼孩子们的父亲，他特别希望学校可以多开展一些活动。"当我担任卫生大臣时，我曾询问首席医疗官，她是否愿意公开向所有的学校提出建议，让每个孩子每天都能拥有一小时的锻炼时间，"亨特告诉我，"我的孩子们在长大后去了公立学校上学，当我发现他们没有自发地在日常生活中安排一小时的锻炼时间时，我感到非常震惊。"

然而，就如同伊莱恩·怀利与"每日一英里"的故事，事情并没有那么简单。请记住，亨特是这个国家最有权势的政客之一，而怀利是寻求变革的个别校长。亨特回忆道："这是一场与教育部的真正较量，因为教育部认为学校的教育方针和要求过于繁重，而我们因为学校安排的课程过多而开始削弱校长们的自主权。"

在关于如何采取更多的措施以促使人们多活动方面，亨特认为对于英国而言,解决不活动问题的关键在于不要设置太多的条条框框:"我认为,如果要想在一个推崇自由的国家解决这个问题,那么就必须顺从民意。作为政府,解决问题的诀窍就是在这类问题上走在民众的前面,引导民意,但又不能因为过于超前而失去民众的支持。"在某种程度上,这就是普卡·佩斯卡在上一章提出的"选民为王"的观点。然而,也许像亨特这样的人与芬兰政客的不同之处在于,除了他们的国家对公共卫生理念的关注比芬兰晚了几十年外,他们在推动或引导选民时更加谨慎。亨特说:"开展公共卫生运动常常需要应对民众对保姆式国家的抱怨。因此必须保持谨慎,因为总会有一群选民坚决反对保姆式国家所采取的任何干预措施。"4

担心因为政府告诉民众应该如何保障他们自己的福利而被视为过度干涉,这是佩斯卡特别不喜欢听到的一句话。然而,当我与亨特进行交谈时,这距离他所在的政党公开命令整个国家采取行动以避免此次健康危机只有几周的时间。有人可能会争辩说,新冠疫情的不同之处在于它是可以传播的,所以这是一个公共问题,而不是个人责任的问题。然而,正如我们在这本书中所看到的,当谈到身体活动时,个人选择往往起不到什么作用。因为机动车高速行驶而无法骑车上班,这与在拥挤的火车上被另一名乘客咳出的病毒飞沫所感染是不同的,但两者都完全超出了个人的控制范围。

为了寻求另一种观点,我采访了莎拉·沃拉斯顿(Sarah Wollaston)。她是一名家庭医生,在加入自由民主党派之前曾是一位保守党议员,如今她已经离开了议会。当我们谈话时,她刚刚确定重新加入医疗登记册,以帮助应对新冠疫情的工作。当沃拉斯顿还是议员时,她曾担任卫生委员会的主席(现在该委员会由亨特负责)。在她的领导下,该委员会编写了一份关于不活动危机的报告，该报告呼吁在这个问题上应该采取更多的官方行动。

在沃拉斯顿看来，她接触过的卫生大臣，包括亨特在内，似乎都没能真正理解这个问题。"他们只不过就是嘴上说说而已，"她对我说，"他们说自己很重视这个问题，但不过就是一直在说'是的，是的，我们知道这很重要'，当说到制定并落实政策时又是另一回事了。这并不是仅仅通过告诉人们出去多锻炼就能实现的。做宣传固然是好的，但就像其他公共卫生项目那样，接受建议的是那些已经非常活跃、深知活动重要性的人，因此最终结果就是人们健康状况的差距更为悬殊。"

她说，步行和骑自行车的情况尤其如此："官员们都属于汽车游说团体而不是自行车游说团体。除非我们改变这种状况，并且部长们要做好准备，能够大胆地为促进主动出行提供充足的预算，否则这个问题将永远不会得到解决。"[5]

最后，我想找到一个用两种方式处理过这个问题的人。安迪·伯纳姆和卫生大臣亨特一样，都曾在戈登·布朗（Gordon Brown）的工党政府中担任职务。伯纳姆现在是大曼彻斯特市的市长，正如我们在第5章中所看到的，他聘请克里斯·博德曼为那些骑自行车的人和步行的人来改造这个城市。伯纳姆对保姆式国家的态度可能更像芬兰人。"你知道'保姆式国家'的这种说法，对吗？"他调皮地对我说，"抱怨保姆制度的人通常都是小时候有保姆的人。"

伯纳姆认为，中央政府团结一致推动更多身体活动的困难之一在于，正如他所说，这是一个介于几个政府部门职责范围之间的"孤儿政策"（an orphan policy）。"这不完全是文化、媒体和体育部（Department for Culture, Media and Sport）的问题，因为这个部门更注重体育运动。

对于社区和地方政府来说，这并不是首要任务。至于卫生部门，它们首先会想到医院，然后才会想到公园和活跃的生活方式。因此，这个问题在某种程度上处于夹缝之中，它从未得到来自国家的适当支持。然而，很多问题的答案都是如此，不仅仅是健康问题。"

这种情况会因为新冠疫情而出现转机吗？伯纳姆认为有可能，尤其是因为需要改变人们在城市中的出行方式，持续保持社交距离意味着公共交通能力会急剧下降。在与我进行交谈的前几天，伯纳姆与约翰逊以及包括伦敦在内的其他英格兰城市的市长举行了电话会议。在这次电话会议中，他们讨论了如果成千上万的人试图开车上班，如何避免出现交通堵塞问题。伯纳姆回忆了首相对他们说的话："我们得到了听起来非常积极的指示，要优先考虑建设骑自行车和步行的基础设施。"[6]

这使身体活动出现转机成为可能，不仅在英国，在许多其他地方也是如此。这可以说是一次偶然的胜利，是一种意外的收获。因为重塑城市交通的主要动力是避免火车和公交车上的拥挤状况，但反过来又可以避免因驾车出行而造成的交通拥堵。从某种程度上来说，这并不重要：就像你的身体不在乎活动的形式是正式锻炼还是日常活动一样，使用新建成的自行车道或拓宽的人行道对健康的好处是完全相同的，无论它们是出于什么原因建造的。

也就是说，我们还面临着其他公共卫生问题，而且有迹象表明，一些政府官员已经意识到了这些问题。正如前面提到的，一系列初步研究已经发现新型冠状病毒不仅对老年人来说非常致命，对于肥胖人群或患有高血压、2 型糖尿病和心血管疾病的人群来说也是如此，并且所有这些疾病都与缺乏活动密切相关。在我写下这些文字的 6 天前，美国运动科学教授大卫·尼曼（David Nieman）发表了一篇研究论文。

在这篇论文中,他在这两个领域之间建立起了更明确的联系。尼曼认为,新型冠状病毒对全球日益恶化的长期健康状况敲响了"警钟"。他指出,所有类似的病毒在不活跃的人群中都有明显更高的致死率,这意味着促进身体活动应该是"预防呼吸系统疾病的主要策略"之一。[7] 这一信息是否引起了共鸣?这很难说,至少在英国,一些政客将促进身体活动视为一种"保姆式国家"的举措。但可以肯定的是,我在唐宁街内部采访过的一些政客显然明白这一点。

等式的另一边,人们在经历了政府为防控新冠疫情而采取的限制措施后,是否会更容易接受接下来政府所实施的干预政策,特别是如果这些政策可能会改善未来疫情的结果。伯纳姆认为这是有可能的:"这个机会是存在的,我确实从鲍里斯·约翰逊的话语中听出他可能会明白这一点。时间会证明一切。但这样的机会只有一次,我认为我们再也不会得到这样的机会了。公众不希望重蹈覆辙,他们希望这能使许多方面都呈现出积极的变化。"

伯纳姆说,他一直在思考 1945 年选民将温斯顿·丘吉尔(Winston Churchill)赶下台后的政治转型——尽管他带领英国赢得了战争,工党政府为英国民众留下了国民医疗服务和社会保障体系。"通过这次新冠疫情,我觉得自己对此有了更多的了解,"伯纳姆解释说,"当你经历过这样的时刻后,你就会用一种崭新的视角看世界。我认为民众确实更加具有公德精神。"

关于两条故事线

一些人将当前时期与战后时期进行了比较。在与伯纳姆交谈几天后，我与他的前同事埃德·米利班德（Ed Miliband）也进行了交谈，但内容与这本书没有太多关系，只是为了我的日常工作。这位前工党领袖现在与工党一起负责制定产业政策。他解释说，他希望封锁政策结束后的经济复苏工作能以环保问题为中心，其中包括鼓励更多的主动出行。

"这与1945年后的情况相同，"米利班德对我说，"开始思考未来，思考我们走出本次危机后想要建设什么样的世界，这永远都不为时尚早。我认为，公众对此会产生某种情绪。我们有责任重新评估我们的社会真正需要的是什么，以及我们如何才能更好地建设未来。"[8]

在我与米利班德谈话的同一天，实际上差不多是在同一时间，鲍里斯·约翰逊的发言人告诉记者们（包括我的一位同事在内），首相因为自己感染新型冠状病毒之后，正在为改善国民健康制订新计划。此外，我们还被告知，他对此事非常用心。[9] 不到一个小时后，又传出了另一则消息：伦敦将封闭市中心的大片区域，只允许公交车、自行车和行人通行，这一举措将创建出世界上最大的无机动车区域之一。[10] 这种计划即使在几个月前似乎还是不可能实现的梦想，需要多年的协商。现在，这项工作计划将在6周内完成。

突然间，一件不太可能发生的事情彻底变成了一件意料之外的事情。本书是沿着两条故事线展开的。我在前面几章中已经概述过第一个故事：这个故事长达数百年，讲述的是日常身体活动逐渐从很多人的生活中消失，以及部长和官员们不愿意采取适当的应对措施而带来的后果。与此同时，当我撰写相关章节时，外界关于公共卫生的讨论正在以前所未有的速度发生着变化。除了各国政府采取一致行动来应对新冠疫情带来的各种公共卫生危机外，他们中也有很多人正通过采取一些有史以来最激进的措施来应对这一挑战，其中可能包括推动大规模的身体活动。

因此，本书在结束时会留有悬念，事情在将来会发展成怎样，现在还不得而知。在巴黎、米兰、纽约、伦敦、曼彻斯特、利物浦和其他无数城市中出现的紧急自行车道和拓宽的人行道完全有可能继续存在，这样一来，每天通过步行或骑自行车达到（甚至超过）30 分钟健身活动的人数就会激增。习惯呼吸清新空气的城市居民可能会下定决心不再让汽车堵塞他们的街区。在后疫情时期重生的经济和社会可能会促使人们永远（尽管一半是出于偶然）变得活跃起来。

但是，也可能出现另一种截然不同的结果。在接下来的几周和几个月里，事情的走向可能会变得清晰起来。人们需要重返工作岗位，相较于乘坐公共交通，许多人会认为开车更安全。受到交通拥堵的影响，城市可能会拆除自行车道，降低停车费用，并且在污染程度再次加剧的情况下，最终又把希望寄托在电动汽车上。

就目前情况来看，前者似乎更有可能发生，但在以往应对不活动问题的历史中充满了虚假的曙光。例如，1973 年出现石油价格危机后，自行车运动的热潮席卷了美国和其他一些国家，但最终烟消云散。虽然我跟朋友和同事开玩笑说，现在的变化速度如此之快，我的书甚至可能在出版之前就变得无关紧要了。但事实是，事情从来不会这么简单。正如荷兰和丹麦所展现出来的那样，人们需要几十年的时间来营造一种让骑车融入日常生活、成为主流交通方式的环境。但是，主动出行只是其中的一部分。扬·盖尔花了很长时间试图说服人们重塑城市，从而使人们能够经常进行身体活动。

与其他事件带来的影响相比，新冠疫情造成的后果是如此悲惨、可怕，以至于试图想象它带来的好处都会让人感到反常。尽管如此，试着设想接下来会发生的事情并抱有希望，相信会有更美好、更公平的事情发生，这一点至关重要。几十年来，尽管有大量的直接证据表明，经常不活动会引发健康危机，但各国政府没有采取相应的措施。因此，令人感到好奇的是，最终促成变革的催化剂是否会是某种不同的、未曾预见的东西。但是，历史已经多次表明，当一场革命真正到来时，它不一定会像你所期待的那样。

科技带来的乐趣

正如你现在所了解的那样，我已经花了很长时间来思考如何提高身体活动水平，并采访了许多对这个问题进行了更加深入思考的人。尽管我多次强调这本书不是一本运动指南，但在最后一章中，似乎应该列出我在这几个月里作为研究员、作家以及偶尔的实验对象，或者说小白鼠所学到的东西。

起初我对使用高科技设备监测活动水平持怀疑态度，但后来我发现这些设备实际上能够有效地帮助人们保持运动。或者说，如果你能找到合适的设备，它们至少可以起到这样的作用。手机上的应用软件对我来说几乎没有什么用，主要是因为我没有把手机带在身边的习惯，因此不能物尽其用。我下载了英格兰公共卫生局发布的一款名为"活跃十分钟"的应用软件，这款软件有一个很好的初衷，那就是让人们每天记录至少 10 分钟的快步走。但是，至少在英国实施封锁政策的情况下，我在这款软件中留下的步行记录太少了，估计它远程提醒我的医生或者发出嘈杂的警报声只是时间早晚问题。

带有内置计步器和心率监测器的健身手表可以更加有效地监测活动水平。从纯学术研究的角度来看，这款手表的心率监测功能非常有用，它可以帮我计算出平时在非封锁期间的自行车通勤中积累了多少活动量，以及活动的强度如何。正如第 5 章所示，这些信息，尤其是它通过 GPS 追踪骑行和跑步的功能，转向了更加专业的运动领域。显然，这款手表更适用于业余运动员，而不是那些只想达成每周 150 分钟锻炼目标的人，尤其是考虑到它的价格约为 130 英镑。但是，对于那些像汤姆·沃森一样，喜欢通过图表来观察自己健康状况的人来说，这款手表仍然非常有用。此外，这款手表可以连接一款专门的手机软件。随着时间的推移，软件会积累一些关于心率、活动量和步数的个人健康记录。它还会通过颁发一些虚拟奖励来敦促你更加努力。比如，如果你在一天内走了 15 000 步，手表屏幕上就会出现一个闪亮的徽章。更好笑的是，我曾获得过一枚名为"我即黑夜"（*I Am the Night*）的奖章，原因是我在晚上 10 点后骑了自行车。

最有用的是手表的内置计步器。正如我在前面章节所详述的，日行 10 000 步的目标在很大程度上是随意制定的，并且即便是戴在手腕上的智能健身设备也并不能总是完全准确地记录步数，但这些步数可以作为一个有用的指南。在撰写这本书的漫长日子里，我曾在下午 5 点的时候看了一眼手表，发现自己才走了不到 2000 步，这个数字显然在提醒我第二天需要做得更好。这块型号为 Garmin Forerunner 45 的手表是英国在线自行车零售商 Wigger 借给我的，因为该公司对工作场所的活跃程度很感兴趣。其实，这块手表可以算是我的。但是根据英国新闻业的规定，我不能接受价值超过 50 英镑的礼物。于是，我计划将这块手表作为我们报社年度慈善拍卖的奖品。不过，我可能会做出合适的捐赠并留下这块手表。在某种程度上，这证明了我已经习惯它每天为我提供有关活动方面的信息以及我现在发现它是多么有用。

我为了测试而安装在自己身上的另一个技术设备是最令人大开眼界以及最具吸引力的。这是一枚可以贴在大腿上的、小小的塑料表袋，只比一张 A4 纸重一点，可以算得上是一个研究级的活动追踪器。虽然发明它的丹麦公司 Sens 破例允许我购买一次，但他们通常不接受个人订单。从某种程度来说，这是一种遗憾。如果每个人都可以看到每周的彩色运动图表，他们就能知道自己有多不活跃以及坐了多长时间，那么这可能会让一些人感到震撼并采取行动。

在我撰写本书的过程中，这个设备记录了我每天坐着的时间（尤其是坐着工作的时间），对我个人而言，这绝对是最有用的提醒。通常来说，我能够意识到自己已经连续坐了很久。但是，当我看到每天长达约9个小时的久坐数据以及图表中连续不断的、灰色的下午时间段时，我仍然会感到吃惊。与以前相比，我坐着的时间已经少了很多，尽管真正的考验将发生在禁闭结束、恢复正常办公室生活的时候。虽然我还没有达到不活动研究专家（为了活动身体而）"积极鼓掌"的程度，但如果我坐得太久，我肯定会变得不安。在某种程度上，这是一种进步。

关于活动研究，其中有两个方面尤其令人耳目一新。一方面，进行力量或肌肉训练很重要。人们在进行每周 150 分钟的心血管活动时经常会忽视这个方面，当然我也不例外。另一方面，有大量研究论文表明，在餐后进行某种形式的活动对于分解脂肪和糖分起着重要作用。然而，包括我在内的许多人在餐后往往都会瘫倒在沙发上。不过在最近几周，我时不时地会从电视机前站起身来，举着杠铃做蹲起运动。虽然这一新习惯不符合日常身体活动的理念，但我认为这样做可以弥补因长时间写作而带来的运动缺失。这绝对算得上是一种锻炼方式。尽管这种活动不是特别优雅，但它产生的效果出奇地令人满意。

如果说我有什么更普遍的经验想要传达出来的话，那就是，最简单的做法便是在你所处的环境中寻求更直接的活动收益。因此，如果你有一个没有打理的花园，那么打理花园就可以保证你的活动量。如果你居住在公寓里，或者在办公大楼里工作，那么就尽可能多走楼梯。如果你像我一样需要坐着办公，那就尽可能多地站起来。

就活动方式而言，大多数人能够融入日常生活并能坚持下去的活动就是步行，或者在可能的情况下骑自行车。步行的优势在于这种活动方式既简单又灵活。举个例子，如果你坐公共汽车去上班，那么你可以在某几天提前一两站下车。如果你是驾车出行，那么你可以把车停在停车场的一个偏远的角落，或者在距离目的地几条街的地方停下来。这样一来，每次你的步数都可以增加1000步左右。这些步数很重要，它们像健康红利一样都是可以累加的。

然而，只有当你骑车出行时，好处才会真正成倍增加。可以说，我是一名将骑车作为日常出行方式的坚定倡导者。我曾写了一整本书来解释为什么多骑车是一件好事，不仅对于经常骑车的人，对于其他人来说也是如此。特别是像英国这样的地方，让骑车成为常规交通方式的一部分即便在某些情况下是有可能的，但也并不是一件容易的事情。然而，对于那些通勤时间较短或其他出行路程较短的人来说，特别是在城市里，将骑车作为出行方式可能比想象中的要容易做到。如果你能够将骑车融入你的生活，即使并不是每天都骑车，骑行也将会给你带来数不清的好处，这远远超出了本书的范围。

抛开骑车给人们的健康带来的难以置信的好处不谈，骑车出行还意味着你开始以一种不同的方式与你所在的城镇或城市进行交流，以人类本身的速度出行。但这个速度足够快，可以将你带到很远的地方。突然间，街道和社区变得开阔起来。位于 3 英里（约 4.8 千米）外的目的地不再遥远，因为你悠闲地骑行 20 分钟即可到达。此外，骑车所用的时间是可以预测的，因此你不会迟到。在骑行过程中，就连天气也变得更加真实了。因为你可以感受到季节的变化在你的双颊上留下的感觉——或是刺痛，抑或是爱抚。你可以感知到每一个变化及其过程。我在这本书的开头提到了骑车是如何帮我释放出身体活力、给我带来纯粹的愉悦感的，并且这种感觉从未减弱。有时，即使是在我再熟悉不过的上下班的道路上，我也会突然感慨万千，因为能以这种方式使用我的身体是一种荣幸，即使它不会永远存在。

找到能让你坚持下去的活动

我不是研究活动的专家。为了撰写这本书，我与许多世界顶尖的研究员进行了交谈，他们都在研究如何更好地将活动融入我们的生活。在谈话的最后，我经常会询问他们是如何找到自己的方式来保持身体健康的。一些人表示，这需要付出一定的努力。但正如你想象的那样，这是一个令他们思考了很久的问题。

在马来西亚长大的李爱敏也许是现代学术界最杰出的活动研究员。她说，马来西亚并没有特别鼓励锻炼，她是在成为拉尔夫·帕芬伯格的学生后才开始变得活跃起来的。"做活动研究却不活动的话会非常尴尬。"李爱敏不太喜欢正式的锻炼，她说她会尽可能地步行或者爬楼梯。和我一样，她也遇到过现代世界中的"楼梯陷阱"。"在很多大楼里，我都害怕爬楼梯，因为我担心自己会被困在楼梯间里，"李爱敏对我说，"有时候，如果我住在酒店，我会找个人跟我一起爬楼梯，并且会叮嘱这个人'留在另一边，如果我进不去，就（开门）让我回来'。谁也不想半夜被困在楼梯间里，不得不打开一扇装有报警器的门。"[11]

对于如何在久坐的工作环境中保持活跃，我采访过的许多研究员都讲述了他们的方法。除了拥有一张站立式办公桌外，吉纳维芙·希利还试图尽可能地在她的办公室周围多走动。她说："这很简单。比如，你可以不给别人发电子邮件，而是过去和他们站着开一个简短的会议。"几十年来，威廉·哈斯克尔一直是不活动研究领域最具影响力的人物之一。他说，在办公室时，他总是"站起来，走到大厅里和人们交谈，而不是给他们打电话"。[12]

理查德·麦肯齐居住在伦敦北部的一座通勤小镇里。就在我与他交谈的当天，他把积极进行身体活动融入从住所到他所任职的大学这段行程中：把孩子送到幼儿园后，他跑到了当地的火车站，火车抵达伦敦后，他又跑着去上班。诚然，做到这点确实需要做出大量的规划及努力："我认为，许多人都不会这样做，我这么做的部分原因在于我的工作。"麦肯齐曾是预备役军人，他说他以前认为活动"必须是一个小时的高强度运动，否则就是在做无用功"。他现在的态度变得宽容了："我认为这很重要，即使只能坚持活动 20 分钟也没关系。我不会因为运动时间短而在心里责备自己。没关系，下次我会努力多运动。"[13]

对于柯克·埃里克森而言，他所做的很多努力只是为了让自己记得活动起来："我跟其他人一样，在工作时全神贯注，桌上堆满了与工作相关的东西。我无法一次活动好几个小时，所以必须对自己的行为保持非常清醒的认识，确保自己时不时地站起来，休息一下，利用午餐的时间多走走。"为了弥补活动的不足，他采用了以休闲为基础的活动方式——在使用跑步机的同时用 iPad 观看网飞（Netflix）新剧："我们需要找到自己喜欢的活动。如果你开始做某事是因为它有益于健康，而你并不喜欢它，那么你就不太可能坚持下去。"[14]

扬·盖尔说，即使他已经 83 岁了，他的女儿（一名医生）仍会在他耳边不停地唠叨，要求他走的步数足够多，尽管他并不是总能坚持每天走 10 000 步。"确实走不了那么多，"他承认，"但我的目标是每天走 7000~9000 步，这已经很不错了。当我旅行的时候会更容易达到这个目标，因为在希思罗机场总能走到 5000 步。"[15]

与扬·盖尔相比，80 岁的史蒂文·布莱尔的年纪要略小一点。他说，他以前热衷于跑马拉松，尽管"跑得不是很好"。如今，他的活动是步行，以及肌肉阻力训练。在 70 岁时，布莱尔给自己设定了一个雄心勃勃的目标——每年步行 500 万步，也就是说，平均每天将近 14 000 步。从那以后，他每年都能达到这个目标。布莱尔这样总结他的方法："重点在于要做一些事情，一些对你有用的事情。有人问我：'什么运动最好？'我给出了一个有些愚蠢的答案：'你会做，并且会坚持做下去的运动。'"[16]

当然，布莱尔是在故意自嘲。他在学术界工作了近 60 年，其中大部分时间都在研究人们为什么不活动，如何才能让人们多活动，以及人们不活动会对个人和整个群体产生什么样的影响。他是发表于 1996 年具有里程碑意义的美国政府报告的主编，该报告有效地让不活动问题引起了全世界的关注。尽管 20 多年过去了，他提出的观点在很大程度上仍然是解决问题的关键。

"身体活动"是一个专业术语，听上去枯燥乏味、令人提不起兴趣。我希望这本书可以更像是一封情书，写给人类最基本的要素之一——

活动，让自己尽情感受那种自然的、几乎无法用言语形容的感觉，因为你身体中的 600 多块骨骼肌正通过不断补充的三磷酸腺苷而快乐地燃烧，这使你可以做……某些事情。或者说，任何事情。

也许是绕过街区走到朋友家，也许是爬一段楼梯去上班。这些耐疲劳的腿部肌肉还可以让你骑车穿过城市，和爱人一起去你最喜欢的餐厅用餐。在骑行过程中，你的活动强度可能会达到 3 梅脱，一个相对缓和的活动强度。或者在骑车上坡时，你的活动强度达到了 10 或 12 梅脱，变得汗流浃背，但这些都不重要。我们已经看到，经过数百年的狩猎、采集、耕作、游逛、跳跃和游戏，即使偶尔活动身体，也会对健康大有裨益。那么，如何才能多活动呢？现在，先忘掉健身房或跑鞋，想想你的日常生活，以及如何将活动融进其中。如果这并不是一件容易的事情，那么这很可能是由你或者任何个人都无法控制的因素造成的。但是，你可以每天活动身体并从中获得快乐。找到你喜欢的活动，然后坚持下去，就是这么简单。

尾注

引言　被改变的世界

1. 不活动的统计数据是由英国各个政治实体单独采集的，总体数据在某种程度上近似。

NHS Health Survey for England 2016: Physical Activity in Adults http://healthsurvey. hscic.gov.uk/media/63730/HSE16-Adult-phy-act.pdf.

Public Health Scotland: Physical Activity Overview http://www.healthscotland.scot/ health-topics/physical-activity/physical-activity-overview#:~:text=Half%20of%20all%20 adults%20aged,deaths%20in%20Scotland%20each%20year.

Government of Wales: National Survey for Wales 2018–19, Adult Lifestyle https://gov. wales/sites/default/files/statistics-and-research/2019-06/national-survey-for-wales-april-2018-to-march-2019-adult-lifestyle-534.pdf.

Northern Ireland Health Survey: First Results (2016/17)https://www.health-ni.gov.uk/ sites/default/files/publications/health/hsni-first-results-16-17.pdf.

2. NHS Health Survey for England 2015: Physical Activity in Children http://healthsurvey. hscic.gov.uk/media/37752/hse2015-child-phy-act.pdf.

3. Pedro C. Hallal et al.,'Global physical activity levels: surveillance progress, pitfalls, and prospects', *The Lancet,* Vol. 380, No. 9838 (2012): 247–57.

4. Sue Bowden, Avner Offer,'Household appliances and the use of time: the United States and Britain since the 1920s',*Economic History Review,* Vol. 47, No. 4 (1994): 725–48.

5. David Kynaston, *Modernity Britain: Opening the Box 1957–59*(London: Bloomsbury, 2013), p. 61.

6. Office for National Statistics: Long-term trends in UK employment, 1861 to 2018. 该文章中的图表使用的是英格兰银行的历史数据。

7. 数据由自行车作家兼历史学家卡尔顿·里德（Carlton Reid）提供。

8. Department for Transport, National Travel Survey: England 2018. https://assets.publishing.

service.gov.uk/government/uploads/system/uploads/attachment_data/file/823068/
national-travelsurvey-2018.pdf.

9.Department for Transport, National Travel Survey: England 2018.

10.Public Health England: Research and analysis–Brisk walking and physical inactivity in 40-
to 60-year-olds (June 2018).

11.National Travel Survey: England 2018.

12. 数据来自 Sport England 网站上的活跃人士互动研究工具。

13.I-Min Lee et al.,'Effect of physical inactivity on major noncommunicable diseases
worldwide: an analysis of burden of disease and life expectancy', *The Lancet,* Vol. 380, No.
9838 (2012): 219–29.

14.Peace Research Institute Oslo: Trends in Armed Conflict, 1946—2018. 报告称，2018 年
全球约有 5.3 万人死于战争。

15. 例如,英国国家医疗服务体系(NHS)的数据显示,英国每年约有 7.8 万人死于吸烟,
相比之下，估计有 10 万人死于不活跃的生活方式。

16.Public Health England, Physical activity: applying All Our Health (October 2019). 该报告称,
英国每 6 人中就会有 1 人死于不活动，全英国每年死于不活动的人数约为 60 万。

17. 来自作者的采访。

18.Lars Bo Andersen et al.,'All-Cause Mortality Associated with Physical Activity During
Leisure Time, Work, Sports, and Cycling to Work', *Archives of Internal Medicine,* Vol. 160,
No. 11(2000):1621–8.

19. 统计数据来自英国哮喘组织（ Asthma UK ）。

01　日常活动的长期减少

1.Timothy M. Ryan, Colin N. Shaw, 'Gracility of the modern *Homo sapiens* skeleton is the result
of decreased biomechanical loading',*Proceedings of the National Academy of Sciences of the United
States of America,* Vol. 112, No. 2 (2015): 372–7.

2.Jennifer M. Hootnam,'Physical Activity, Fitness and Joint and Bone Health', in *Physical
Activity and Health,* eds Claude Bouchard, Steven N. Blair, William L. Haskell (Champaign,
Illinois: Human Kinetics, 2012), p. 247. Citing Arthritis Foundation research.

3.Alison A. Macintosh, Ron Pinhasi, Jay T. Stock, 'Prehistoric women's manual labor exceeded that of athletes through the first 5500 years of farming in Central Europe', *Science Advances,* Vol. 3, No. 11 (2017).

4.David R. Bassett Jr, Patrick L. Schneider, Gertrude E.Huntingdon, 'Physical Activity in an Old Order Amish Community', *Medicine and Science in Sports and Exercise,* Vol. 36, No. 1 (2004): 79–85.

5.UK Data Service: Urban Population Database, 1801–1911(Robert J. Bennett, University of Cambridge).

6.Lorraine Lanningham-Foster, Lana J. Nysse, James A. Levine,'Labor Saved, Calories Lost: The Energetic Impact of Domestic Labor-saving Devices', *Obesity Research,* Vol. 11, No. 10 (2003):1178–81.

7.NHS: What should my daily intake of calories be? https://www.nhs.uk/common-health-questions/food-and-diet/what-should-my-daily-intake-of-calories-be/.

8.Physical Activity and Health – A Report of the Surgeon General(1996). https://www.cdc. gov/nccdphp/sgr/pdf/sgrfull.pdf.

9. 来自作者的采访。

10.James S. Skinner, *'The Fitness Industry'*, in *The Academy Papers:Physical Activity in Early and Modern Populations,* eds Robert S. Malina, Helen M. Eckert (Champaign, Illinois: Human Kinetics Books, 1988).

11.NHS Health Survey for England 2016: Physical Activity in Adults.

12.NHS Health Survey for England 2016: Physical Activity in Adults.

13.Health Survey for England 2015: Physical Activity in Children http://healthsurvey.hscic. gov.uk/media/37752/hse2015-childphy-act.pdf.

14.Pamela Das, Richard Horton, 'Rethinking our approach to physical activity', *The Lancet,* Vol. 380, No. 9838 (2012): 189–90.

15.Pedro C. Hallal et al.,'Global physical activity levels: surveillance progress, pitfalls, and prospects', *The Lancet,* Vol. 380, No. 9838(2012): 247–257.

16.Salomé Aubert et al., 'Global Matrix 3.0 Physical Activity Report Card Grades for Children and Youth: Results and Analysis From 49 Countries', *Journal of Physical Activity and Health,* Vol. 15, No.S2 (2018): S251–S273.

17.Shu Wen Ng, Barry Popkin, 'Time Use and Physical Activity: A Shift Away from Movement

Across the Globe', *Obesity Reviews,* Vol. 13, No. 8 (2012): 659–80.

18.William L. Haskell, with Steven N. Blair and Claude Bouchard,'An Integrated View of Physical Activity, Fitness and Health', in *Physical Activity and Health,* eds Claude Bouchard, Steven N. Blair,William L. Haskell (Champaign, Illinois: Human Kinetics, 2012),p. 415.

19.Carl J. Caspersen, Kenneth E. Powell, Gregory M. Christenson,'Physical Activity, Exercise, and Physical Fitness: Definitions and Distinctions for Health-Related Research', *Public Health Reports,* Vol. 100, No. 2 (1985): 126–31.

20. 来自作者的采访。

21.Jennifer Smith Maguire, *Fit For Consumption: Sociology and the Business of Fitness*(Abingdon: Routledge, 2008).

22. 对于全球健身行业的规模和收入的估计相差很大：约 650 亿英镑的这个数字来自《健身俱乐部管理手册》（ *Health Club Management Handbook* ）。

23.Olivia Zaleski, Kiel Porter, 'Peloton Picks Goldman Sachs,JPMorgan to Lead IPO', *Bloomberg News,* 25 February 2019.

24. 数据来自 Findarace 网站的超级马拉松栏目。

25. 数据来自《2019 年英国健身和游泳行业状况报告》（ *2019 State of the UK Fitness and Swimming Industry Report* ），由休闲数据库公司（ Leisure Database Company ）提供。

26. 来自作者的采访。

27.Jo Ellison, 'The dumb-bell economy: inside the booming business of exercise', *Financial Times,* 9 February 2018.

28.UK Sport: Historical Funding Figures – Summer Olympics https://www.uksport.gov.uk/ our-work/investing-in-sport/historical-funding-figures.

29.Public Health England: Annual Report and Accounts 2018/19.

30. 来自 Sport England 网站上的活跃人士互动研究工具。

31.Department for Transport. National Travel Survey: England 2018 (p. 2) https://assets. publishing.service.gov.uk/government/uploads/system/uploads/attachment_data/ file/823068/nationaltravel-survey-2018.pdf.

32. 来自 Sport England 网站上的活跃人士互动研究工具。

33.Stian Alexander, 'Brits wasting ￡558m on unused gym memberships – with 11% saying they haven't been in a year',*Daily Mirror,* 23 January 2017.

34. 来自作者的采访。

02 神奇药丸：小剂量，大作用

1.Claude Bouchard, with Steven N. Blair and William L. Haskell,'Why Study Physical Activity, and Health?', in *Physical Activity and Health,* eds Claude Bouchard, Steven N. Blair, William L.Haskell (Champaign, Illinois: Human Kinetics, 2012), p. 4.

2.Matthew M. Robinson et al., 'Enhanced Protein Translation Underlies Improved Metabolic and Physical Adaptations to Different Exercise Training Modes in Young and Old Humans',*Cell Metabolism,* Vol. 25, No. 3(2017): 581–92.

3.Zoë Corbyn, 'Elizabeth Blackburn on the telomere effect: "It's about keeping healthier for longer"', *The Observer,* 29 January 2017.

4.Larry A. Tucker, 'Physical activity and telomere length in US men and women: An NHANES investigation', *Preventative Medicine,* Vol. 100(2017): 145–51.

5.Natassa V. Tsetsonis, Adrienne E. Hardman, Sarabjit S. Mastana,'Acute effects of exercise on postprandial lipemia: a comparative study in trained and untrained middle-aged women', *American Journal of Clinical Nutrition,* Vol. 65, No. 2 (1997): 525–33.

6.Francine E. Garrett-Bakelman et al., 'The NASA Twins Study: A multidimensional analysis of a year-long human spaceflight',*Science,* Vol. 364, No. 6436 (2019): 127–8.

7. 来自作者的采访。

8.Updated edition: 2018 Physical Activity Guidelines Advisory Committee Scientific Report. Co-chairs of committee: Abby C. King and Kenneth E. Powell.

https://health.gov/sites/default/files/2019-09/PAG_Advisory_Committee_Report.pdf.

9.Michael F. Leitzmann et al., 'Physical activity recommendations and decreased risk of mortality', *Archives of Internal Medicine,* Vol.167, No. 22(2007): 2453–60.

10.Steven N. Blair et al., 'Physical Fitness and All-Cause Mortality: A Prospective Study of Healthy Men and Women', *Journal of the American Medical Association,* Vol. 262, No. 17 (1989): 2395–401.

11.I. M. Lee et al., 'Effect of physical inactivity on major noncommunicable diseases worldwide: an analysis of burden of disease and life expectancy,' *The Lancet,* Vol. 380, No. 9838 (2012): 219–29.

12.World Health Organization, Global Health Risks: Mortality and burden of disease attributable to selected major risks (2009). https://www.who.int/healthinfo/global_

burden_disease/GlobalHealthRisks_report_full.pdf.

13. I-Min Lee et al., 'Annual deaths attributable to physical inactivity: whither the missing 2 million?', Correspondence in *The Lancet,* Vol. 381, No. 9871 (2013): 992–3.

14. J. N. Morris, J. A. Heady, P. A. Raffle, C. G. Roberts, J. W. Parks, 'Coronary heart-disease and physical activity of work', *The Lancet,* Vol. 262, No. 6795 (1953): 1053–7.

15. Mihaela Tanasescu et al., 'Exercise Type and Intensity in Relationto Coronary Heart Disease in Men', *Journal of the American Medical Association,* Vol. 288, No. 16 (2002): 1994–2000.

16. 2018 Physical Activity Guidelines Advisory Committee Scientific Report.

17. 2018 Physical Activity Guidelines Advisory Committee Scientific Report.

18. Jaakko Tuomilehto et al., 'Prevention of Type 2 Diabetes Mellitus by Changes in Lifestyle among Subjects with Impaired Glucose Tolerance', *New England Journal of Medicine,* Vol. 344 (2001):1343–50.

19. 来自英国老年人慈善组织（Age UK）2013 年的统计数据。https://www.ageuk.org.uk/latest-press/archive/250000-older-people-hospitaliseddue-to-a-fall-every-year/.

20. World Health Organization, Physical Activity and Adults https://www.who.int/dietphysicalactivity/factsheet_adults/en/.

21. 来自作者的采访。

22. 来自作者的采访。

23. Catrine Tudor-Locke et al., 'How fast is fast enough? Walking cadence (steps/min) as a practical estimate of intensity in adults: a narrative review', *British Journal of Sports Medicine,* Vol. 52, No.12 (2018): 776–88.

24. Terence Dwyer et al., 'Objectively Measured Daily Steps and Subsequent Long Term All-Cause Mortality: The Tasped Prospective Cohort Study', *PLOS One*, Vol. 10, No. 11(2015).

25. I-Min Lee et al., 'Association of Step Volume and Intensity with All-Cause Mortality in Older Women', *JAMA Internal Medicine,*Vol. 179, No. 8 (2019): 1105–12.

26. 来自作者的采访。

27. 2018 Physical Activity Guidelines Advisory Committee Scientific Report.

28. Hmwe H. Kyu et al., 'Physical activity and risk of breast cancer, colon cancer, diabetes, ischemic heart disease, and ischemic stroke events: systematic review and dose-response meta-analysis for the Global Burden of Disease Study 2013', *British Medical Journal,* Vol.

354:i3857 (2016).

29.I-Min Lee, Howard D. Sesso, Yuko Oguma, Ralph S. Paffenbarger, Jr, 'The "Weekend Warrior" and Risk of Mortality', *American Journal of Epidemiology,* Vol. 160, No. 7 (2004): 636–41.

30.Gary O'Donovan, I-Min Lee et al., 'Association of "Weekend Warrior" and Other Leisure Time Physical Activity Patterns With Risks for All-Cause, Cardiovascular Disease, and Cancer Mortality', *JAMA Internal Medicine,* Vol. 177, No. 3 (2017): 335–42.

03 那个重新发现运动功效的人

1.William Buchan, *Domestic Medicine: or, a Treatise on the Prevention and Cure of Diseases by Regimen and Simple Medicines* (1769).

2.Carleton B. Chapman, 'Edward Smith (? 1818–1874) Physiologist, Human Ecologist, Reformer', *Journal of the History of Medicine and Allied Sciences,* Vol. 22, No. 1 (1967): 1–26.

3.Percival Horton-Smith Hartley, 'The Longevity of Oarsmen', *British Medical Journal,* 1:4082 (1939): 657–62.

4.Alan Rook, 'An Investigation into the Longevity of Cambridge Sportsmen', *British Medical Journal,* 1:4865 (1954): 773–7.

5. 家族史由约书亚·普劳特提供给作者。

6.Oxford Brookes University: Professor Jeremy Morris CBE FRCP in interview with Max Blythe (1986).

Video:https://radar.brookes.ac.uk/radar/items/2d190b9a-e481-43e6-9956-5b39be502f63/1/

Transcript:https://radar.brookes.ac.uk/radar/file/2d190b9ae481-43e6-9956-5b39be502f63/1/ Morris%2CJ.pdf.

7.Simon Kuper, 'The man who invented exercise', *Financial Times,*12 September 2009.

8. 来自对麦克斯·布莱斯（Max Blythe）的采访。

9. 来自对麦克斯·布莱斯的采访。

10. 来自对麦克斯·布莱斯的采访。

11.Geoff Watts, 'Exercising his passion - interview with Jerry Morris', *British Medical Journal,* Vol. 321, No. 7255 (2000): 198.

12.Kuper, 'The man who invented exercise'.

13.Jerry Morris, 'Physical activity versus heart attack: a modern epidemic – personal observations', in *Epidemiologic Methods in Physical Activity Studies,* ed. I-Min Lee (Oxford: Oxford University Press, 2008).

14. 来自对麦克斯·布莱斯的采访。

15.Kuper,'The man who invented exercise'.

16.Morris,'Physical activity versus heart attack: a modern epidemic – personal observations'.

17.Watts, 'Exercising his passion – interview with Jerry Morris'.

18.Kuper,'The man who invented exercise'.

19.Kuper,'The man who invented exercise'.

20. 来自作者的采访。

21.Hans Kraus, Wilhelm Raab, *Hypokinetic Disease: Diseases Caused by Lack of Exercise* (Springfield, Illinois: Thomas, 1961).

22.Ralph S. Paffenbarger Jr et al., 'Work activity of longshoremen as related to death from coronary heart disease and stroke', *New England Journal of Medicine,* Vol. 282, No. 20 (1970): 1109–14.

23.Ralph S. Paffenbarger Jr, Alvin L. Wing, Robert T. Hyde, 'Physical activity as an index of heart attack risk in college alumni', *American Journal of Epidemiology,* Vol. 108, No. 3(1978): 161–75.

24.Ralph S. Paffenbarger Jr, Robert T. Hyde, Chung-Cheng Hsieh, Alvin L. Wing, 'Physical Activity, Other Life-style Patterns, Cardiovascular Disease and Longevity', *Acta Medica Scandinavica,* Vol. 220, No. S711 (1986): 85–91.

25. 女性健康卫生研究（Women's Health Study）是一项对美国和波多黎各的护士以及其他卫生专业人员的长期研究。

26. 来自作者的采访。

27. 来自美联社（Associated Press）1996 年的采访，引自瓦莱丽·J. 纳尔逊。Valerie J.Nelson,'Dr. Ralph Paffenbarger, 84; linked exercise, longevity in influential study', *Los Angeles Times,* 16 July 2007.

28.Jeremy Pearce, 'R. S. Paffenbarger Jr., 84, Epidemiologist, Dies',*New York Times,* 14 July 2007.

29.Kenneth H. Cooper, *Aerobics* (New York: M. Evans & Company,1968).

30.Amby Burfoot, 'RIP – Dr. Ralph Paffenbarger (1922–2007), Friend, Ultramarathoner,

Fitness Pioneer', *Runner's World,* 12 July 2007.

31. V. Berridge, A. Mold, 'Jerry Morris memorial conference', *Public Health,* Vol. 125, No. 3 (2011): 172–3.

32. Kuper, 'The man who invented exercise'.

33. 来自作者的采访。

34. 来自作者的采访。

35. Watts, 'Exercising his passion – interview with Jerry Morris'.

36. Kuper, 'The man who invented exercise'.

37. I-Min Lee, Charles E. Matthews, Steven N. Blair, 'The Legacy of Dr. Ralph Seal Paffenbarger, Jr. – Past, Present, and Future Contributions to Physical Activity Research', *President's Council on Physical Fitness and Sports Research Digest,* Vol. 10, No. 1(2009):1–8.

38. 来自作者对李爱敏的采访。

39. Kuper, 'The man who invented exercise'.

40. Virginia Berridge, 'Celebration: Jerry Morris', *International Journal of Epidemiology,* Vol. 30, No. 5(2001): 1141–5.

41. 来自作者的采访。

42. 来自作者的采访。

43. Jerry Morris(chair of investigator), *Allied Dunbar National Fitness Survey* (Health Education Authority/Sports Council, 1990).

44. Kuper, 'The man who invented exercise'.

45. Dennis Hevesi, 'Jeremy Morris, Who Proved Exercise Is Heart-Healthy, Dies at 99½', *New York Times,* 7 November 2009.

46. Ann Oakley, 'Appreciation: Jerry [Jeremiah Noah] Morris,1910–2009', *International Journal of Epidemiology,* Vol. 39, No. 1(2010): 274–6.

04   骇浪袭来：长期不动是如何摧毁政府的

1. 来自作者的采访。

2. The King's Fund, 'Data briefing: why NHS budgets have always been a bugbear', February 2008 https://www.kingsfund.org.uk/publications/articles/data-briefing-why-nhs-budgets-

have-always-been-bugbear.

3.NHS England, 2018/19 Annual report, p9 https://www.england.nhs.uk/wp-content/uploads/2019/07/Annual-Report-Full-201819.pdf.

4.Office for National Statistics, 'How has life expectancy changed over time?', 9 September 2015 https://www.ons.gov.uk/peoplepopulationandcommunity/birthsdeathsandmarriages/lifeexpectancies/articles/howhaslifeexpectancychangedovertime/2015-09-09.

5.Royal College of Physicians,'Fifty years since *Smoking and Health:* Progress, lessons and priorities for a smoke-free UK',March 2012: p vii https://www.rcplondon.ac.uk/file/2547/download.

6.British Heart Foundation, 'UK Factsheet: July 2020' https://www.bhf.org.uk/-/media/files/research/heart-statistics/bhf-cvdstatistics-uk-factsheet.pdf?la=en.

7.Office for National Statistics, 'National life tables, UK: 2016 to 2018' https://www.ons.gov.uk/peoplepopulationandcommunity/birthsdeathsandmarriages/lifeexpectancies/bulletins/nationallifetablesunitedkingdom/2016to2018.

8.Office for National Statistics, 'Health state life expectancies, UK: 2015 to 2017' https://www.ons.gov.uk/peoplepopulationandcommunity/healthandsocialcare/healthandlifeexpectancies/bulletins/healthstatelifeexpectanciesuk/2015to2017.

9.Office for National Statistics, 'General Lifestyle Survey Overview –a report on the 2011 General Lifestyle Survey – Chapter 7', March 2013 https://www.ons.gov.uk/peoplepopulationandcommunity/personalandhouseholdfinances/incomeandwealth/compendium/generallifestylesurvey/2013-03-07.

10.Age UK, 'Later Life in the United Kingdom 2019'https://www.ageuk.org.uk/globalassets/age-uk/documents/reports-andpublications/later_life_uk_factsheet.pdf.

11. 来自作者的采访。

12.Diabetes UK, 'Tackling the crisis: Transforming diabetes care for a better future – England' https://www.diabetes.org.uk/resources-s3/2019-04/Diabetes%20UK%20Tackling%20the%20Crisis.pdf.

13. 据英国糖尿病协会（Diabetes UK）估计，英国有 470 万人患有糖尿病，其中 90％的人患有 2 型糖尿病。英国的糖尿病概况见网址 https://www.diabetes.org.uk/resources-s3/2019-02/1362B_Facts%20and%20stats%20Update%20Jan%202019_LOW%20RES_EXTERNAL.pdf。

14.Diabetes UK, 'The cost of diabetes', 2017 https://www.diabetes.org.uk/ resources-s3/2017-11/diabetes%20uk%20cost%20of%20diabetes%20report.pdf.

15.Diabetes UK, 'Nearly 7,000 children and young adults with Type 2 diabetes', November 2018 https://www.diabetes.org.uk/about-us/news/children-young-adults-type-2-rise.

16.Public Health England, 'Physical inactivity: economic costs to NHS clinical commissioning groups', April 2016 https://assets.publishing.service.gov.uk/government/uploads/system/ uploads/attachment_data/file/524234/Physical_inactivity_costs_to_CCGs.pdf.

17. 在调整 BMI 前，估计成本为 1310 亿美元，调整后为 1170 亿美元。Susan A. Carlson, Janet E. Fulton, Michael Pratt, Zhou Yang, E. Kathleen Adams, 'Inadequate Physical Activity and Health Care Expenditures in the United States', *Progress in Cardiovascular Diseases,* Vol. 57, No. 4 (2015): 315–23.

18.Ding Ding et al.,'The economic burden of physical inactivity: a global analysis of major non-communicable diseases', *The Lancet,*Vol. 388, No. 10051 (2016): 1311–24.

19. 来自作者的采访。

20. 来自作者的采访。

21.Patrick Butler, 'Tory county council runs out of cash to meet obligations', *The Guardian,* 3 February 2018.

22. 来自作者的采访。

23.Marco Pahor et al., 'Effect of structured physical activity on prevention of major mobility disability in older adults: the LIFE Study randomized clinical trial', *Journal of the American Medical Association,* Vol. 311, No. 23 (2014): 2387–96.

24. 英国国家医疗服务体系（NHS）的长期计划，见网址 https://www.longtermplan.nhs.uk/。

25. 来自作者的采访。

05　城镇建设需从人本尺度出发

1. Jan Gehl, translated from the Danish by Jo Koch, *Life Between Buildings* (Washington DC: Island Press, originally published 1971, this edition 2006).

2. 来自作者的采访。

3.United Nations Department of Economic and Social Affairs,'World Urbanization Prospects

2018' https://population.un.org/wup/Publications/Files/WUP2018-Highlights.pdf.

4.Mark Easton, 'Five mind-blowing facts about what the UK looks like', *BBC News,* 9 November 2017.

5.Department for Environment and Rural Affairs, 'Official Statistics: Rural population 2014/15, Updated 27 August 2020' https://www.gov.uk/government/publications/rural-population-and-migration/rural-population-201415.

6.Carlos A Celis-Morales et al.,'Association between active commuting and incident cardiovascular disease, cancer, and mortality: prospective cohort study', *British Medical Journal,* Vol.357, No. 1456 (2017).

7.Andersen et al., 'All-Cause Mortality Associated with Physical Activity During Leisure Time, Work, Sports, and Cycling to Work'.

8.Public Health England. Physical activity: applying All Our Health(October 2019).

9.2018 年，有 99 人因骑车而死亡。Department for Transport,'Reported road casualties in Great Britain: 2018 annual report' .

https://assets.publishing.service.gov.uk/government/uploads/system/uploads/attachment_data/file/834585/reportedroad-casualties-annual-report-2018.pdf.

10. 这个结果是个近似值，因为这个数值取决于你的计算方式。2012 年的一项研究计算出，根据每百万小时的死亡人数，在英国骑车的危险程度是荷兰的 3.4 倍。来自威斯敏斯特大学的骑行研究专家雷切尔·奥尔德雷德教授对这些数据进行了研究，并将在荷兰骑车的老年人数量较多的这一因素考虑在内，因为老年人死于因骨折等损伤引起的并发症的概率更高（在荷兰，如果有人在发生交通事故后的 30 天内死亡，就会被标记为死于交通事故）。在此基础上，她估计在英国骑车的危险程度要高出 4 倍。Jennifer Mindell, Deborah Leslie,Malcolm Wardlaw, 'Exposure-Based, "Like-for-Like" Assessment of Road Safety by Travel Mode Using Routine Health Data,' *PLOS One,* Vol. 7, No. 12(2012).

11.Jeroen Johan De Hartog, Hanna Boogaard, Hans Nijland, Gerard Hoek, 'Do the Health Benefits of Cycling Outweigh the Risks?'*Environmental Health Perspectives,* Vol. 118, No. 8 (2010): 1109–16.

12.Rachel Aldred et al., 'Cycling Near Misses: Findings from Year One of the Near Miss Project,' 2015.

http://rachelaldred.org/wp-content/uploads/2019/03/Nearmissreport-final-web.pdf.

13. 来自威斯敏斯特大学的雷切尔·奥尔德雷德教授为她的"行人项目"研究所做的分析。该研究发现，2005 年到 2018 年，英国有 548 名行人在人行道或路边丧生。

14. Peter Walker, 'Reduction in passenger road deaths "not matched by cyclists and pedestrians"', *The Guardian,* 30 January 2020.

15. Colin Buchanan, *Traffic in Towns* (London: Penguin, 1964).

16. Vic Langenhoff, Stop de Kindermoord, De Tijd, 20 September 1972. 朗根霍夫（Langenhoff）在他的女儿西蒙妮（Simone）被一辆超速行驶的汽车撞死后写下了这篇文章。肇事司机被处以相当于 20 英镑的罚款。随后，他的另一个女儿因为被司机逼下了自行车而受伤。朗根霍夫说，他的新压力团体将努力"打破荷兰人民对儿童每天在交通中被残杀的冷漠态度"，并写道："这个国家选择了 1 千米的高速公路，而不是 100 千米的安全自行车道。没有压力团体吗？让我们成立一个吧。小受害者们的父母，担心孩子成为下一个受害者的父母：团结起来。"

17. Takemi Sugiyama et al., 'Neighborhood Walkability and TV Viewing Time Among Australian Adults', *American Journal of Preventive Medicine,* Vol. 33, No. 6 (2007): 444–9.

18. Alison Carver et al., 'How are the built environment and household travel characteristics associated with children's active transport in Melbourne, Australia?', *Journal of Transport and Health,* Vol. 12 (2019): 115–29.

19. Gehl, *Life Between Buildings.*

20. David Sim, *Soft City: Building Density for Everyday Life*(Washington DC: Island Press, 2019).

21. 来自作者的采访。

22. Peter Walker, 'Utrecht's Cycling Lessons for Migrants: "Riding a Bike Makes Me Feel More Dutch"', *The Guardian,* 28 April 2016.

23. CROW, 'Design manual for bicycle traffic', 2007 https://www.crow.nl/publicaties/design-manual-for-bicycle-traffic.

24. Mark Wagenbuur, 'Dutch cycling figures', *Bicycle Dutch,* January 2018 https://bicycledutch. wordpress.com/2018/01/02/dutch-cycling-figures/.

25. Department for Transport, National Travel Survey 2018.

26. 2011 Census: distance travelled to work.

27. Pedro C. Hallal et al., 'Global physical activity levels: surveillance progress, pitfalls, and prospects', *The Lancet,* Vol. 380, No. 9838(2012): 247–57.

28. Bike Europe, 'E-Bike Now Biggest Category in the Netherlands', 5 March 2019.

https://www.bike-eu.com/market/nieuws/2019/03/ebike-now-biggest-category-in-the-netherlands-10135442.

29. Alberto Castro et al., 'Physical activity of electric bicycle users compared to conventional bicycle users and non-cyclists: Insights based on health and transport data from an online survey in seven European cities', *Transportation Research Interdisciplinary Perspectives,* Vol. 1(2019).

30. 来自作者的采访。

31. 所有的数据均来自欧登塞市。

32. 来自作者的采访。

33. Avril Blamey, Nanette Mutrie, Tom Aitchison, 'Health promotion by encouraged use of stairs', *British Medical Journal,* Vol. 311, No.7000 (1995): 289–90.

34. Juan Pablo Rey-Lopez, Emmanuel Stamatakisa, Martin Mackey, Howard D. Sessode, I-Min Lee, 'Associations of self-reported stair climbing with all-cause and cardiovascular mortality: The Harvard Alumni Health Study', *Preventative Medicine Reports,* Vol.15 (2019).

35. 来自作者的采访。

36. 来自作者的采访。

37. Naoko Muramatsu, Hiroko Akiyama, 'Japan: Super-Aging Society Preparing for the Future', *The Gerontologist,* Vol. 51, No. 4 (2011):425–32.

38. Bjarke Ingels Group, BIG leadership https://big.dk/#about.

39. 来自作者的采访。

40. Caroline Criado-Perez, *Invisible Women: Exposing Data Bias in a World Designed for Men* (London: Vintage, 2020).

41. 数据来自 Sport England 网站上的活跃人士互动研究工具。

06　保持苗条还不够：不运动与肥胖的不同之处

1. 来自作者的采访。

2. Tom Watson, *Downsizing: How I lost 8 stone, reversed my diabetes and regained my health* (London: Octopus, 2020).

3. Thomas Burgoine, Nita G, Forouhi, Simon J. Griffin, Nicholas J,Wareham, Pablo Monsivais,

'Associations between exposure to takeaway food outlets, takeaway food consumption, and body weight in Cambridgeshire, UK: population based, cross sectional study', *British Medical Journal,* Vol. 348 (2014): g1464.

4.Natasha A. Schvey et al.,'The Experience of Weight Stigma Among Gym Members with Overweight and Obesity', *Stigma and Health,* Vol. 2, No. 4(2017): 292–306.

5. 来自作者的采访。

6.Iris Shai et al.,'Ethnicity, obesity, and risk of type 2 diabetes in women: a 20-year follow-up study', *Diabetes Care,* Vol. 29, No. 7 (2006): 1585–90.

7.Paul Deurenberg, Mabel Deurenberg-Yap, Syafri Guricci, 'Asians are different from Caucasians and from each other in their body mass index/body fat per cent relationship', *Obesity Reviews,* Vol. 3 (2002): 141-6.

8.World Health Organization expert consultation, 'Appropriate body mass index for Asian populations and its implications for policy and intervention strategies', *The Lancet,* Vol. 363 (2004) https://www.who.int/nutrition/publications/bmi_asia_strategies.pdf?ua=1; https://www.gov.scot/publications/obesity-indicators/pages/4/.

9.NHS: Health Survey for England 2018. Overweight and obesity in adults and children, December 2019 https://files.digital.nhs.uk/52/FD7E18/HSE18-Adult-Child-Obesity-rep.pdf.

10.Scottish government: Obesity Indicators 2018.

11.Health Survey for England 2018.

12.Health Survey for England 2018.

13.Health Survey for England 2018.

14.World Health Organization, 'Factsheets: Obesity and overweight', April 2020 https://www.who.int/news-room/fact-sheets/detail/obesity-and-overweight.

15.Dr Margaret Chan, 'Obesity and diabetes: the slow-motion disaster – Keynote address at the 47th meeting of the National Academy of Medicine', Washington DC, 17 October 2016 https://www.who.int/dg/speeches/2016/obesity-diabetes-disaster/en/.

16.Marie Ng et al., 'Global, regional, and national prevalence of overweight and obesity in children and adults during 1980–2013: a systematic analysis for the Global Burden of Disease Study 2013', *The Lancet,* Vol. 384, No. 9945(2014): 766–81.

17.Youfa Wang et al., 'Prevention and control of obesity in China', *The Lancet Global Health,* Vol. 7, No. 9 (2019): E1166–E1167.

18. Rajeev Ahirwar, Prakash Ranjan Mondal, 'Prevalence of obesity in India: A systematic review', *Diabetes and Metabolic Syndrome: Clinical Research and Reviews,* Vol. 13, No. 1 (2019): 318–32.

19. NHS: Statistics on Obesity, Physical Activity and Diet, England, 2019 (May 2019) https:// digital.nhs.uk/data-and-information/publications/statistical/statistics-on-obesity-physical-activity-and-diet/statisticson-obesity-physical-activity-and-diet-england-2019/part-1-obesity-related-hospital-admissions.

20. Sarah Boseley, 'Global cost of obesity-related illness to hit $1.2tn a year from 2025', *The Guardian,* 10 October 2017.

21. Stanley N. Gershoff, 'Jean Mayer: 1920–1993', *Journal of Nutrition,*Vol. 131, No. 6(2001): 1651–4.

22. Jean Mayer, 'The physiological basis of obesity and leanness I', *Nutrition Abstracts and Reviews,* Vol. 25, No. 3 (1955): 597–611.

23. Drew Desilver, 'What's on your table? How America's diet has changed over the decades', *Pew Research Center,* 13 December 2016.

24. Rachel Griffith, Rodrigo Lluberas, Melanie Lührmann, 'Gluttony and Sloth? Calories, Labor Market Activity and the Rise of Obesity', *Journal of the European Economic Association,* Vol. 14, No.6 (2016):1253–86.

25. Katy Askew, 'Britons underestimate calorie intake by one third', *Food Navigator,* 18 February 2018.

26. Robert Ross, Ian Janssen, 'Physical Activity, Fitness and Obesity',in *Physical Activity and Health,* eds Claude Bouchard, Steven N. Blair, William L. Haskell (Champaign, Illinois; Human Kinetics, 2012), p. 205.

27. R. James Stubbs et al., 'A decrease in physical activity affects appetite, energy, and nutrient balance in lean men feeding adlibitum', *American Journal of Clinical Nutrition,* Vol. 79, No. 1 (2004): 62–9.

28. Stephen Whybrow et al., 'The effect of an incremental increase in exercise on appetite, eating behaviour and energy balance in lean men and women feeding *ad libitum',* *British Journal of Nutrition,* Vol. 100, No. 5(2008): 1109–15.

29. Robert Ross, 'Physical Activity, Fitness and Obesity', in *Physical Activity and Health,* eds Claude Bouchard, Steven N. Blair,William L. Haskell (Champaign, Illinois: Human Kinetics,

2012),p. 200.

30.Dawn E. Alley, Virginia W. Chang, 'The Changing Relationship of Obesity and Disability, 1988–2004', *Journal of the American Medical Association*, Vol. 298, No. 17 (2007): 2020–7.

31.Flurin Item, Daniel Konrad, 'Visceral fat and metabolic inflammation: the portal theory revisited', *Obesity Review*, Vol.13, No. S2 (2012): 30–39.

32.Robert Ross et al., 'Waist circumference as a vital sign in clinical practice: a Consensus Statement from the IAS and ICCR Working Group on Visceral Obesity', *Nature Reviews Endocrinology*, Vol. 16,No. 3 (2020): 177–89.

33. 来自作者的采访。

34.Diabetes UK: Diabetes Prevalence, January 2019 https://www.diabetes.co.uk/diabetes-prevalence.html.

35.Silke Feller, Heiner Boeing, Tobias Pischon, 'Body Mass Index,Waist Circumference, and the Risk of Type 2 Diabetes Mellitus: Implications for Routine Clinical Practice', *Deutsches Ärzteblatt International*, Vol. 107, No. 26 (2010).

36.James R. Cerhan et al.,'A pooled analysis of waist circumference and mortality in 650,000 adults', *Mayo Clinic Proceedings*, Vol. 89, No. 3 (2014): 335–45.

37.Michael Lean et al., 'Waist circumference as a measure for indicating need for weight management', *British Medical Journal*,Vol. 311, No. 6998 (1995): 158–61.

38.NHS: Why is my waist size important? https://www.nhs.uk/common-health-questions/lifestyle/why-is-my-waist-size-important/.

39.Win Saris et al., 'How much physical activity is enough to prevent unhealthy weight gain? Outcome of the IASO 1st Stock Conference and consensus statement', *Obesity Reviews*, Vol. 4, No.2(2003): 101–14.

40.I Hadjiolova et al., 'Physical working capacity in obese women after an exercise programme for body weight reduction',*International Journal of Obesity*, Vol. 6 (1982): 405–10.

41.Naomi Y. J. Brinkmans et al., 'Energy expenditure and dietary intake in professional football players in the Dutch Premier League: Implications for nutritional counselling', *Journal of Sports Science*, Vol. 37, No. 24(2019): 2759–67.

42. 来自作者的采访。

43.Chong Do Lee, Steven N. Blair, Andrew S. Jackson, 'Cardiorespiratory fitness, body composition, and all-cause and cardiovascular disease mortality in men', *American Journal of*

Clinical Nutrition, Vol. 69, No. 3 (1999): 373–80.

44.Xuemei Sui, Steven N. Blair et al., 'Cardiorespiratory Fitness and Adiposity as Mortality Predictors in Older Adults', *Journal of the American Medical Association,* Vol. 298, No. 1 (2007): 2507–16.

45. 来自作者的采访。

46.Frank B. Hu et al., 'Adiposity as compared with physical activity in predicting mortality among women', *New England Journal of Medicine,* Vol. 351, No. 26 (2004): 2694–703.

47.ZiMian Wang et al., 'Systematic organization of body composition methodology: an overview with emphasis on component-based methods', *American Journal of Clinical Nutrition,* Vol. 61, No. 3(1995): 457–65.

07　危险的日常生活习惯

1.计算结果以英格兰为基础。约有700万烟民（占4700多万成年人口的15%），每年约有7万人死于与吸烟有关的疾病。 吸烟率和死亡率的数据来自NHS: Statistics on Smoking – England, 2018 https://digital.nhs.uk/data-and-information/publications/statistical/statistics-on-smoking/statistics-on-smoking-england-2018/。

2.Neville Owen et al., 'Sedentary Behavior and Public Health:Integrating the Evidence and Identifying Potential Solutions',*Annual Review of Public Health,* Vol. 41 (2020): 265–87.

3.Maedeh Mansoubi et al., 'Energy expenditure during common sitting and standing tasks: examining the 1.5 MET definition of sedentary behaviour', *BMC Public Health,* Vol. 15, No. 1 (2015):516.

4.Vybarr Cregan-Reid, *Primate Change*(London: Cassell, 2018), p.12.

5.Cregan-Reid, *Primate Change,* p. 192–3.

6.来自由新加坡大学马杰·布卢瓦（Marjie Bloy）汇编的调查数据。https://sites.google.com/site/motman/Home/information/occupations.

7.NHS England: Why we should sit less https://www.nhs.uk/live-well/exercise/why-sitting-too-much-is-bad-for-us/.

8.Baker Heart and Diabetes Institute, What is sedentary behaviour? https://baker.edu.au/health-hub/rise-recharge.

9.Adrian Bauman et al., 'The Descriptive Epidemiology of Sitting: A 20-Country Comparison Using the International Physical Activity Questionnaire (IPAQ)', *American Journal of Preventive Medicine,* Vol. 41, No. 2 (2011): 228–35.

10.Keith M. Diaz et al., 'Patterns of Sedentary Behavior in US Middle-Age and Older Adults: The REGARDS Study', *Medicine and Science in Sports and Exercise,* Vol. 48, No. 3 (2017): 430–8.

11. 正式的名称是 Sens Motion。https://sens.dk/.

12.Lionel Bey and Marc T. Hamilton, 'Suppression of skeletal muscle lipoprotein lipase activity during physical inactivity: a molecular reason to maintain daily low-intensity activity',*The Journal of Physiology,* Vol. 551, No. 2(2003): 673–82.

13.B. Saltin, G. Blomqvist, J. H. Mitchell, R. L. Johnson Jr, K. Wildenthal, C. B. Chapman, 'Response to exercise after bed rest and after training', *Circulation,* Vol. 38, No. 5s7(1968).

14.Alpa V. Patel et al., 'Prolonged Leisure Time Spent Sitting in Relation to Cause-Specific Mortality in a Large US Cohort',*American Journal of Epidemiology,* Vol. 187, No. 10 (2018): 2151–8.

15.Katrien Wijndaele et al., 'Television viewing time independently predicts all-cause and cardiovascular mortality: the EPIC Norfolk Study', *International Journal of Epidemiology,* Vol. 40, No. 1(2011):150–9.

16.Sarah K. Keadle et al., 'Causes of Death Associated with Prolonged TV Viewing', *American Journal of Preventive Medicine,*Vol. 49, No. 6 (2015): 811–21.

17. 来自作者的采访。

18.Cregan-Reid, *Primate Change,* p. 115.

19.Madina Saidj et al., 'Work and leisure time sitting and inactivity: Effects on cardiorespiratory and metabolic health', *European Journal of Preventive Cardiology,* Vol. 23, No. 12(2015): 1321–9.

20.Mats Hallgren et al., 'Cross-sectional and prospective relationships of passive and mentally active sedentary behaviours and physical activity with depression', *British Journal of Psychiatry,* Vol. 217, No. 2 (2020): 413–19.

21.James Levine, *Get Up! Why Your Chair is Killing You and What You Can Do About it* (New York: St Martin's Griffin, 2014).

22.Levine, *Get Up!,* p. 39.

23.James A. Levine, Norman L. Eberhardt, Michael D. Jensen, 'Role of nonexercise activity thermogenesis in resistance to fat gain in humans', *Science,* Vol. 283, No. 5399 (1999): 212–214.

24.James A. Levine, Sara J. Schleusner, Michael D. Jensen, 'Energy expenditure of nonexercise activity', *American Journal of Clinical Nutrition,* Vol. 72, No. 6 (2000): 1451–4.

25.Ying Zhang et al., 'Basal metabolic rate of overweight and obese adults in Beijing', *Wei Sheng Yan Jiu (Journal of Hygiene Research),*Vol. 45, No. 5 (2016): 739–48.

26. 来自作者的采访。

27.Snehal M. Pinto Pereira, Myung Ki, Chris Power, 'Sedentary Behaviour and Biomarkers for Cardiovascular Disease and Diabetes in Mid-Life: The Role of Television-Viewing and Sitting at Work', *PLOS One,* Vol. 7, No. 2 (2012): Article e31132.

28.Patrik Wennberg, Per E. Gustafsson, David W. Dunstan, Maria Wennberg, Anne Hammarström,'Television Viewing and Low Leisure-Time Physical Activity in Adolescence Independently Predict the Metabolic Syndrome in Mid-Adulthood', *Diabetes Care,* Vol. 36, No. 7 (2013): 2090–7.

29. 来自作者的采访。

30.Genevieve N. Healy et al.,'Breaks in Sedentary Time: Beneficial associations with metabolic risk', *Diabetes Care,* Vol. 31, No. 4(2008): 661–6.

31.Keith M. Diaz et al., 'Patterns of Sedentary Behavior and Mortality in U.S. Middle-Aged and Older Adults: A National Cohort Study', *Annals of Internal Medicine,* Vol. 167, No. 7 (2017): 465–75.

32.Joseph Henson et al., 'Predictors of the acute postprandial response to breaking up prolonged sitting', *Medicine and Science in Sports and Exercise,* Vol. 52, No. 6(2020): 1385–93.

33. 来自作者的采访。

34.Genevieve N. Healy et al., 'A Cluster Randomized Controlled Trial to Reduce Office Workers' Sitting Time: Effect on Activity Outcomes', *Medicine and Science in Sports and Exercise,* Vol. 48, No.9 (2016): 1787–97.

35. 来自作者的采访。

36. 来自作者的采访。

37.Ulf Ekelund et al.,'Does physical activity attenuate, or even eliminate, the detrimental association of sitting time with mortality? A harmonised meta-analysis of data from more than 1 million men and women', *The Lancet,* Vol. 388, No. 10051 (2016):1302–10.

38. 来自作者的电子邮件往来。

08 青春、年龄以及运动为什么会影响人的一生

1. 来自作者的采访。

2. 数据由"每日一英里"项目提供。

3. NHS Health Survey for England 2016: Physical Activity in Adults.

4. NHS Health Survey for England 2015: Physical Activity in Children.

5. Hallal et al., 'Global physical activity levels: surveillance progress, pitfalls, and prospects'.

6. Gavin R. H. Sandercock, Ayodele Ogunleye, Christine Voss, 'Six year changes in body mass index and cardiorespiratory fitness of English schoolchildren from an affluent area', *International Journal of Obesity,* Vol. 39, No. 10 (2015): 1504–7.

7. Gavin R. H. Sandercock, Daniel D. Cohen, 'Temporal trends in muscular fitness of English 10-year-olds 1998–2014: An allometric approach', *Journal of Science and Medicine in Sport,* Vol.22, No. 2 (2019): 201–5.

8. Mark S, Tremblay, Joel D. Barnes, Jennifer L. Copeland, Dale W. Esliger, 'Conquering Childhood Inactivity: Is the Answer in the Past?', *Medicine and Science in Sports and Exercise,* Vol. 37, No. 7 (2005): 1187–94.

9. Finn Vejlø Rasmussen, Jess Lambrechtsen, Hans Christian Siersted, Henrik Steen Hansen, Neil C. Hansen, 'Low physical fitness in childhood is associated with the development of asthma in young adulthood: the Odense schoolchild study', *European Respiratory Journal,* Vol. 16, No. 5 (2000): 866–70.

10. John R. Mosley, 'Osteoporosis and bone functional adaptation: mechanobiological regulation of bone architecture in growing and adult bone, a review', *Journal of Rehabilitation Research and Development,* Vol. 37, No. 2 (2000): 189–99.

11. Regina Guthold, Gretchen A. Stevens, Leanne M. Riley, Fiona C. Bull, 'Global trends in insufficient physical activity among adolescents: a pooled analysis of 298 population-based surveys with 1.6 million participants', *The Lancet Child and Adolescent Health,* Vol. 4, No. 1 (2020): 23–35.

12. Health Education Authority, *Physical Activity at Our Time* (London: Health Education Authority, 2000).

13. Jay Coakley, Anita White, 'Making decisions: gender and sport participation among British adolescents', *Sociology of Sport Journal,*Vol. 9, No. 1 (1992): 20–35.

14.Guthold et al., 'Global trends in insufficient physical activity among adolescents'.

15. 来自教育部针对中小学设置的 "全国统一课程"。

16.Ofsted, 'Obesity, healthy eating and physical activity in primary schools', July 2018. https://assets.publishing.service.gov.uk/government/uploads/system/uploads/attachment_data/file/726114/Obesity__healthy_eating_and_physical_activity_in_primary_schools_170718.pdf.

17.Scottish government, 'Health and wellbeing in schools' https://www.gov.scot/policies/schools/wellbeing-in-schools/.

18.Neville Owen et al., 'Sedentary Behavior and Public Health: Integrating the Evidence and Identifying Potential Solutions', *Annual Review of Public Health,* Vol. 41(2020): 265–87.

19.Diabetes UK, 'Nearly 7,000 children and young adults with Type 2 diabetes'.

20.Department for Transport, 'National Travel Survey 2014: Travel to School' https://assets.publishing.service.gov.uk/government/uploads/system/uploads/attachment_data/file/476635/travel-toschool.pdf.

21.Hidde P.van der Ploeg, Dafna Merom, Grace Corpuz, Adrian E. Bauman, 'Trends in Australian children traveling to school 1971–2003: Burning petrol or carbohydrates?', *Preventive Medicine,* Vol. 46, No. 1 (2008): 60–2.

22.Unicef, 'Child and adolescent injuries'.

https://www.unicef.org/health/injuries.

23.Department for Transport, 'National Travel Survey 2014: Travel to School'.

24.Mathew Thomson, *Lost Freedom: The Landscape of the Child and the British Post-War Settlement* (Oxford: OUP, 2013), p.141.

25.Department for Transport, 'Facts on child casualties: June 2015'.

https://assets.publishing.service.gov.uk/government/uploads/system/uploads/attachment_data/file/442236/child-casualties-2013-data.pdf.

26.Department for Transport, 'Reported road casualties in Great Britain: 2018'.

27.Mayer Hillman, John Adams, John Whitelegg, *One False Move: A Study of Children's Independent Mobility*(London: Policy Studies Institute, 1990).

28.Leslie M. Alexander et al., 'The broader impact of walking to school among adolescents: seven day accelerometry based study', *British Medical Journal,* Vol. 331, No. 7524 (2005): 1061–2.

29. 来自作者的采访。

30.Tim Gill, *No Fear: Growing Up In A Risk-Averse Society* (London: Calouste Gulbenkian Foundation, 2007).

31.NHS Health Survey for England 2016: Physical Activity in Adults.

32.NHS: Exercise as you get older. https://www.nhs.uk/live-well/exercise/exercise-as-you-get-older/.

33.Office for National Statistics, Life Expectancies https://www.ons.gov.uk/peoplepopulationandcommunity/birthsdeathsandmarriages/lifeexpectancies.

34.Office for National Statistics, Estimates of the very old, including centenarians, UK: 2002 to 2018. https://www.ons.gov.uk/peoplepopulationandcommunity/birthsdeathsandmarriages/ageing/bulletins/estimatesoftheveryoldincludingcentenarians/2002to2018#population-growth-of-those-aged-90-years-andover-continues-to-decrease.

35.Office for National Statistics, Health state life expectancies, UK: 2015 to 2017.

36.Neil McCartney, Stuart M. Phillips, 'Physical Activity, Muscular Fitness and Health', in *Physical Activity and Health,* eds Claude Bouchard, Steven N. Blair, William L. Haskell (Champaign,Illinois: Human Kinetics, 2012), p. 264.

37. 这与英格兰公共卫生局、世界卫生组织等机构的建议相同。

38.Patrick N. Siparsky, Donald T. Kirkendall, William E. Garrett Jr, 'Muscle Changes in Aging: Understanding Sarcopenia', *Sports Health,* Vol. 6, No. 1 (2014): 36–40.

39.NHS: Arthritis https://www.nhs.uk/conditions/arthritis/.

40.US Department of Health and Human Services, 'Physical Activity Guidelines for Americans, Second Edition', 2018 https://health.gov/sites/default/files/2019-09/Physical_Activity_Guidelines_2nd_edition.pdf.

41.NHS: Exercise https://www.nhs.uk/live-well/exercise/.

42.Mie Tymn, 'John Keston: Age Group Ace', *Runner's World,* 1 July 2002.

43.Associated Press, '92-year-old Minnesota man keeps up passion for running', *WEAU News,* 22 July 2017.

44. 来自作者的采访。

45.Lynn F. Cherkas et al., 'The Association Between Physical Activity in Leisure Time and Leukocyte Telomere Length', *JAMA Internal Medicine,* Vol. 168, No. 2 (2008): 154–8.

46.Xuemei Sui, James N. Laditka, James W. Hardin, Steven N. Blair,'Estimated functional capacity predicts mortality in older adults', *Journal of the American Geriatrics Society,* Vol. 55,

No. 12 (2007): 1940–47.

47.Eliza F. Chakravarty et al.,'Reduced Disability and Mortality Among Aging Runners: A 21-Year Longitudinal Study', *JAMA Internal Medicine,* Vol. 168, No. 15 (2008): 1638–46.

48.Andrew Kingston et al.,'Projections of multi-morbidity in the older population in England to 2035: estimates from the Population Ageing and Care Simulation (PACSim) model', *Age and Ageing,* Vol. 47, No. 3 (2018): 374–80.

49.International Osteoporosis Foundation https://www.iofbonehealth.org/facts-statistics#category-14.

50. 来自作者的采访。

51.Stefania Bandinelli, Yuri Milaneschi, Luigi Ferrucci,'Chair Stands Test and Survival in the Older Population', *Journal of the American Geriatrics Society,* Vol. 57, No. 11 (2009): 2172–3.

52.Rachel Cooper et al.,'Physical capability in mid-life and survival over 13 years of follow-up: British birth cohort study', *British Medical Journal,* Vol. 348, g2219(2014).

53. 来自作者的采访。

54.Official video of how to do the test: https://www.youtube.com/watch?v=MCQ2WA2T2oA.

55.Leonardo Barbosa Barreto de Brito et al., 'Ability to sit and rise from the floor as a predictor of all-cause mortality', *European Journal of Preventive Cardiology,* Vol. 21, No. 7 (2014): 892–8.

56.World Health Organization, Dementia Factsheet https://www.who.int/news-room/fact-sheets/detail/dementia.

57.Alzheimer's Society, 'How many people have dementia and what is the cost of dementia care?', November 2019 https://www.alzheimers.org.uk/about-us/policy-and-influencing/dementia-scale-impact-numbers.

58. 来自作者的采访。

59.Kirk I. Erickson et al.,'Aerobic Fitness is Associated with Hippocampal Volume in Elderly Humans', *Hippocampus,* Vol.19, No. 10(2009): 1030–9.

60.Nicola T. Lautenschlager et al.,'Effect of Physical Activity on Cognitive Function in Older Adults at Risk for Alzheimer Disease: A Randomized Trial', *Journal of the American Medical Association,*Vol. 300, No. 9(2008): 1027–37.

09 社会工程学的力量

1. 约恩苏市的统计数据。

2. 来自作者的采访。

3. 来自作者的采访。

4. Nicola T. Lautenschlager et al., 'Effect of Physical Activity on Cognitive Function in Older Adults at Risk for Alzheimer Disease: A Randomized Trial', Journal of the American Medical Association, Vol. 300, No. 9(2008): 1027–37.

5. 来自作者的采访。

6. Statistics from Pukka Peska et al., 'The North Karelia Project:From North Karelia to National Action', National Institute for Health and Welfare, 2009.

7. Peska et al., 'The North Karelia Project'.

8. Ilkka Vuori, Becky Lankenau, Michael Pratt, 'Physical Activity Policy and Program Development: The Experience in Finland', *Public Health Reports,* Vol. 119, No. 3 (2004): 331–45.

9. 统计数据由约纳斯·涅米提供。

10. 来自作者的采访。

11. 来自作者的采访。

12. 来自作者的采访。

13. Health Survey for England 2015: Physical activity in children.

14. 来自作者的采访。

15. Department for Education's settlement at the Spending Review 2015. For 2019/20, £61.6 billion.

16. 来自作者的采访。

17. Aubert et al., 'Global Matrix 3.0 Physical Activity Report Card Grades for Children and Youth: Results and Analysis From 49 Countries'.

18. World Health Organization, Slovenia: Physical Activity Fact Sheet. https://www.euro.who.int/__data/assets/pdf_file/0007/288124/SLOVENIA-Physical-Activity-Factsheet.pdf.

19. Aubert et al., 'Global Matrix 3.0 Physical Activity Report Card Grades for Children and Youth: Results and Analysis From 49 Countries'.

20. 来自作者的采访。

21. 来自作者的采访。

22. 来自作者的采访。

10　接下来应该做些什么？开启健康新时代

1.Dr Sabine L. van Elsland, Ryan O'Hare, 'COVID-19: Imperial researchers model likely impact of public health measures', *Imperial College News,* 17 March 2020.

2.Damian Carrington, 'Indoor and outdoor air pollution "claiming at least 40,000 UK lives a year"', *The Guardian,* 22 February 2016.

3.Fiona Harvey, 'Air pollution: UK government loses third court case as plans ruled "unlawful"', *The Guardian,* 21 February 2018.

4. 来自作者的采访。

5. 来自作者的采访。

6. 来自作者的采访。

7.David C. Nieman, 'Coronavirus disease-2019: A tocsin to our aging, unfit, corpulent, and immunodeficient society', *Journal of Sport and Health Science,* Vol. 9, No. 4 (2020): 293–301.

8.Peter Walker, Matthew Taylor, 'Labour to plan green economic rescue from coronavirus crisis', *The Guardian,* 17 May 2020. Interview took place on 15 May.

9. 来自每日"游说"会议上向政治新闻记者做的情况简介（通过在新冠疫情期间举行的电话会议）。

10.Matthew Taylor, 'Large areas of London to be made car-free as lockdown eased', *The Guardian,* 15 May 2020.

11. 来自作者的采访。

12. 来自作者的采访。

13. 来自作者的采访。

14. 来自作者的采访。

15. 来自作者的采访。

16. 来自作者的采访。

致谢

正如我多次提到的那样，我既不是流行病学家，也不是某个领域的科学家，所以我要感谢所有的学者以及其他向我介绍他们专业领域的人。在这里，我要特别感谢以下几位学者。哈佛大学的李爱敏可能是世界上研究不活动危害的顶级专家，也是研究成果最多的研究员。但她还是抽出时间与我交谈了好几次，并回答了我在电子邮件中提出的问题。罗伯特·罗斯和大卫·邓斯坦不仅向我解释了他们的工作，还分别解决了关于我的体脂率以及我坐着的时长这种略显冒昧的问题。

理查德·麦肯齐不仅向我解释了他对 2 型糖尿病的研究，还非常耐心地检查了有关不活动生理学的章节，并提出了一些修改建议。此外，他还为我安排了在罗汉普顿大学的一系列身体测试，并由他的一名研究生奥娜·安库（Oana Ancu）专业地操作了这些测试。

当我在国王学院医院时，马丁·怀特和菲尔·凯利允许我跟着他们巡视病房、向他们提出无数的问题，并且他们经过深思熟虑回答了我的这些问题。

我非常感谢芬兰和斯洛文尼亚的官员、专家和其他所有人，他们向我讲述了他们国家为推动民众进行身体活动所做出的努力，也非常感谢哥本哈根的扬·盖尔。我也非常感谢所有与我交谈的英国政治家和其他人士，并不是所有人的意见在被引用时都被提到了名字。

我在担任记者期间研究并撰写了这本书，彼时正值英国近来最动荡的政治时期之一。因此，我要感谢国会新闻走廊15号房间里可爱的同事们，他们接受了我偶尔的不见踪影，因为我需要与远方的学者们通电话。他们包括《卫报》同事希瑟·斯图尔特、杰西卡·埃尔格特、罗温娜·梅森、拉吉夫·赛尔、凯特·普罗克特、玛丽亚·雷姆勒、约翰·克雷斯和安德鲁·斯帕罗，还有彭博社的罗伯·哈顿。此外，还要感谢《卫报》建筑记者奥利弗·温赖特，他向我推荐了能够与之探讨运动友好型城市的人。我也非常感谢玛丽·斯图尔特·大卫，她为我提供了一个临时的写作场所。

我非常感谢我了不起的经纪人雷切尔·米尔斯，她自始至终都在鼓励我撰写这本书，并对这本书的结构提出了一些重要的想法。

我非常感谢我在西蒙与舒斯特出版社的编辑弗里塔·桑德斯，她立刻理解了这本书的内容。我也非常感谢负责成人图书项目的苏珊娜·巴波诺，她充满热情，学识渊博。同样需要感谢的还有弗朗西丝·杰索普，她带领团队进行了文案编辑。

此外，我还要特别感谢两个人，首先是雪莉，她位于编辑与创意的第一线，是她让这本书变得更好，并且她现在仍然是我最喜欢与之交谈的人。最后，我要感谢拉尔夫，他愉快地戴着活动追踪器在校园里"做卧底"。更广泛地说，他每天都在提醒人们，无论多大年纪，都要每天进行身体活动，这很重要，并且能够使人感到快乐。

图书在版编目（CIP）数据

久坐危机：如何让你更愿意动起来 / (英) 彼得·沃克著；张丰琪译. —— 福州：海峡书局，2022.8
书名原文：The Miracle Pill : Why a sedentary world is getting it all wrong
ISBN 978-7-5567-0989-2

Ⅰ. ①久… Ⅱ. ①彼… ②张… Ⅲ. ①保健—基本知识 Ⅳ. ①R161

中国版本图书馆 CIP 数据核字 (2022) 第 104326 号

THE MIRACLE PILL: Why a Sedentary World is Getting it All Wrong
Copyright © Peter Walker, 2021
Published by arrangement with Rachel Mills Literary Ltd.
Simplified Chinese Translation © 2022 by United Sky (Beijing) New Media Co., Ltd.
All rights reserved.

著作权合同登记号　图字：13-2022-043 号

出 版 人：林彬
责任编辑：廖飞琴　潘明劼
选题策划：联合天际·文艺生活工作室
特约编辑：张雪婷
美术编辑：王颖会
封面设计：安克晨

久坐危机：如何让你更愿意动起来
JIUZUO WEIJI: RUHE RANG NI GENG YUANYI DONG QILAI

作　　者：[英] 彼得·沃克
出版发行：海峡书局
地　　址：福州市白马中路 15 号海峡出版发行集团 2 楼
邮　　编：350001
印　　刷：大厂回族自治县德诚印务有限公司
开　　本：880mm×1230mm，1/32
印　　张：9.5
字　　数：221 千字
版　　次：2022 年 8 月第 1 版
印　　次：2022 年 8 月第 1 次
书　　号：ISBN 978-7-5567-0989-2
定　　价：58.00 元

关注未读好书

未读 CLUB
会员服务平台

本书若有质量问题，请与本公司图书销售中心联系调换
电话：(010) 52435752

未经许可，不得以任何方式
复制或抄袭本书部分或全部内容
版权所有，侵权必究